RESTAURATION FONCTIONNELLE DU RACHIS

dans les lombalgies chroniques

Sous la direction de
Jacques Vanvelcenaher

Restauration Fonctionnelle du Rachis®

dans les lombalgies chroniques

Préface du Professeur Tom Mayer, M.D.

Éditions FRISON-ROCHE

Chez le même éditeur (extrait du catalogue)

F. Béthoux et P. Calmels : *Guide des outils de mesure et d'évaluation en médecine physique et de réadaptation,* 2003.
P. Blondel et M. Domenach : *Lombalgies chroniques et médecine de rééducation,* 1993.
V. Boland : *Logiques des pathologies en chaînes ascendantes et descendantes,* 1996.
L. Busquet : *Les chaînes musculaires* (en 4 volumes), 2000-2003.
J. Chêneau : *Corset-Chêneau – Manuel d'orthopédie des scolioses suivant la technique originale,* 1994.
J. Curraladas : *Ces enfants qui nous cassent le dos (protéger son dos quand on s'occupe des tout-petits),* 2000.
F. Crépon : *Électrophysiothérapie et rééducation fonctionnelle* (3e édition), 2001.
G. Denys-Struyf : *Le manuel du Méziériste* (en 2 volumes), 1995.
J.-P. Didier : *Reconditionnement à l'effort et handicap,* 2000.
B. Forthomme : *Rééducation raisonnée de l'épaule opérée et non opérée,* 2002.
P. Fransoo : *L'Examen clinique du lombalgique,* 2000.
M. Freres et M.-B. Mairlot : *Maîtres et Clés de la Posture* (2e édition), 2002.
G. Kemoun : *Réentraînement à l'effort,* 1999.
G. Orgeret : *Transport et déplacement des malades (aide à l'autonomie par l'ergomotricité),* 1992.
J.C. Vanderhaegen : *La scoliose idiopathique,* 2000.
G. Willem : *Manuel de posturologie,* 2001.
Y. Yhardez et V. Cloquet : *Verrouillage et protection de la colonne dorsolombaire,* 1999.

E-mail : infos@editions-frison-roche.com

ISBN 2-87671-390-X

Les auteurs

Dr. Jacques VANVELCENAHER, Médecin Chef d'Établissement
Eric AERNOUDTS, Assistant de Service Social
Philippe BIBRE, Cadre de Santé en Kinésithérapie
Martin GOETHALS, Cadre de Santé en Kinésithérapie
Jean-Luc HAVEZ, Kinésithérapeute
Sylviane LAMBERT, Assistante de Service Social, Chef de Service
Paule LEBECQ, Diététicienne
Valérie LESAFFRE, Assistante de Service Social
Pierre MASSE, Cadre de Santé en Kinésithérapie
Dr. Gérard O'MIEL, Psychiatre
Dr. Danièle RAEVEL, Psychiatre
Patrick STRUK, Ergothérapeute, Chef de Service
Philippe VOISIN, Cadre de Santé en Kinésithérapie, Chef de Service
Thierry WEISSLAND, Dr. S.T.A.P.S., Chef de Service Education Physique et Sportive

C.R.F. L'ESPOIR
25 pavé du Moulin
59260 Hellemmes
France

Remerciements

Au Dr. Jean-Louis Vanhée, †
son esprit d'ouverture, sa perspicacité ont contribué à défricher ce chemin et à le faire connaître. Il a été l'initiateur de cet ouvrage et eût été comblé d'en voir l'aboutissement.

À Mr. et Mme Joseph Meurisse,
la confiance qu'ils m'ont témoigné m'a été d'un précieux soutien.

À tous mes collaborateurs, Dominique Suaud, les médecins de notre équipe de rééducation,
et plus particulièrement le Dr. Hervé Delahaye,
dont l'aide et l'efficacité discrètes m'ont facilité la tâche.

Au Dr. Odile Brunetaud pour sa perspicacité enthousiaste envers le programme RFR® et le domaine de la prévention, et à ses collaborateurs (Dr. V. Licburt, JM Wiquart).

À Karine Lefebvre,
sa patience et sa persévérance m'ont aidé à parcourir ce chemin.

À l'ensemble du personnel du Centre L'ESPOIR sans lesquels ce travail n'aurait pu se faire.

Aux patients, acteurs du programme RFR®, qui ont jalonné notre chemin.

SOMMAIRE

TROISIÈME PARTIE : LE PROGRAMME RFR ®

PREFACE

Low back pain is the single most expensive benign condition affecting the working-age population in all industrialized countries. Unlike most other costly and disabling medical conditions whose prevalence and morbidity increase with advancing age, low back pain work absence and disability peak between 35-40, when workers are usually doing their most productive work. Musculoskeletal disorders are, by far, the largest cause of work absenteeism under age 55, and low back pain alone represents more than half of the work absence associated with musculoskeletal disorders. In a progressively more competitive world, in which the population of most industrialized countries is rapidly aging, national attention to maintaining a healthy workforce is taking on greater prominence. With each passing day, countries are less able to afford hiding unemployment problems in disability, paying young workers from tax revenues indefinitely to avoid social unrest because entry jobs are hard to find.

Most relevant research has demonstrated that surgical treatment for work-related low back pain represents only a small fraction of patients presenting with new symptoms. The natural history of low back pain shows that most patients improve spontaneously within a few weeks or months, but that those patients still disabled after 3-4 months end up producing more than 80 % of the medical and wage replacement costs for all low back pain patients. Even in this group, a structural diagnosis is made only 30-40 % of the time, and surgery is only suitable 10-15 % of the time. Several meta-analyses have shown particularly poor surgical outcomes in 'chronically disabled workers' compensation populations. Similarly, outcomes from most passive modality treatment (heat, massage, ultrasound, etc.) has shown these treatments to be ineffective in changing the natural history of the disease, while providing only brief respite from pain.

In the United States, the concept of a *functional restoration program* for chronic low back pain was introduced 20 years ago, specifically to address the work absenteeism and disability associated with work-related spinal disorders. Functional restoration is a form of *tertiary rehabilitation* that is provided once spinal disorders have become chronic. It usually follows less intensive efforts to treat the patient non-operatively, including *primary care* (mainly passive modality treatment to control pain during the acute phase), as well as *secondary care* (usually physical therapy alone, or with limited consultation, to prevent the development of deconditioning during the subacute phase of an injury). Functional restoration outcomes in terms of work return and retention, decreased future health utilization, less risk of future work-related injuries, and settlement of financial disputes (avoiding long-term disability or Social Security payments) have been well documented scientifically. As publications by our group and others reached Europe in the mid-1980s, doctors from many countries became interested in the principles of *functional restoration* and application of these principles within their national medical systems. Nowhere has the interest and enthusiasm been as great as has been noted in France. And nowhere in France has there been as great an interest and success in applying the program as in l'Espoir in Lille. The members of this rehabilitation team have attended several seminars in the U.S., and have visited the Productive Rehabilitation Institute of Dallas for Ergonomics (PRIDE) on several occasions. There has been a lively interchange of clinical and scientific information in assisting *L'Espoir* physicians and therapists in reproducing a functional restoration program similar, in many ways, to programs in the U.S. However, the program in Lille retains a French identity tied to the unique medical, cultural and occupational concerns in France. As someone who has attended conferences sponsored by *L'Espoir* in France, I am pleased to note the enthusiasm of other centers across France and Europe in applying some or all of the principles of *functional restoration*.

What is functional restoration? You will learn much about it in the chapters to follow. However, there are several unique concepts, which can be presented very concisely as an overview. First, it implies the treatment of low back pain (or any chronic musculoskeletal disorder), with a primary focus on return of function, rather than simply suppressing pain. The patient willing to go through this active process is usually rewarded by an ultimate decrease in pain. However, they may have to tolerate some temporary discomfort while participating in activating "sports medicine" rehabilitation, and detoxifying from habituating narcotic medication. The next principle is the guidance of the exercise approach through *quantification of function*. In the low back, this involves inclinometric range of motion measurement, dynamic trunk strength aerobic capacity and functional capacity measures involving activities such as lifting, bending, pushing and pulling. These tests are repeated serially over a course of treatment to guide the clinicians in providing a *quantitatively-directed exercise progression* approach to regaining physical mobility, strength and endurance, particularly in the injured lumbar "weak link" spinal region. The physical component of the program is accompanied by a *multimodal disability management* approach involving psychosocial assessment, counseling and education. Various psychological, social and occupational *barriers to recovery* must be identified in the psychosocial assessment. Among the common barriers are factors such as narcotic dependence, depression, heavy job demands, limited education and skills, and poor employer/employee relationships. Again, immediate pain suppression is less important than confronting and overcoming these barriers to recovery, since when they are surmounted, stress, tension and pain perception usually decrease substantially. The interventions of stress management, pain coping skills, biofeedback, vocational rehabilitation, fitness maintenance and value of work are common components of the multimodal approach. Finally, to ensure program quality and document effectiveness, outcome monitoring of specific socioeconomic concerns are built into the program. These outcomes involve work status, health utilization, recurrent injury and financial settlement, which are added to the more commonly performed pain and treatment satisfaction questionnaires. In this way, patient independence, self-esteem and the ability to return to productivity for the benefit of families and society, are restored.

The authors of this text are in the forefront of medical rehabilitation in Europe. Over the past decade, they have brought the message of active, rather than passive, treatment they have supported new technologies for functional measurement and outcome monitoring. Their open, educationally-oriented approach, appears to have won many converts both within and outside the medical system of northern France. My colleagues and I, who have been fortunate enough to see their program first hand, commend them on their efforts. We hope they will continue to symbolize the waves of change that are reducing pain, increasing function and providing independence and self-respect for thousands of chronically disabled low back pain sufferers, particularly those with work absence.

Tom Mayer, M.D.
Clinical Professor, Orthopedic Surgery,
University of Texas Southwestern
Medical Center
Medical Director, PRIDE
Dallas, TX
August, 2001

PRÉFACE

La lombalgie est, dans les pays industrialisés, l'affection bénigne la plus coûteuse touchant la population active. Contrairement à la plupart des autres affections coûteuses et invalidantes, dont la prévalence et la morbidité augmentent avec l'âge, l'absentéisme et l'invalidité liés à la lombalgie présentent un pic entre 35 et 40 ans, âge auquel les travailleurs sont les plus productifs. Les affections musculo-squelettiques sont de loin la cause la plus importante d'absentéisme avant 55 ans, et à elle seule, la lombalgie constitue dans ce contexte plus de la moitié des arrêts de travail. Dans un monde de plus en plus concurrentiel, dans lequel l'âge moyen de la population des pays les plus industrialisés croît rapidement, la préoccupation d'ordre national du maintien d'une puissance vive de travail tient une place prépondérante. Avec le temps, les pays peuvent de moins en moins se permettre de masquer les problèmes d'emploi liés à l'invalidité, rémunérant indéfiniment des jeunes travailleurs grâce aux ressources fiscales afin d'éviter le malaise social, d'autant que le premier emploi reste difficile à trouver.

Les études les plus pertinentes ont révélé que le traitement chirurgical des lombalgies liées au travail ne concerne qu'une faible proportion des patients présentant une symptomatologie récente. L'histoire naturelle de la lombalgie nous apprend que la plupart des patients guérissent spontanément en quelques semaines ou mois, mais que ceux des patients qui sont encore en arrêt après 3 à 4 mois constituent au total un coût, en matière de dépenses médicales et de remplacement, de l'ordre de 80 % de l'ensemble de la lombalgie. Même dans ce groupe, un diagnostic structurel n'est posé que dans 30 à 40 % des cas, et la chirurgie n'est indiquée que dans 10 à 15 % des cas. Différentes méta-analyses ont révélé les résultats particulièrement mitigés de la chirurgie concernant les populations de travailleurs en invalidité chronique bénéficiant de compensation. De même, les résultats à l'issue des traitements reposant essentiellement sur des modalités passives (chaleur, massages, ultrasons, etc.) ont démontré l'inaptitude de ces traitements à changer le cours naturel de la maladie, ne procurant par ailleurs qu'un bref répit sur le plan de la douleur.

Le concept de *« programme de restauration fonctionnelle »*, dans le cadre de la lombalgie chronique, fut introduit aux États-Unis il y a 20 ans, en réponse spécifique à l'absentéisme au travail et à l'invalidité, conséquences de troubles rachidiens liés à l'exercice professionnel. La restauration fonctionnelle est une forme de *rééducation tertiaire* qui est abordée dès lors que les troubles rachidiens sont devenus chroniques. Elle fait habituellement suite à une prise en charge moins intensive, traitement alternatif à la chirurgie, comprenant les *soins primaires* (techniques essentiellement passives visant le contrôle de la douleur en phase aiguë), ainsi que les *soins secondaires* (classiquement, la kinésithérapie seule, associée ou non à quelques consultations, en prévention de l'apparition d'un déconditionnement lors de la phase subaiguë d'une lésion). Les résultats de la restauration fonctionnelle, en termes de retour et de maintien au travail, de diminution de la consommation de soins, de réduction des risques de récidive, de règlement de conflits financiers (évitant l'invalidité à long terme ou les dépenses de sécurité sociale), ont été bien documentés sur le plan scientifique. Dès lors que nos publications et celles d'autres équipes atteignirent l'Europe, au milieu des années 80, des médecins de nombreux pays furent intéressés par les principes de la *restauration fonctionnelle* et l'application de ceux-ci aux systèmes médicaux propres à leurs pays. Aucun pays ne fit preuve d'autant d'intérêt et d'enthousiasme que la France. Et en France, c'est au *C.R.F. L'ESPOIR*, à

Lille, que cet intérêt fut le plus vif et l'application du programme la plus fructueuse. Les membres de cette équipe de rééducation ont assisté à divers séminaires aux États-Unis, et ont visité le « *Productive Rehabilitation Institute of Dallas for Ergonomics* » (PRIDE) en diverses occasions. Les médecins et thérapeutes de *L'ESPOIR* furent épaulés dans l'élaboration de leur version du programme de restauration fonctionnelle, similaire en bien des points au programme américain, par un échange direct d'informations cliniques et scientifiques. Toutefois, le programme lillois garde une identité française, liée aux particularités médicales, culturelles et professionnelles de la France. Ayant assisté à certains congrès organisés en France par *L'ESPOIR*, je suis heureux de constater l'engouement d'autres centres français et européens, appliquant tout ou partie des principes de la *restauration fonctionnelle*.

Qu'est-ce que la restauration fonctionnelle ? Vous en apprendrez beaucoup à ce sujet dans les chapitres qui suivent. Toutefois, quelques concepts particuliers peuvent être survolés de manière très concise. D'abord, elle concerne le traitement de la lombalgie (ou toute atteinte musculo-squelettique chronique), avec un objectif premier de récupération de la fonction, plutôt qu'une simple suppression de la douleur. Le patient ayant la volonté de s'investir dans cette méthode active est généralement récompensé par une régression, à terme, de la douleur. En tout état de cause, il peut être amené à supporter une certaine gêne lors de la pratique de cette rééducation type « médecine du sport », ainsi que du sevrage des substances médicamenteuses. Le principe suivant concerne l'orientation des exercices à travers la *quantification de la fonction*. Ceci signifie, au niveau lombaire, une mesure par inclinométrie de la mobilité, une évaluation du niveau de force dynamique aérobie du tronc, ainsi que des possibilités fonctionnelles, mettant en jeu des activités telles que soulever, se pencher en avant, pousser ou tracter. Ces tests sont renouvelés périodiquement au cours de la prise en charge, afin de guider les thérapeutes, en fournissant *un repère quantifié pour le dosage de la progression des exercices*, afin d'améliorer la mobilité, la force et l'endurance, en particulier au niveau de ce « maillon faible » que constitue une région lombaire lésée. Le versant physique du programme est associé à une approche de la *gestion de ce handicap multimodal*, avec évaluation psychosociale, conseils et éducation. Différents obstacles à la guérison, d'ordre psychologique, social ou professionnel, doivent être identifiés à travers le bilan psychosocial. Parmi les obstacles les plus courants, on retrouve des éléments tels que la dépendance médicamenteuse, la dépression, les contraintes liées aux travaux de force, le faible niveau d'instruction ou de qualification, et une relation employeur/employé insuffisante. Là encore, l'accent est moins porté sur la suppression immédiate de la douleur que sur l'approche et les réponses à ces entraves à la récupération, d'autant qu'une fois surmontés, le stress, la tension et la perception de la douleur décroissent généralement de manière notable. Les interventions vis-à-vis du contrôle du stress, de la gestion de la douleur, le biofeedback, la réadaptation professionnelle, l'hygiène de vie et l'étude du poste de travail sont autant de composantes usuelles dans cette approche pluridisciplinaire. Enfin, pour garantir la qualité du programme et le documenter efficacement, l'observation des résultats concernant les aspects socio-économiques spécifiques fait partie intégrante du programme. Ces résultats concernent la situation vis-à-vis du travail, la consommation de soins, la récidive, l'issue financière, auxquels viennent s'ajouter les questionnaires de satisfaction les plus courants concernant la douleur et le traitement. De cette manière, l'indépendance du patient, sa dignité et son aptitude à être productif à nouveau, dans l'intérêt de sa famille et de la société, sont retrouvés.

Les auteurs de ce livre sont à l'avant-garde de la rééducation en Europe. Ils ont, durant cette dernière décennie, prôné le traitement actif plutôt que passif, soutenu l'intérêt de nouvelles technologies pour l'évaluation fonctionnelle et le suivi des résultats. Ils semblent, par leur approche ouverte, axée sur l'éducation, avoir fait de nombreux adeptes, autant au sein qu'en dehors du système médical du Nord de la France. Mes collègues et moi-même, qui avons eu la chance d'avoir la primeur du programme, les félicitons pour leurs efforts. Nous espérons qu'ils continueront à symboliser les vagues du changement qui réduisent la douleur, améliorent la fonction et offrent l'indépendance et le respect de soi à des milliers de gens souffrant de lombalgie chronique handicapante, en particulier à ceux qui sont sans emploi.

Tom Mayer, M.D.
Clinical Professor, Orthopedic Surgery,
University of Texas Southwestern
Medical Center
Medical Director, PRIDE
Dallas, Texas
Août 2001

AVANT-PROPOS

Nous avons accueilli depuis plus de 10 ans dans le cadre du programme de Restauration Fonctionnelle du Rachis, plus de 500 patients lombalgiques chroniques.

L'accueil s'effectue dans différents groupes spécifiques au sein desquels s'élabore une réflexion permanente qui nous permet à ce jour de préciser nos stratégies thérapeutiques et les références théoriques pluridisciplinaires qui les sous-tendent.

Ces patients présentent le plus souvent une longue histoire au passé médical et chirurgical chargé, et les rencontres avec eux, nous ont amenés à mieux les cerner. Ils sont pris non seulement comme « **objets de soin avec symptôme à éradiquer** » mais aussi comme des **sujets à accompagner dans leur globalité.**

Monsieur X nous arrive après 8 ans « *de toujours des histoires avec sa maladie* ».

Dans son discours, nous notons la fallacieuse origine du début de la maladie « *Tout a commencé le 12 décembre* », parce que cette année là, il a été victime d'un accident du travail, qui d'ailleurs n'a pas été reconnu comme tel. Or, cette origine que nous notons fallacieuse ne résiste pas à l'entretien plus poussé. Dans le décours de la conversation, M. X précise que « étant petit déjà » etc.

Cette fois-ci pourtant, il est étonné, c'est la première fois qu'il a rencontré en un laps de temps relativement bref, beaucoup de soignants de spécialités différentes. De « l'évaluation du fonctionnement de son rachis », il gardera le souvenir d'une image grâce à laquelle il a pu se figurer de façon dynamique le dysfonctionnement.

Cette image, reflétant certes le diagnostic, représente également une possibilité pour M. X de s'approprier **son symptôme**, mais laisse cependant **une ouverture** sur la capacité qui lui est ainsi donnée d'en faire **un repère** de l'évolution de sa rééducation. M. X, comme beaucoup d'autres de nos patients, s'inscrit ainsi dès le bilan, dans une **démarche dynamique particulièrement balisée.**

Ce que M. X a perçu, c'est qu'à côté de cette préoccupation essentiellement médicale, il a vu surgir l'évaluation de **sa forme** physique par rapport à laquelle il ne se trompe pas : « *c'était comme quand on a fait du sport, il faut s'entraîner !* ». Ainsi rapporte-t-il les propos du professeur d'éducation physique et sportive.

Suit le champ psychologique où s'inscrit l'ouverture de la **question du rapport corps/psyché.** Situés dans des plans que l'on pouvait considérer comme parallèles, c'est-à-dire ne se rencontrant pas, ces patients ont, sous la poussée de leur questionnement, rendu ces différents champs sécants où le symptôme lombalgique montre son irréductibilité à chacun d'entre eux, ne se laissant reprendre totalement dans aucun. Les lombalgiques nous ont fait franchir la passe du concept de **maladie** lombalgique à celle de **sujet** lombalgique.

Dans la continuité du déroulement du bilan, M. X peut alors évoquer avec l'assistant social son histoire professionnelle et ses avatars, ainsi que ce qui constitue ses **repères sociaux.** Dans la foulée, il aborde les tests psychologiques qui vont lui proposer une figuration de sa forme mentale, puis l'entretien avec le psychiatre où seront, à partir de son chemin de vie personnelle, mises en lumière les particularités de ce que l'on peut appeler « **son être au monde** ». M. X se trouve à la fois surpris, étonné et sans doute rassuré de ce qu'une équipe de soignants aux approches et aux préoccupations si diverses ait le projet de se réunir et la visée de communiquer pour soutenir la question de sa maladie. Il ne s'était jusqu'alors adressé qu'à une seule personne à la fois, et avait souvent entendu : « *il faut faire des examens* », « *c'est dans la tête* ». Autant de petites phrases lapidaires qui pour lui, avaient offert le masque d'un rejet, face à la lourdeur que présentaient le symptôme incoercible et sa douleur lorsqu'il les produisait dans une relation individuelle soignant-soigné.

C'est d'ailleurs ce parcours que M. X a déroulé avec complaisance tout en le dénommant « *son chemin de croix* » lombalgique.

« *Mon médecin m'a donné des médicaments et de la kiné, ça s'est un peu calmé mais ça a recommencé, alors il m'a envoyé chez le spécialiste...* » puis, telle une litanie, vont s'enchaîner la liste des rencontres émaillées de bilans de plus en plus sophistiqués, assortis de détours vers des médecines parallèles, voire parfois ésotériques.

Si le symptôme insiste et qu'apparaît un défect dans l'image anatomique, alors le recours à la chirurgie sera requis.

Il faut reconnaître aux patients d'avoir au cours des temps, à la fois questionné et stigmatisé les limites des champs auxquels ils étaient confrontés.

Le champ médical d'abord, qui a dû évoluer au niveau de ses réponses vers des solutions plus dynamiques et collectives.

Le champ social ensuite, avec la nécessaire prise en compte du rapport à l'emploi et au poste de travail.

Ce programme se définit comme multidisciplinaire.

Plutôt que de définir la multidisciplinarité, il importe de bien saisir qu'elle ne se justifie pleinement que référée à la structure des patients présentant comme symptôme d'appel, entre autres, des lombalgies chroniques rebelles.

Notre expérience de 10 années de pratique en groupe avec des thérapeutes issus de multiples disciplines, nous a fait prendre conscience que, dans cet espace de rencontres, d'échanges et de création, s'était tissée entre nous une **trame relationnelle** qui dépasse largement l'appellation de professionnelle. Mais c'est à coup sûr par l'existence de cette trame, perceptible pour les patients immergés dans ce contexte, dont les mots défaillent à la décrire, que nous pouvons aborder au plus près de leur vérité les patients lombalgiques chroniques qui échappent et ont, comme le témoigne leur histoire, toujours suscité et fait avorter les tentatives de prise en charge individuelle.

Nous définirons plus précisément au cours de ce travail les particularités de notre groupe dans sa composition et son organisation (en particulier les lieux et moments-clés de rencontres). Cela a abouti à ce que l'on pourrait appeler une « **unidisciplinarité groupale** » où il nous a fallu définir, pour que ce groupe existe, ce que cela nous demandait de mise en commun dans l'abord avant de laisser ensuite vivre nos différences.

Il nous a fallu également penser cet espace thérapeutique dans toutes ses fonctions (diagnostic, traitement, suivi) mais également intégré à un **réseau fonctionnel en amont et en aval.**

Cette démarche ne s'est pas faite en un jour car elle comportait des remises en cause importantes, des façons de penser et de travailler parfois antinomiques de la philosophie des disciplines d'origines, quelles qu'elles soient.

Au-delà des ouvertures théoriques, des savoir-faire, des pratiques contenus dans cet ouvrage et certes à connaître, il nous a semblé important de rappeler que c'est ce lent travail de confrontations qui nous a fait évoluer.

Ce travail veut témoigner de notre cheminement face à la question que posent les patients lombalgiques chroniques à tous ces champs et proposera de faire le point sur :

1. l'épidémiologie de cette maladie, montrant le poids économique des patients ;
2. l'évolution des idées en matière de traitement des lombalgiques chroniques, les présupposés théoriques qui sous-tendent les différents sous-ensembles de l'espace R.F.R.® :
   - l'anatomie physiologique avec approche dynamique de la rééducation physique proprement dite,
   - la conception « sportive » du programme enrichie des découvertes récentes de la médecine du sport,

  - l'accueil de la douleur dans un contexte global,
  - les aspects de la relation du patient avec le monde professionnel et l'intégration de ce paramètre dans le déroulement du programme,
  - la prise en compte de la notion de structure de personnalité dans l'accompagnement des patients ;
3. le déroulement du bilan multidisciplinaire de pré-inclusion (EPI) ;
4. le programme RFR® proprement dit ;
5. l'approche préventive avec la notion de prévention primaire et la fonction du bilan dans l'émergence des facteurs de risques amenant une prévention secondaire adaptée.

Cet ouvrage est destiné à ceux qu'intéresse une méthode de travail délibérément dynamique et acceptant l'intégration des éléments nouveaux que l'équipe multidisciplinaire déroulera pendant un temps défini, en synergie, dans l'application du programme.

Première partie

LA LOMBALGIE, MALADIE DU SIÈCLE

CHAPITRE I

Épidémiologie

La grande fréquence des lombalgies est un phénomène important dans nos sociétés industrielles. Ne parle-t-on pas de mal du siècle ? Paradoxalement, les outils de mesure épidémiologiques restent très parcellaires et prennent rarement en compte la population générale.

De plus, la lombalgie est associée au « mal de dos » qui ne permet pas une comptabilité précise sur cette affection.

PRÉVALENCE – INCIDENCE

La prévalence chiffre le pourcentage de cas survenant dans une période donnée, habituellement d'un an, dans une population n'ayant jamais souffert.

L'incidence précise la proportion des sujets déclarant souffrir ou avoir souffert au moins une fois du dos au cours d'une période déterminée.

D'une manière commune, il est admis qu'une grande majorité des français ont souffert ou souffriront au cours de leur vie d'un mal de dos. 70 % des personnes en âge de travailler ont été victimes au moins une fois dans leur vie d'un épisode de lombalgie, le tiers a dû arrêter son travail pour ce motif.

En population générale, des enquêtes transversales menées aux États-Unis ou dans les pays scandinaves ont permis d'estimer la prévalence de la lombalgie chez les sujets adultes de 14 à 45 % [83, 167]. L'incidence annuelle aurait été estimée entre 5 et 10 %. L'incidence maximale de survenue du premier épisode se situerait entre 20 et 30 ans.

Par faute d'éléments récents en France, on peut penser néanmoins que la prévalence et l'incidence de la lombalgie ne diffèrent que peu de celles de ces pays de niveau socio-économique équivalent.

On peut citer, en France, l'enquête menée chaque automne par le CREDOC (Centre de Recherche pour l'Étude et l'Observation des Conditions de Vie) qui consiste à demander à un échantillon représentatif de la population adulte française s'il a souffert au cours des quatre dernières semaines, de maux de tête, de « mal de dos », de nervosité, d'état dépressif ou d'insomnies [194].

On note à l'automne 90 que 47 % des Français déclarent avoir eu « mal au dos » (35 % mal à la tête).

Cette première place dans les douleurs ressenties paraît constante depuis 12 ans selon Lachronique [194] mais le CREDOC observe que la prévalence de ces douleurs a brusquement augmenté puisqu'elle n'était que de 30 % dans les années 78-80 et ce dans les mêmes conditions d'enquête.

De la même manière, la dernière enquête décennale menée par l'INSEE & le CREDES [167] sur la santé des français et la consommation de soins médicaux (1991-92) met elle aussi en évidence une augmentation de la prévalence des maladies ostéo-articulaires passant de 24,8 % à 30,8 %. Pour les statisticiens de l'INSEE, cette augmentation est entièrement attribuable à l'augmentation de pathologies rachidiennes : lombalgies, sciatiques, lumbagos.

Dans tous les cas, il existe en France comme à l'étranger une grande variabilité des taux liée aux définitions peu précises de la symptomatologie et à différentes difficultés méthodologiques.

LE COÛT

Le coût de la lombalgie peut se diviser en plusieurs catégories. Il est tout d'abord représenté par la consommation de soins.

La lombalgie fait l'objet de 13 millions de diagnostics par an ; 90 % sont posés par le généraliste, 10 % par le rhumatologue. 1 consultation sur 5 chez le rhumatologue est dévolue à la lombalgie.

La lombalgie est responsable de 2,5 % des prescriptions médicamenteuses en secteur libéral, 30 % des prescriptions en rééducation fonctionnelle et 8 % des actes infirmiers [7].

Son coût est représenté également par l'estimation des coûts médicaux directs, chiffrés à 1,36 milliards déuros. Ce coût se divise en consultations et visites (153 000 €), médicaments (412 000 €), actes techniques et paramédicaux de rééducation du rachis et soins infirmiers (305 000 €), actes de radiodiagnostic (107 000 €), transports sanitaires (30 500 €), hospitalisation pour pathologie rachidienne non traumatique (351 000 €) [194].

Concernant les dépenses liées au contexte accident de travail [242], la lombalgie occasionne 110 000 accidents du travail justifiant un arrêt d'activité (soit 13 % du nombre total des accidents du travail).

Ces arrêts durent en moyenne 33 jours et représentent une perte de 3 600 000 journées.

La lombalgie figure au 3e rang des affections motivant l'entrée en invalidité avec 2,4 % des admissions annuelles.

Aux U.S.A, elle se situe au 1er rang des invalidités chez les sujets de moins de 45 ans et au 3e rang au-delà de 45 ans.

Le coût total annuel des lombalgies au travail se chiffre à 534 M € de Francs par an, dont 2/3 au titre de l'incapacité temporaire et 1/3 au titre de l'incapacité permanente [100, 242].

ÉVALUATION DU RETENTISSEMENT FONCTIONNEL DE LA LOMBALGIE

Une enquête nationale a été réalisée en 1996 par un laboratoire auprès de 2 000 généralistes et rhumatologues. Ils ont reçu en consultation sur une journée 2 741 patients définis par l'enquête présentant les caractéristiques suivantes :

- 35,9 % (N = 984) présentaient une lombalgie aiguë,
- 64,1 % (N = 1 757) présentaient une lombalgie chronique.

L'évocation par les patients des conséquences fonctionnelles de la lombalgie a fait l'objet de statistiques : 44 % des lombalgiques chroniques actifs ont eu un arrêt de travail, 30 % arrêtent le sport, 10 % restreignent leurs voyages, 30 % sont irritables, 5 % oscillent entre dépression et anxiété, 55 % ont une gêne dans leur vie affective et sexuelle.

Rééduquer un lombalgique ne se limite pas à soulager son mal de dos mais impose la gestion des répercussions personnelles, familiales et socioprofessionnelles de cette pathologie.

FACTEURS DE RISQUE ET LOMBALGIES COMMUNES

L'étude des facteurs de risque devrait éclairer la conduite à tenir et la maîtrise de cette pathologie grandissante. Les réponses ne sont cependant pas aussi claires qu'on ne le souhaiterait et seules des tendances se dégagent des différentes études qui ont été menées à ce sujet.

La littérature abonde dans l'évocation et la recherche de facteurs de risques des lombalgies communes ; le risque de chronicisation de cet état est beaucoup moins étudié [208], alors que les conséquences à long terme de la chronicité représentent la majeure partie de l'impact de cette maladie.

Les facteurs de risques se répartissent en 3 grandes classes :

- les facteurs personnels,
- les facteurs biomécaniques et professionnels,
- les facteurs psychosociaux.

Facteurs personnels

L'âge ne constitue pas un facteur de risque. Comme en témoignent les études d'incidence et de prévalence, il s'agit d'une atteinte du sujet jeune. Dans ce contexte, la lombalgie commune a toutes chances d'évoluer vers la guérison sans complication. Il est toutefois remarquable que si la fréquence de la lombalgie diminue avec l'âge, la sévérité des accès aigus augmente dans ce contexte.

Il est néanmoins frappant de constater la parfaite tolérance des sujets âgés vis-à-vis des atteintes dégénératives objectivées par l'imagerie radiographique. Il n'existe pas de correspondance entre le degré de dégénérescence rachidienne et les capacités fonctionnelles des sujets âgés. À l'inverse, ces mêmes atteintes débutant chez le sujet jeune sont fréquemment accusées d'être responsables des lombalgies communes notamment chroniques.

La taille et le poids sont des facteurs controversés. La grande taille est souvent accusée de favoriser l'apparition de lombalgies mais les résultats des enquêtes sur ce point ne sont pas déterminants. Il en est de même pour l'excès de poids qui est bien plus souvent une conséquence de la réduction de l'activité liée à la lombalgie.

Le sexe n'est pas discriminant en dépit d'une prépondérance masculine évoquée dans la littérature.

Le tabac influence-t-il la lombalgie ? Les structures discoligamentaires, peu vascularisées, sont potentiellement sensibles à la privation d'oxygène induite par la consommation du tabac. De plus, la nicotine qu'il contient possède une activité fibrinolytique [23].

D'autre part, le tabagisme renseigne sur le style de vie et l'état de stress. Enfin, l'excès de consommation péjore la forme physique.

L'estimation du risque induit par le tabac n'est donc pas facile à réaliser car ce facteur n'est pas univoque. Deyo et Bass [82] montrent que trois facteurs combinant ensemble la surcharge pondérale, le tabagisme et le manque d'exercice physique, sont prépondérants dans la lombalgie chronique. L'incidence du tabagisme et de l'inactivité physique est confirmée par Frymoyer et Cats-Baril [116] et Svensson [357].

L'état de forme physique appelle plus de nuances. Cependant, les études ne permettent pas de dégager plus formellement ce facteur de risque.

En 1979, Cady [42] publie une étude prospective effectuée sur 1 652 pompiers de Los Angeles. En fonction de leurs performances lors de tests cardio-vasculaires, de souplesse rachidienne, et de force musculaire, ils sont classés en trois groupes : 16 % présentent une condition physique jugée faible, 65 % une condition moyenne, et 24 % une bonne condition. Pendant les 4 années de suivi, la fréquence d'apparition des problèmes de dos est pour chacun de ces 3 groupes respectivement de 7,1 %, 3,2 % et 0,8 %. Dans un petit groupe présentant des antécédents lombaires, aucune récidive n'est observée parmi ceux présentant une bonne condition physique, contre un tiers de récidives chez les plus faibles.

Dans une autre étude, Cady compare les 40 pompiers les plus souples au niveau du tronc aux 40 pompiers les plus raides, et les 40 pompiers les plus forts au niveau du tronc aux 40 pompiers les plus faibles [43]. La fréquence des épisodes de lombalgies n'est pas rapportée, mais leur coût au cours du suivi est 7 fois plus élevé chez les raides que chez les souples, et 3 fois plus élevé chez les faibles que chez les forts.

Biering-Sorensen [30] étudie la corrélation entre lombalgies et force et endurance statique des muscles du dos sur une population d'adultes danois. Chez les hommes sans antécédents lombalgiques, une endurance faible des extenseurs du tronc est prédictive de l'apparition d'un premier épisode lombalgique dans l'année de suivi. Cette relation n'est cependant pas retrouvée chez les femmes et chez les hommes avec antécédents lombalgiques.

Au Danemark encore, Gyntelberg [135] suit 4 753 salariés pendant 1 an ; 26 % présentent des épisodes de lombalgies. Une incidence moindre est observée chez les personnes exerçant une activité physique régulière.

En Finlande, 902 ouvriers métallurgistes sont suivis pendant 10 ans [210, 229]. La fréquence des lombalgies est inversement proportionnelle à l'activité physique de loisir.

Dans une étude prospective sur 4 ans de 2 400 sujets testés sur tapis roulant, Battié *et al.* [22] tentent de corréler condition cardio-vasculaire et lombalgie. Ils concluent qu'un niveau cardio-vasculaire élevé ne diminue pas à lui seul le risque de lombalgie. Cependant, les sujets ayant présenté durant les 4 années de suivi des lombalgies chroniques invalidantes avaient initialement une condition cardio-vasculaire faible.

Des études ont également montré que des programmes d'entretien physique global diminuaient l'absentéisme au travail en général, et plus particulièrement l'absentéisme pour cause de lombalgies [67, 68, 82].

Une étude épidémiologique russe [373] souligne l'importance de l'activité physique. Parmi 701 des salariés (339 hommes et 362 femmes) d'une usine de construction de machines, 48,2 % rapportent des lombalgies. Parmi ceux-ci, peu, comparativement au groupe non lombalgique, pratiquent une activité sportive.

Enfin, les différentes mesures de flexibilité, de force ou d'endurance physique ne définissent pas de profil à risques. Il est possible que le manque de pertinence de ces facteurs soit dû au fait qu'ils ne tiennent pas compte des autres paramètres gestuels plus globaux, en particulier la coordination ou l'expertise gestuelle. En effet, les opérateurs qui ont de l'ancienneté en entreprise se blessent beaucoup moins que les jeunes inexpérimentés, quand ils sont confrontés aux charges physiques.

De ces différentes études, il apparaît donc que le niveau de forme et de condition physique dans ses différentes composantes de souplesse segmentaire et globale (force et endurance musculaire, coordination neuro-musculaire, adaptation cardio-vasculaire) représentent, s'ils sont entretenus, un élément prophylactique probable. *A contrario*, une mauvaise forme physique semble être un facteur prédisposant.

Cependant, il faut ici remarquer qu'une mauvaise condition physique, si elle est cause de survenue de lombalgies chroniques, en sera aussi une conséquence. Au même titre, une mauvaise condition physique est aussi difficile à dissocier de conditions psychologiques défavorables.

Nous pouvons pressentir ici, à la fois dans le soin curatif et dans le soin préventif, l'importance de la prise en charge de ce déconditionnement physique caractéristique du lombalgique chronique et la nécessité de tenir compte des facteurs psychologiques et d'environnement qui y sont associés.

Les facteurs biomécaniques et professionnels

Les surcharges physiques telles les manutentions lourdes, les gestes répétitifs notamment en torsion du tronc, les vibrations et les postures prolongées favorisent la survenue de lombalgies communes.

Certaines professions sont plus exposées à ce risque : le personnel paramédical, les ouvriers du bâtiment, les conducteurs d'engins sont les exemples les plus caractéristiques de ces catégories professionnelles.

Les études font apparaître que dans ces terrains, les répercussions de la lombalgie sont plus préoccupantes que la lombalgie elle-même ; elles sont en tout cas connotées par l'ambiance dans laquelle elles se situent, en particulier dans les catégories professionnelles où les charges et les dépenses physiques sont lourdes [31, 404].

Les facteurs socio-psychologiques

L'analyse des facteurs psychosociaux est difficile [294]. Les principaux facteurs répertoriés sont les suivants :

- tâches professionnelles monotones et répétitives, pauvres en responsabilités,
- stress au travail, en particulier la peur de la faute professionnelle, du licenciement, les contraintes de rythme et de temps d'exécution des tâches et la nécessité d'une concentration soutenue,
- les liaisons et le degré d'entraide entre le salarié et les collègues de travail, la nature des relations entre les différents degrés de la hiérarchie, les différences linguistiques et la barrière culturelle.

Ces facteurs sont en réalité difficilement dissociables des terrains personnels ou des contraintes physiques favorisant la lombalgie. En effet, les difficultés relationnelles retentiront par exemple sur un rythme de travail ou sur un état de stress pendant l'exécution des tâches où les charges physiques sont importantes.

En définitive, chaque facteur de risque n'est pas déterminant isolément et l'association de ces facteurs sous-entend une dimension multimodale de la lombalgie [303].

FACTEURS DE RISQUE ET LOMBALGIES CHRONIQUES

Puisque l'évolution de la lombalgie conditionne des dépenses de santé, le coût socio-économique et la perte d'efficacité au travail, les efforts devraient porter sur l'éviction des risques de chronicisation. Or, il s'agit d'un domaine encore plus difficile à cerner [167].

Beaucoup d'études sont rétrospectives, peu sont prospectives. Ce contexte nécessite de prendre en considération plusieurs facteurs car leur association semble plus prédictive de lombalgies chroniques.

Il en est ainsi des facteurs suivants : le sexe masculin, l'âge au-delà de 45 ans, l'évocation de signes fonctionnels, le contexte professionnel, médico-légal, socio-économique et enfin la trame psychologique.

L'**avancée en âge** favorise la chronicité puisque les accès lombalgiques sont plus préoccupants et plus sévères dans leur évolution. Les discopathies sévères sont plus fréquemment retrouvées sur ce terrain.

Le **vécu fonctionnel** et subjectif se dégage comme facteur de risque quand la description du handicap initial est importante et quand les signes évoqués sont décrits richement, sans organicité évidente, avec irradiation dans le membre inférieur, boiterie.

Sur **le plan professionnel**, les lombalgies chroniques se retrouvent volontiers dans les catégories sédentaires ou exigeantes sur le plan physique. Les rechutes qui allongent la durée de l'arrêt de travail sont à prendre en considération. La pénibilité des tâches professionnelles, les difficultés d'insertion au travail, la dévalorisation et l'insatisfaction sont influentes.

Les **mêmes contextes psychosociaux** que précédemment se retrouvent plus particulièrement dans la lombalgie chronique, comprenant les aspects relationnels, professionnels et socio-économiques.

Les contextes d'accident du travail ou de survenue de l'accident au cours du travail, les préalables d'indemnisations pour pathologie rachidienne antérieure et les litiges évoqués à partir d'un accident de dos constituent les facteurs médico-légaux de risque de chronicité.

Parmi les facteurs socio-économiques sont évoqués les bas niveaux éducatifs, la faiblesse des ressources, les difficultés linguistiques et les contextes familiaux de divorce ou de veuvage, sans enfant à charge.

Sur le plan psychologique, les tentatives de dépistage à partir des profils de personnalité tel le MMPI sont critiquées dans les études prospectives.

Des grilles prenant en compte plusieurs facteurs parmi ces diverses catégories ont suscité des études de corrélation au risque de lombalgies chroniques.

CONCLUSION

Jusqu'à maintenant, toutes les stratégies tentent de dégager les facteurs de risque afin de minimiser la lombalgie. Ces facteurs de risque se divisent en 3 classes : facteurs individuels, facteurs d'exposition à des agents de pénibilité physique et facteurs psychosociaux.

À ces facteurs s'ajoutent les antécédents personnels du lombalgique, son état de dépression latente ou vraie et son comportement par rapport aux phénomènes douloureux et aux problèmes de santé. La lombalgie comporte donc de multiples facettes dont l'appréciation est d'autant plus difficile qu'elle est pauvre en signes physiques et riche en plaintes douloureuses.

Par ailleurs, la lombalgie est une maladie bénigne, guérissant à 90 % en moins de trois mois ; seule la chronicité (10 % des cas) en constitue la gravité. Dans ces cas, les ressources médicales et chirurgicales sont vaines.

Les facteurs de risque font apparaître une multiplicité de circonstances favorisantes dans lesquelles l'implication psychologique n'est pas neutre.

Les lombalgiques chroniques commencent à surgir en tant que « personnes accidentables », sensibles aux failles dans leur environnement ou leur évolution de vie, et exprimant ces fragilités au travers de la lombalgie.

CHAPITRE II

Les différentes thérapeutiques

La rééducation du lombalgique chronique pose le double problème de la multiplicité des programmes de traitement et du manque de rigueur scientifique des différentes études consacrées à ces mêmes programmes.

La plupart des méthodes de rééducation sont basées sur la prise en charge d'un symptôme. Le traitement est alors conservateur parce qu'il fait la part belle aux techniques dites passives où le malade, en dehors de quelques exercices d'entretien, n'est pas l'acteur principal de sa récupération.

En effet, les désordres fonctionnels sont laissés au second plan, le traitement de la douleur restant le point central du problème.

On assiste généralement à la mise en place d'un traitement physique inspiré de celui proposé à la phase aiguë (postopératoire ou pas) : le repos est fortement conseillé, la mobilité rachidienne est sous-exploitée, les conseils d'économie rachidienne sont exagérément prônés, les médications sont maintenues et les agents physiques sont utilisés de façon incontournable.

Depuis une cinquantaine d'années, un certain nombre de méthodes de traitement ont été décrites et la revue d'un certain nombre d'articles [316, 384] doit permettre de faire la synthèse sur leur degré respectif d'efficacité.

LE TRAITEMENT MÉDICAMENTEUX

Le traitement médical par voie orale ou par infiltration occupe une place importante dans la gamme des soins antalgiques symptomatiques [239].

Les traitements médicamenteux par voie orale

Ils sont représentés par les antalgiques, les anti-inflammatoires non stéroïdiens, les myorelaxants, les antidépresseurs. Le choix des antalgiques répond à des règles préconisées par l'OMS, précisant leur classe en fonction de leur degré d'action ; les morphiniques se discutent en cas de douleur extrêmement invalidante.

À la lumière des acquisitions récentes, les anti-inflammatoires sont essentiellement justifiés dans la lombosciatique. Dans la lombalgie commune, et surtout à l'état chronique, leur efficacité est incertaine. Les myorelaxants sont fréquemment associés à ces deux premières classes médicamenteuses ; les antidépresseurs possèdent parmi leurs effets psychiques, une action antalgique propre.

Les études concernant l'efficacité notable et durable de ces différents traitements semblent souffrir d'un certain manque de rigueur relative à la taille des populations étudiées, au manque de groupes contrôles (effet placebo), à l'aspect non randomisé des groupes de malades.

Il est généralement admis qu'à partir d'un certain niveau de chronicité, le traitement symptomatique médicamenteux perd de son efficacité, la plainte devenant multimodale.

Les traitements médicaux par infiltration

Volontiers pratiqués, ils sont indiqués lorsque la symptomatologie évoque un site inflammatoire repérable et identifiable. Cependant, à l'état de chronicité, les signes cliniques évoquant une atteinte de cette nature sont peu spécifiques et ne se superposent pas à l'imagerie dans bien des cas. L'effet spécifique des infiltrations sur l'évolution de la lombalgie n'est pas clairement établi [47].

LE TRAITEMENT CHIRURGICAL

Le traitement chirurgical est indiqué par la nature et la gravité potentielle de certaines atteintes neurologiques, compliquant l'évolution d'une lomboradiculalgie [281].

Dans la lombalgie commune, au stade chronique, la chirurgie tient encore une place. Les interventions les plus fréquentes sont l'arthrodèse, en cas d'instabilité vertébrale segmentaire, et la rhizolyse. Leurs indications doivent en être soigneusement portées afin d'éviter l'impasse thérapeutique.

Par ailleurs, dans ce contexte, les interventions itératives sont souvent aggravantes. L'arthrodèse doit être minutieusement discutée dans les instabilités vertébrales dont le diagnostic est toujours délicat à poser.

Enfin, le retentissement psychologique de la chirurgie dans la lombalgie chronique impose beaucoup de prudence et nécessite une prise en charge multidisciplinaire.

LE REPOS AU LIT

Le repos à la phase aiguë

Différents types de repos sont à distinguer ; le repos au lit ne fait plus l'unanimité. Au-delà de quatre jours, ses conséquences sur le plan physique seraient responsables d'un risque de pérennisation de la symptomatologie. L'évolution de la lombalgie aiguë est parfois plus favorable si aucun repos au lit n'est observé. La réduction d'activité, respectant la douleur, est plus généralement indiquée.

Un repos trop strict modifie le comportement du malade face à la douleur et induit un certain nombre de perturbations physiques qui sont maintenant bien documentées [61, 81, 112, 190, 279, 331].

L'ensemble de ces complications se retrouve au stade chronique et il est contre-indiqué de les entretenir.

LES MÉTHODES GYMNIQUES

La rééducation en cyphose

La lordose lombaire serait responsable de la détérioration de la portion postérieure du disque intervertébral et des articulaires postérieures. La rééducation en flexion [91, 412] a le souci de reporter l'ensemble des pressions vers l'avant et de dégager les articulaires postérieures. Il s'agit d'une rééducation posturale au cours de laquelle on sollicite les muscles grands droits et grands fessiers en contraction et les muscles spinaux et sous-pelviens en étirement.

La rééducation en lordose

La flexion favoriserait l'expulsion du matériel discal vers l'espace intercorporéal postérieur. En extension lombaire, par un travail des muscles extenseurs [71, 87, 221], la substance nucléaire resterait au centre du disque.

Les exercices sollicitent les muscles extenseurs du tronc.

La rééducation en position intermédiaire

Dans cette méthode [302, 328, 377], il faut exclure les positions extrêmes car les tensions ligamentaires et les pressions discales seraient à l'origine des lombalgies.

Il faut donc immobiliser le malade dans une sorte de « corset musculaire ». Ce verrouillage (travail du caisson abdominal) doit être, par l'intermédiaire des membres supérieurs et des membres inférieurs, automatisé dans les actes de la vie quotidienne.

Cette modalité est enseignée dans l'économie rachidienne et dans l'apprentissage de la manutention des charges.

La rééducation proprioceptive lombo-pelvienne

Développée en France [66, 148, 306], cette méthode comprend une série d'exercices basés sur des ajustements posturaux multidirectionnels.

Les étirements

Les étirements, prenant en compte les muscles pelviens et sous-pelviens, sont jugés efficaces sur le gain de souplesse, de force et la diminution de la douleur [181].

La méthode Mézières propose un étirement des muscles de la concavité. Cette méthode globaliste intéresse l'ensemble de la musculature depuis l'occiput jusqu'aux pieds.

La balnéothérapie

La gymnastique en eau chaude permet, en dehors de l'effet antalgique apporté par la chaleur, une reprise plus rapide des activités physiques.

Basée sur des programmes de reconditionnement fonctionnel, elle vient souvent en complément des autres techniques de rééducation.

Appréciée des malades, elle rencontre un certain succès dans les cas de rhumatologie dégénérative.

Dans la lombalgie chronique, elle peut apporter un moyen supplémentaire pour « mobiliser » activement le rachis et les éléments sous-pelviens.

LA PHYSIOTHÉRAPIE

- L'électrothérapie : les ondes courtes [335], les ultrasons [338], le laser [185, 339], la neurostimulation transcutanée [84, 99, 207, 236] sont reconnus comme à l'origine d'une sédation de la douleur ; cet effet est malheureusement, dans bien des cas, temporaire.
- L'acupuncture : le traitement peut apporter une amélioration de la douleur dans une fourchette allant de 26 % [267] à 62 % [56] des cas ! En dehors d'une seule étude [56], aucun traitement par acupuncture n'a pu montrer de résultat probant à long terme. Le mécanisme d'action contre la douleur n'est d'autre part pas encore parfaitement établi [298]. Ce type de moyens semble donc remis en cause dans le traitement de la lombalgie chronique [365].
- Les agents physiques : la chaleur [206, 321] a un effet antalgique durable discutable. Les agents physiques agissent sur le seul symptôme et ne sont que des adjuvants.

LES TECHNIQUES PASSIVES

Le massage

Le massage semble devenu, au fil du temps, indissociable de toute prise en charge rééducative où la notion de douleur est au cœur du problème et il représente souvent, pour les thérapeutes physiques, un temps jugé incontournable du traitement du lombalgique chronique. Associé ou non à la chaleur rayonnante, à une huile ou à une crème analgésiante, le massage fait partie intégrante de l'arsenal thérapeutique.

Les effets décrits sont une augmentation de la circulation locale, un relâchement musculaire, un effet psychologique (notion de bien-être) et une stimulation d'endorphines [265]. Sa systématisation non contestée fait d'elle une technique dont la remise en question ne semble pas se poser.

Et pourtant, dans la lombalgie chronique, l'effet sédatif de la massothérapie n'est que transitoire et l'efficacité durable n'a jamais été démontrée. La rééducation active intensive est par contre dans tous les cas supérieure au massage [234].

Les tractions vertébrales

Les tractions vertébrales peuvent être continues (plusieurs heures) ou intermittentes.

Réalisées de façon passive ou auto-passive, leur objectif est d'étirer la musculature et le système ligamentaire pour chercher à obtenir une traction vertébrale lombaire afin de diminuer la pression discale. Leur efficacité, compte tenu de méthodologies d'études imprécises, ne semble pas prouvée [80].

Les thérapies manuelles et les manipulations vertébrales

Plusieurs écoles [71, 227, 230, 268, 352] se sont développées et l'efficacité de ces méthodes a toujours été difficile à prouver compte tenu de l'importance à accorder à la « bonne pratique manuelle » du praticien.

Certains reconnaissent leur efficacité [186, 262, 289], d'autres considèrent que leur indication n'est posée que dans les seuls problèmes d'ordre articulaire [39, 422] ou de crise aiguë [308].

L'efficacité réelle à long terme des techniques manuelles et manipulatives dans le traitement de la lombalgie chronique n'est pas reconnue [342].

L'immobilisation lombaire

Les corsets et autres lombostats ont leur indication dans la lombalgie aiguë. La durée du maintien ne doit pas excéder deux semaines et ne doit pas gêner la rééducation active. Le maintien prolongé entraîne inévitablement une atrophie musculaire de sous-utilisation.

L'immobilisation de la région lombaire n'a pas fait la preuve de son efficacité dans le traitement des lombalgiques chroniques [69, 200, 273, 300].

LES ÉCOLES DU DOS

Les écoles du dos constituent la première démarche active vis-à-vis de la lombalgie chronique. C.P. Jackson, dans une revue bibliographique [171], précise l'historique des principaux courants des écoles du dos.

► La première école du dos, mise en place par Mariane Zachrisson-Forslen en 1969, reconnaissait à la lombalgie chronique une origine mécanique liée aux contraintes et au stress. Elle contenait déjà les principes communs aux écoles ultérieures et aux méthodes dynamiques de traitement [420] :

- responsabiliser le sujet et le rendre acteur de sa guérison,
- lui enseigner les mécanismes en cause et l'éduquer sur le plan de l'hygiène physique et sanitaire,
- l'inclure dans une dynamique de groupe et lui redonner une capacité de travail et de fonctionnement.

En pratique, pendant 4 séances de 40 minutes réalisées sur le lieu de travail, l'accent est mis sur l'éducation, les gestes et postures, le travail musculaire abdominal et crural en isométrie.

► En 1974, Hall monte l'école canadienne (*Canadian Back Education Unit*). En dehors du lieu de travail et sur des séances de 90 minutes, on intègre en plus une information sur l'usage des médicaments et la pratique de la relaxation. Un suivi à 6 mois est fixé.

► En 1976, White précise les principes de l'école du dos californienne (*California Back School*). Le programme individualisé comprend 4 séances de 90 minutes reprenant les mêmes thèmes que les autres écoles mais en insistant sur la notion de verrouillage et l'intérêt du *corset musculaire.* Les patients sont revus un mois après.

Un nombre très important d'écoles du dos vont naître par la suite en reprenant les bases des trois précurseurs. Dans ces programmes [33, 51, 130, 162, 246, 303, 314], la thérapeutique se base sur une meilleure connaissance du dos sur un plan anatomique et physiologique et sur des exercices de prévention primaire, secondaire et tertiaire. L'enseignement multidisciplinaire s'effectue par groupes et envisage :

- un apprentissage de l'économie lombaire : surprotection rachidienne systématique dans les gestes de la vie quotidienne et lors du port de charges lourdes ;
- un entretien isométrique des muscles abdominaux ;
- une approche comportementale.

Ces écoles sont ainsi préventives ou médicalisées, s'adressant au contexte aigu ou chronique de la lombalgie, touchant les domaines scolaire et professionnel. Elles s'appuient sur des règles d'économie rachidienne et d'économie du dos. Les moyens mis en œuvre sont extrêmement variables d'une école à une autre. Les résultats en sont décrits comme positifs mais difficiles à apprécier et ayant tendance à s'effacer à long terme. Les écoles qui semblent les plus efficaces sur le plan de ces résultats se rapprochent de programmes multidisciplinaires et du courant actuel du traitement dynamique de la lombalgie [27, 37, 179,198, 187, 337].

CONCLUSION

Au total, un grand nombre de méthodes rééducatives appliquées à la lombalgie chronique (en particulier les techniques gymniques et passives et les agents physiques) entrent dans la catégorie des traitements conservateurs qui cherchent une diminution des contractures musculaires, une amélioration de la circulation, une augmentation du métabolisme tissulaire et une augmentation du seuil de la douleur. On assiste ainsi à des effets à court terme qui ne règlent pas le problème de la gêne fonctionnelle des malades.

La relation duelle qui s'instaure d'autre part entre thérapeute et « handicapé du dos » conduit quelquefois à une sorte de dépendance vis-à-vis non pas tant du soignant mais de la technique qui est « apportée ».

Ces modalités thérapeutiques représentent des habitudes de traitement qui se sont développées dans les cinquante dernières années sans avoir fait la preuve de leur efficacité sur un plan scientifique [239, 285, 304, 384]. Elles continuent toutefois à être transmises et utilisées malgré la très grande différence d'approche qui les distingue.

CHAPITRE III

Une autre lecture

À cette liste de « réagirs thérapeutiques », on peut soit en rajouter une énième, pour éclipser les autres ou se poser la question suivante : **qui sont ces patients qui génèrent cette multiplicité de réponses ?**

Face à ces diverses thérapeutiques souvent contradictoires entre elles, suivons ce que le philosophe Michel Foucault a fait émerger comme constante, majeure, dans la pratique du soin au fil des âges : la consolidation, l'immersion, la purification.

Lorsqu'un homme en soigne un autre (c'est-à-dire un autre homme comme lui mais malade), on constate qu'il a comme visée première la réduction du désordre créé par la maladie. Cette réduction… achevée sera nommée guérison.

Or, dans toute entreprise soignante, l'individu qui mène le soin, réagit au symptôme de son malade, tout autant qu'il tente d'agir sur ce symptôme, vécu comme désordre, pour le réduire. Cette réduction du symptôme, du trouble, du désordre créé dans le corps, porté par le corps et ainsi **exprimé,** est la **constante de base** de toute entreprise soignante.

Nous avions rétorqué à une jeune soignante qui vivait mal le corset que portait un patient : « **le corps se tait chez le corseté** ». Et cela n'est pas un moindre paradoxe que de constater que c'est bien le symptôme qui se tait, muselé par un corset porté parfois de longs mois. **Le symptôme n'offre plus de prise au sens, aux mots.** Il se donne à voir à travers les maux du corps (la douleur, les déformations, l'excroissance herniaire radiologique appelant l'acte chirurgical). Nous abordons ce paradoxe d'un corps qui se « *dé-lit* » (du verbe lire), qui se « *dé-lie* » (du verbe lier). Nous rejoignons là les conceptions psychosomatiques telles que les annonçait Jean Guir, cancérologue de renom et bien d'autres organicistes aussi. Le corps, alors en souffrance, du sujet lombalgique, ou se fixe, verrouillé dans son mouvement par une méthode éducative, ou s'anime, « mouvementé comme il se doit » au gré des dernières modes thérapeutiques en vigueur.

Il semblerait qu'à répondre de façon plus ou moins empirique au désordre créé dans le corps, les réductions de ce désordre obéissent à des évolutions cycliques.

Cette évolution, à ce jour, est plutôt orientée vers le primat du mouvement ; cela succède au verrouillage forcé immobilisateur allant parfois à la suppression pure et simple, radicalement chirurgicale, de la cause, une hernie par exemple.

À approcher de plus près le sujet lombalgique, on le perçoit plus dans une nécessité de concilier des contraires. Il semble plus judicieux et partant beaucoup plus efficace, de gérer chez le patient ces apparentes contradictions en l'aidant à en prendre conscience, à coexister avec elles, à y faire face ensuite.

Lorsque notre patient est à la fois tenu et animé sur le plan narcissique (nous y reviendrons), le mouvement, l'effort physique musculaire deviennent l'axe de travail d'un programme défini précisément. Dans ce programme quantifiable et objectivable, figurable et visualisé par le patient, le mouvement, qui requérait un effort douloureux, peut se réaliser simplement, vécu alors sans dysharmonie, sans angoisse et sans heurt. Nous affirmons que la prise en charge par une équipe et l'insertion dans un groupe de soignés est de nature à **consolider** un patient lombalgique sur le plan narcissique.

Après avoir évoqué la consolidation du narcissisme (c'est-à-dire du MOI), abordons maintenant l'**immersion** dont parle Foucault, car elle constitue également une des grandes préoccupations de l'Homme, à son insu parfois. Cette pratique de l'immersion, nous la retrouvons au sens propre dans les pratiques sacralisées, bain purificateur dans le Gange, dans les eaux sacrées... [44] mais également l'immersion dans des bains de différentes natures et à des températures codifiées, d'enveloppement de boues, d'algues lors de cures thermales ou de thalassothérapie réalisés pour soulager une symptomatologie douloureuse, lombalgique entre autres. Nous verrons plus loin que cette pratique est liée au développement structural de chaque individu.

Le besoin de **purification** est une préoccupation thérapeutique qui s'est insidieusement imposée et qui, de façon opérante, a envahi beaucoup d'approches thérapeutiques. Ce besoin sous-tend actuellement beaucoup de préoccupations bio-écologiques. Il est également présent dans les programmes multidisciplinaires, tel le programme RFR®, au niveau des préoccupations diététiques qui y sont incluses.

Trait caractéristique de la démarche de soins, celle-ci s'inscrit dans l'évolution des idées. Nous savons que les théories sur lesquelles s'appuient les mouvements intellectuels et économiques, génèrent des méthodologies et des applications concrètes. L'un des écueils, et non des moindres, est celui qui consiste à ne plus s'intéresser qu'à la méthode et à perdre de vue le vaste réseau interactif des Idées et des Théories qui lui ont donné naissance.

La méthode RFR® n'échappe pas plus à cette remarque que le catalogue des méthodes de traitement développées plus haut.

Nous nous inscrivons comme soignant dans une histoire marquée par de nombreuses ruptures epistémologiques :

- **par un décentrement** effectué par rapport aux idées et aux valeurs du monde, Galilée dans son domaine « et pourtant elle tourne », Charcot dans le sien ont défini le « petit écart de pensée » qui modifie l'essence même du champ de la connaissance humaine. La paralysie hystérique par exemple a été rendue au domaine médical psychiatrique et dissociée du « manquement religieux grave » ;
- **par la connaissance « *ab Cadaver* »** du corps humain anatomique s'est élaborée la correspondance entre le dysfonctionnement d'un organe et son expression clinique. On a ainsi identifié et défini une nosologie et une taxinomie. La neurologie, entre autres disciplines, s'est trouvée définie mais très vite délimitée ou plus précisément « déboutée » de ses limites par l'avènement dans le monde des Idées, de Freud qui, effectuant selon le même principe de décentrement le petit écart nécessaire, a ouvert, par son œuvre, le vaste champ de l'exploration de la psyché ;
- **par la Re-Connaissance « *ad libido* »** du corps de plaisir, s'est produite l'ouverture psychanalytique qui s'est longtemps tenue avec Lacan sur le fil du structuralisme ;

Passer du « je pense donc Je suis » au « Je suis de ce que je pense » doit être lu par rapport aux catégories du Je : le sujet de l'être existant et procédant du Ça (vaste réservoir des pulsions) que le Je pense. Ce renversement de la pensée cartésienne introduit un écart qui marque de manière concomitante le domaine éducatif et le domaine des soins. Ces deux domaines ont, en effet, un dénominateur commun : celui de la pratique d'un savoir à travers la transmission d'un savoir-faire.

Dans le champ de l'éducation, lorsque des élèves sont en situation d'échec aux tests et aux examens, on crée pour eux une structure nouvelle qui les accueille en fonction de leur quotient intellectuel, de leur niveau de déficiences etc. Il leur est alors permis **à leur rythme et en petits groupes** de réintégrer le cursus de tous les autres. Ces structures éducatives font en ce sens preuve de « parthénogénétisme » les unes par rapport aux autres. La limite de cette fonction parthénogénétique est la résistance de l'enfant lui-même qui très souvent est alors sorti du champ de l'Éducatif, et est versé dans le champ Médical. Il y rejoint la spécialité limitrophe du dysfonctionnement de la pensée : la Psychiatrie qui bien souvent fonctionne selon le même mode : à défaillance nouvellement épinglée... création d'une nouvelle structure d'accueil (*cf.* autisme, chromosome X fragile etc.).

Ce petit détour par le domaine de l'éducation a pour objet de nous montrer le parallélisme qui tient sur les mêmes rails de la pensée nos patients lombalgiques.

Toutes les notions théoriques et leurs *a priori* s'apparentant au champ médical ou psychiatrique voient leurs limites mises en exergue par les lombalgiques : ils mettent en déroute les médecines, la chirurgie et rendent à leur impuissance le psychiatre ou le psychanalyste qui s'y risque. Mais, ce faisant, ces lombalgiques déclarent leur spécificité identitaire, ils sont des blessés du narcissisme primaire. **Ils appartiennent au champ de la psychosomatique** et à l'instar de l'hystérie ouvrant le champ de la psyché, **ils réinterrogent le rapport d'un être au monde**, à son corps, à son environnement.

Dans ce chapitre, sont abordés successivement les notions d'**anatomophysiologie** et de **physiopathologie** et l'apport des **sciences du sport** utiles à une vision biomécanique globale du dos, ses dysfonctionnements et sa récupération. Celles-ci précisent le rôle des structures physiques qui animent le dos et illustrent l'évolution rassurante des phénomènes aigus qui caractérisent l'accès lombalgique. Elles soulignent aussi l'intérêt du **mouvement** dans la préservation de ce capital, l'altération de celui-ci quand le mouvement n'est plus respecté et le caractère *reverse* de cette altération quand le mouvement est restauré.

Sur le plan **psychique**, trop souvent un raccourci confine le lombalgique dans des catégories de dépression, d'anxiété, de stress, de profils phénoménologiques de personnalité. Les soubassements des structures de personnalité et les nécessités existentielles sont exceptionnellement abordés et méritent d'être développés. Ces notions sont la trame de cette pathologie qui se tisse dans des domaines aussi différents que les contextes professionnels, sociaux et familiaux.

Le vécu de la **douleur** et les moyens d'expression qu'elle évoque procèdent du piège de l'immobilisation physique et psychique que favorise l'accès lombalgique dès lors que les repères qui entourent un individu se dissolvent.

Les conséquences de cet état constituent le **syndrome de déconditionnement**. Ce syndrome aux multiples facettes ne répondra au traitement qu'à la condition de prendre en considération, en un seul lieu et en un seul temps, l'ensemble de ses constituants et la globalité de l'individu qui en est atteint.

Deuxième partie

NOUVELLES NOTIONS SUR LA LOMBALGIE ET SON TRAITEMENT

CHAPITRE I

Rappels anatomophysiologiques

LE DISQUE INTERVERTÉBRAL

Anatomie

Sa partie annulaire est constituée de lamelles superposées en anneaux concentriques. L'orientation des fibres qu'elles contiennent est oblique, en opposition d'une lamelle à l'autre ; d'autres fibres relient les lamelles les unes aux autres.

Plus on pénètre dans l'anneau, plus la matière qui le constitue devient gélatineuse, contenant des fibres de plus en plus lâches, associées à des protéoglycanes. Cette partie, le nucléus, contient 90 % d'eau.

Le disque est avasculaire et non innervé, sauf dans son tiers périphérique. Il repose sur une plaque cartilagineuse, véritable cartilage vertébral. Ce cartilage couvre le plateau vertébral.

Dans la vertèbre, on reconnaît l'aspect spongieux, trabéculaire, orienté vers les contraintes de pression habituellement exercées.

Physiologie

Résistance du disque

L'orientation fibrillaire des lamelles confère à l'annulus une solidité très grande en torsion. La base du disque est extrêmement résistante à la translation sur la plaque cartilagineuse. Le nucléus répartit les contraintes axiales dans l'anneau et maintient le disque en pression. Tendu tel un pneu de voiture, sa carcasse radiale conserve toutes ses propriétés de résistance. Le disque résiste donc bien à la translation et à la torsion, pourvu que l'hydratation de son centre soit correcte.

Nutrition du disque

Comme le disque est quasiment avasculaire, seules les propriétés tixotropiques des gels qu'il contient assurent sa nutrition ; la tixotropie est la transformation en solutions de gels visqueux lorsqu'on les agite. Rappelons que le disque s'expanse la nuit en position couchée, et s'aplatit le jour en charge, en raison de l'extravasation des solutions qu'il contient.

Lors de la charge, les mouvements du tronc, les cycles de compression-étirement exercent cet effet tixotropique. Dès lors, les alternances de pression-dépression échangent, entre les plaques cartilagineuses et le disque, les déchets et les nutriments nécessaires. Ce processus est efficace en période d'activité ; il est lent la nuit et lors de toutes périodes d'immobilisation.

Enfin, la plaque cartilagineuse paraît moins solide que le disque aux excès de pression. Les charges répétitives créent des cycles de microfractures-cicatrisations qui modifient la qualité de ce cartilage et dégénèrent le disque.

En résumé, le disque est fragilisé par :

- le défaut d'hydratation par l'effet « pneu »,
- la privation de mouvement diminuant l'effet tixotropique,
- le défaut d'oxygénation par son caractère avasculaire,
- les excès de pression axiale statique sur la plaque cartilagineuse.

Malgré la résistance à la torsion, les mouvements combinés en flexion, inclinaison et rotation, non limités par les articulaires postérieures, le fragilisent également.

Sa réparation est lente sauf en périphérie où seuls pénètrent quelques vaisseaux.

LES FACETTES ARTICULAIRES POSTÉRIEURES [34]

Anatomie

Ce sont de vraies articulations parfois munies d'un ménisque central. Leur orientation au niveau lombaire favorise les inclinaisons, les flexions et les extensions ; elle limite les rotations.

Physiologie

La cyphose lombaire ouvre ces articulaires postérieures et transfère les charges sur les disques ; la stabilité rachidienne devient d'ordre musculo-ligamentaire. Leurs capsules articulaires, au même titre que toutes les structures ligamentaires avoisinantes, sont richement innervées sur le plan sensitif et proprioceptif. Toute contrainte à leurs niveaux influence par voie réflexe la musculature rachidienne postérieure qui règle leurs états de tension [1]. Comme pour les disques, les défauts de mouvements et les excès de contraintes altèrent leur trophicité.

FASCIAS, SYSTÈME LIGAMENTAIRE ET MUSCULAIRE, ENSEMBLE RACHIDIEN ET SOUS-PELVIEN : UNE UNITÉ FONCTIONNELLE

Ils sont indissociables car ils interviennent étroitement dans la stabilité et la mobilité du tronc. Deux notions sont essentielles : la notion de « chaîne fonctionnelle » et l'image de la « grue de chantier ».

La chaîne fonctionnelle

Lorsqu'on se penche vers l'avant, genoux tendus, approchant les mains du sol, deux mouvements se produisent dans la course d'amplitude dont on distingue trois temps :

- Lors du premier tiers de la course : un mouvement pur de flexion rachidienne lombaire se produit, limité en fin de course par l'ensemble ligamentaire postérieur qui littéralement suspend le rachis, telle la flèche d'une grue.
- Lors du troisième tiers de la course, une bascule pure du pelvis termine le mouvement contrôlé initialement par les grands fessiers puis par les ischio-jambiers dont l'élasticité limite l'amplitude.
- Lors du deuxième tiers de la course, deux mouvements (pelvien et rachidien) sont intriqués.

Lorsqu'on se redresse, le mouvement s'inverse : la puissante musculature d'extension (grands fessiers et ischio-jambiers) redresse le bloc pelvien et sa flèche rachidienne lombaire, puis c'est la musculature spinale qui termine le redressement rachidien proprement dit. Sur le plan des amplitudes comme sur le plan moteur, les mouvements du rachis sont donc indissociables de ceux du pelvis [218].

L'amplitude globale de mouvement du tronc est partagée entre les mouvements du bassin autour des hanches et les mouvements du rachis lombaire proprement dit ; la répartition harmonieuse entre ces deux mouvements dépend des extensibilités musculo-tendineuses du tronc et des membres inférieurs et la qualité de leur contrôle moteur (Fig. 1).

Le potentiel moteur du tronc est compris comme une unité fonctionnelle ; cette unité fonctionnelle inclut les muscles du tronc, les muscles des membres inférieurs participant à la chaîne d'extension (grands fessiers, ischio-jambiers, triceps).

À cette unité fonctionnelle, s'ajoutent la ceinture scapulaire, les membres supérieurs, les membres inférieurs, le système cardio-vasculaire qui alimente l'endurance du système.

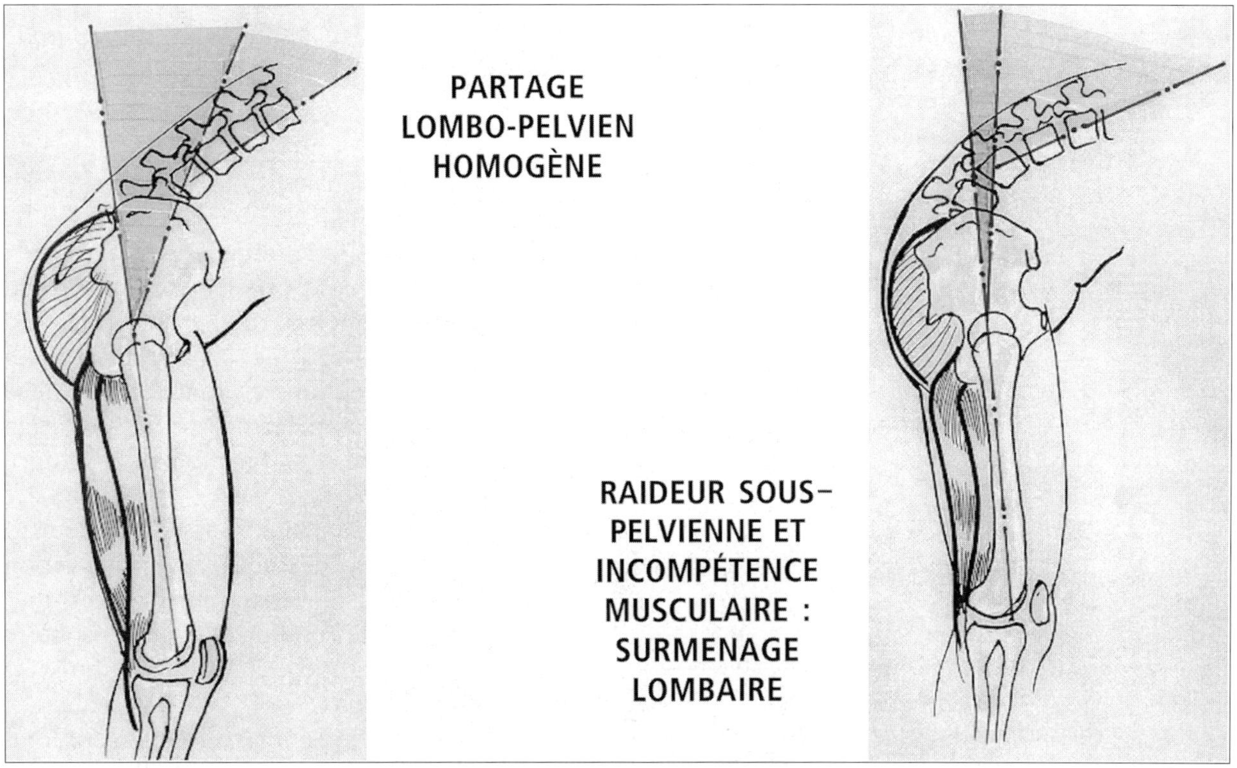

FIGURE 1 : LA CHAÎNE FONCTIONNELLE.

La grue de chantier

L'image de la « grue de chantier » (Fig. 2) souligne les points suivants.

Au niveau du système thoracolombaire

- Le système ligamentaire postérieur est capable de suspendre le rachis lombaire fléchi en fin de course. Il est puissant, constitué du manchon capsulo-ligamentaire paravertébral postérieur et du fascia thoraco-lombaire [19, 35] qui enchâsse le système musculaire postérieur et le relie aux muscles antérieurs du tronc. Ce fascia thoraco-lombaire constitue une solide nappe ligamentaire et aponévrotique postérieure, parcourue dans ses feuillets par les faisceaux musculaires paravertébraux (Fig. 3). Ses mises en tension, latérales par les muscles antérieurs du tronc (transverses et petits obliques) et longitudinales par les muscles postérieurs, stabilisent fortement le rachis lombaire dans les positions favorables [394].
- Le système musculaire paravertébral postérieur est un régulateur de tension de ce fascia ainsi que des autres structures disco-ligamentaires et capsulaires, régulation gérée par une riche distribution de capteurs sensitifs et proprioceptifs. Ce système musculaire ajuste les positions de la flèche lombaire afin de répar-

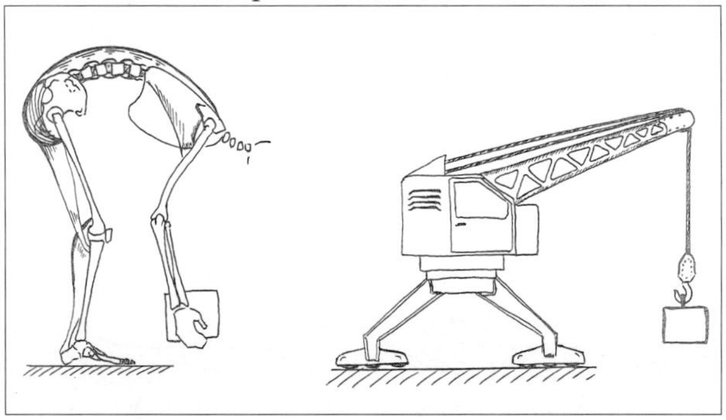

FIGURE 2 : IMAGE DE LA GRUE DE CHANTIER.

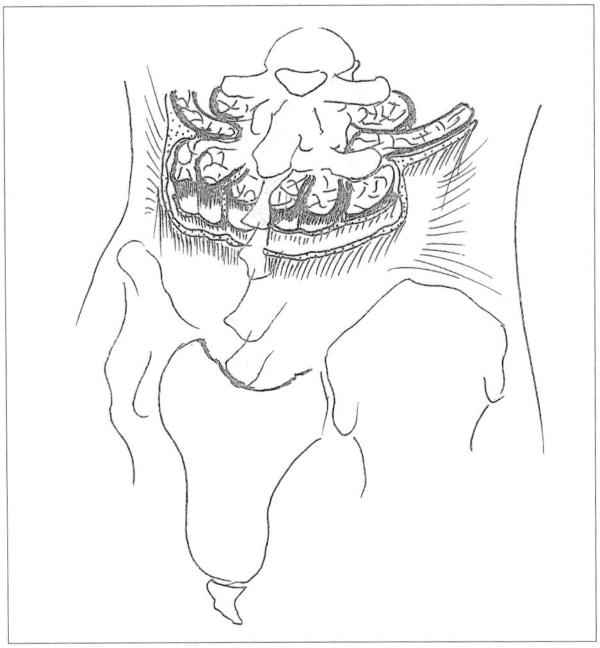

Figure 3 : Le fascia-thoraco-lombaire : contribution à l'armature du tronc.

tir les tensions ligamentaires de façon harmonieuse et égale, à chaque étage vertébral. Il évite toute contrainte dangereuse quel que soit le mouvement effectué et quelle que soit la rapidité de ce mouvement. En retour, le fascia-thoraco-lombaire accroît l'efficacité de ce système musculaire par la solide armature qu'il fournit.

- Cet ensemble musculo-ligamentaire thoraco-lombaire postérieur, à l'image d'une flèche de grue, est extrêmement puissant, probablement le plus puissant de l'organisme. Pour s'en convaincre, il suffit d'observer l'épaisseur de ce système paravertébral sur les coupes scanners (Fig. 4) ou lors d'interventions chirurgicales qui le traversent.

L'ensemble sous-pelvien

- Le bloc pelvien représente le moteur capable de mobiliser la flèche lombaire, il supporte le tronc, les membres supérieurs et les mains chargées d'éventuels objets. Le rapport des bras de levier indique bien la puissance de ce moteur qui inclut grands fessiers et ischio-jambiers. Le socle de la grue est constitué par les pieds au sol et les segments jambiers dont les triceps représentent la fin de la chaîne musculaire d'extension.

Une notion d'unité fonctionnelle

- Celle-ci se retrouve également au niveau de l'organisation musculaire du tronc : à chaque muscle du tronc, sont en effet associées plusieurs actions en fonction des liens vis-à-vis du système ligamentaire et du fascia thoraco-lombaire et en fonction de la posture de départ :
  - les muscles spinaux sont essentiellement extenseurs du rachis. En contraction unilatérale, ils produisent un effet d'inclinaison de rotation ; cet effet rotatoire est plus marqué pour le muscle transversaire épineux ;
  - le psoas-iliaque contrôle la lordose lombaire non seulement vers la flexion mais aussi vers l'extension. En contraction unilatérale, il est aussi rotateur et inclinateur du tronc ;
  - le grand dorsal est extenseur du rachis dans son ensemble et rotateur du tronc en contraction unilatérale ;
  - les muscles obliques internes et externes,

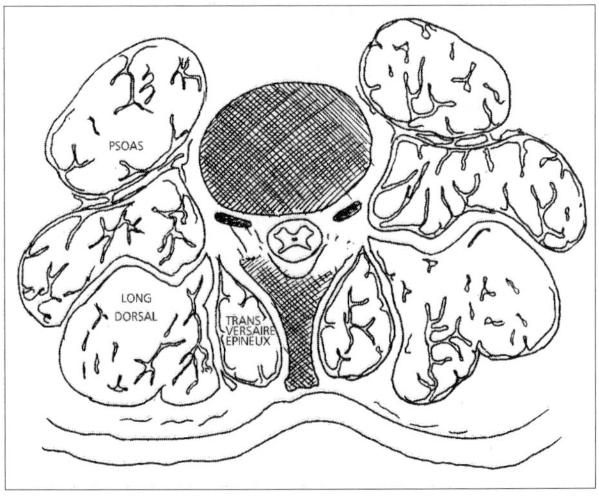

Figure 4 : Coupe scanner du rachis lombaire.

sont fléchisseurs du tronc en contraction globale unilatérale, et rotateurs en contraction croisée ;
- le transverse et l'oblique interne s'attachent sur le fascia thoraco-lombaire ; leurs contractions le mettent en tension, ajoutant indirectement une force active d'extension et amplifiant la stabilisation passive ligamentaire et aponévrotique postérieure.

Au plan biomécanique :

- L'altération chirurgicale ou traumatique du système musculo-ligamentaire vertébral postérieur est responsable d'instabilité segmentaire ; en effet, la musculature paravertébrale est innervée par les branches postérieures des nerfs rachidiens dont la répartition est métamérique, et dont la commande est finement synchronisée, étage par étage, par les arcs réflexes médullaires sensitivo-moteurs à point de départ capsulaire et ligamentaire, et par le système extra-pyramidal.
- Or, cette synchronisation est perturbée par les influx nociceptifs d'origine capsulaire et ligamentaire, provenant de contraintes excessives ou blessures. La pauvreté d'innervation sensitive et les mauvaises qualités biomécaniques du tissu cicatriciel la dérèglent probablement autant. Les répercussions du déconditionnement physique en termes de force, d'endurance et de vitesse d'exécution sur les performances musculaires et peut-être la perturbation qu'apporte le stress dans la régulation gestuelle et tonique de la commande volontaire que contrôle le système nerveux central contribuent probablement à ces dysfonctionnements. Ils ne peuvent être mis en évidence cliniquement, mais altèrent progressivement les disques et les facettes articulaires adjacentes.

Conclusion

Les fonctions d'extension, d'inclinaison et de rotation du tronc sont étroitement dépendantes au sein du même complexe musculo-ligamentaire, sûrement le plus puissant et le plus complexe du corps humain.

Le fascia thoraco-lombaire et les autres structures ligamentaires postérieures suspendent le rachis en flexion complète, stabilisent le rachis en extension, amplifient la valeur musculaire spinale, modulent l'activité musculaire associée.

La musculature spinale postérieure est silencieuse en flexion complète du tronc, peu active en position érigée, très active en extension, en inclinaison, en rotation et en flexion chargée du tronc.

L'ensemble du bloc pelvien et lombaire est mobilisé par la puissante chaîne musculaire postérieure des membres inférieurs. On conçoit donc toute l'importance de préserver un tel système, et de surveiller son reconditionnement après toute perturbation, que celle-ci soit d'origine lésionnelle ou chirurgicale.

CHAPITRE II

Physiopathologie et lombalgie

LES NOUVELLES NOTIONS PHYSIOPATHOLOGIQUES

Le vieillissement discal

Ce vieillissement, conditionné par des facteurs à la fois mécaniques et génétiques, est physiologique et sa physiopathologie mieux connue [156]. Ce vieillissement favorise la fragilisation discale et la raideur rachidienne, mais il n'est pas source de lombalgie chronique [8, 215].

Hernie discale – Lombo-radiculalgie – Entorse rachidienne

On évoque volontiers, dans la genèse de la lombalgie aiguë d'origine commune, un mécanisme « d'entorse » [54]. En fonction de sa gravité, elle lèse à des degrés divers le disque intervertébral, l'articulation inter-apophysaire postérieure, les capsules, les ligaments, les tendons. Les muscles sont aussi concernés ; ainsi, on peut évoquer une pathologie des tissus mous tant dans le contexte aigu que chronique [410]. Un grand nombre d'accès lombalgiques sont donc rapidement résolutifs en quelques jours ou quelques semaines, mais le caractère peu vascularisé des structures disco-ligamentaires rachidiennes présuppose un temps de cicatrisation parfois plus long que pour d'autres localisations. Ce temps de cicatrisation correspond bien à l'évolution naturelle de la lombalgie aiguë. En effet, le profil évolutif de la résolution des lombalgies aigües montre que 90 % des patients qui en sont atteint guérissent en moins de trois mois. Seuls 10 % s'engagent dans la chronicité (Fig. 5).

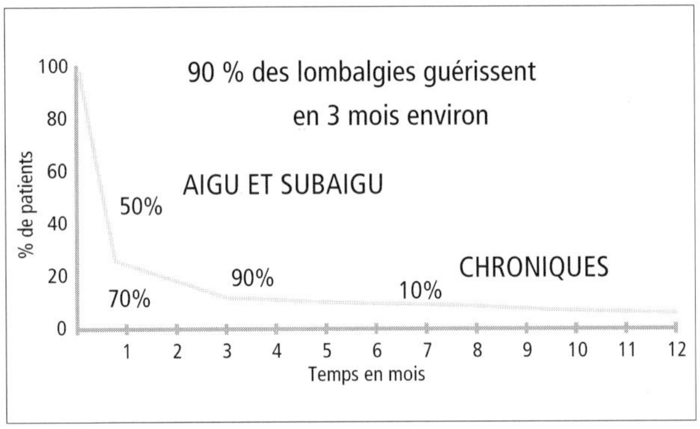

Figure 5 : Profil évolutif de la résolution d'une lombalgie commune en fonction du temps (d'après Mayer, 1988)

Processus cicatriciels

Le tissu cicatriciel, s'il induit une réparation tissulaire, en particulier disco-ligamentaire périphérique, est néanmoins susceptible de générer des influx nociceptifs, parce qu'il contient une innervation et une vascularisation qui lui sont propres. Cependant, la trophicité de ce tissu, comme tout tissu cicatriciel, est probablement améliorée par le mouvement [154, 250, 372, 397, 411].

Phénomènes inflammatoires

Ils sont les témoins des processus lésionnels, d'une cascade cellulaire, chimique et peut-être immunitaire, point de départ de la réparation tissulaire. Cela apporte un regard neuf sur l'imagerie de la hernie discale, expliquant le manque de concordance entre la taille, la persistance ou la labilité de ces hernies et les signes fonctionnels lombo-radiculalgiques [212, 228].

On sait aussi que la radiculalgie est autant, si ce n'est plus, inflammatoire que compressive et que les médiateurs de l'inflammation sont responsables d'une sensibilisation particulière des capteurs nociceptifs [293, 327].

Cette inflammation, dans certains cas, persiste de façon prolongée dans le disque intervertébral, représentant une des rares causes de lombalgie commune chronique, encore accessible aux anti-inflammatoires [393].

Conclusion

Malgré ces nouvelles connaissances, la lombalgie n'est toujours pas considérée comme une maladie bénigne et sa chronicisation demeure un problème médical et socio-économique préoccupant.

D'une façon plus générale, la crainte qu'elle induit entretient la notion qu'un dos est *a priori* à protéger, à économiser et à soustraire dans bien des cas à une libre utilisation.

Ces notions physiopathologiques mettent bien en relief, dans la lombalgie, des mécanismes très analogues au processus lésionnel des tissus mous observés dans les entorses ; la cicatrisation et l'inflammation sont responsables de phénomènes douloureux, sources de raideur et de retentissement sur les capacités physiques, en fonction de la gravité de l'atteinte.

Les modèles d'approche dynamique de la lombalgie chronique nous apprennent que cette pathologie est tout à fait récupérable, compatible avec un retour au travail sans restriction [145, 384, 388, 389].

Les principes de verrouillage appris au sujet sain en prévention primaire, contrastent avec la liberté de mouvement des anciens lombalgiques chroniques traités par les méthodes actives et réinsérés au travail.

Par ailleurs, la lombalgie est trop souvent réduite à l'axe rachidien, alors que le partage du tronc entre le secteur lombaire et sous-pelvien est bien connu. Ce partage concerne les amplitudes tant en flexion qu'en extension. Il concerne également la fonction musculaire. L'ensemble spinal comporte une architecture complexe, renforcée par des fascias, bien adaptée aux réglages des contraintes lors des mobilisations et des postures d'un ensemble disco-ligamentaire très élaboré. Les extenseurs sous-pelviens ont un rôle prépondérant dans le maintien postural et la gestualité d'antéflexion et redressement.

La coordination de ce système, qui répartit instantanément les efforts mécaniques entre les tensions musculaires et disco-ligamentaires, quels que soient les vitesses gestuelles ou le moment de la journée, témoigne de son endurance.

En définitive, un accès aigu de lombalgie induisant des phénomènes inflammatoires réflexes et cicatriciels peut retentir sur l'adaptation de ce potentiel physique si celui-ci est sous-utilisé par une période excessive de repos. Ce retentissement concerne aussi les membres supérieurs et l'adaptation cardio-vasculaire aux efforts car le tronc est un maillon intermédiaire dont la rupture rend la chaîne inutilisable.

Si ce versant physique n'explique pas à lui seul la lombalgie chronique, il en est une des facettes qui jusqu'à présent était mal prise en compte.

LA LOMBALGIE, PATHOLOGIE DE L'IMMOBILITÉ

Les effets positifs d'une activité physique régulière sont multiples [275]. Les mécanismes préventifs sont, d'après la revue bibliographique de Lahad [195], de trois ordres : assouplissement et renforcement du tronc ; augmentation de l'apport vasculaire aux muscles, aux articulations et aux disques intervertébraux ; amélioration thymique et diminution de la perception de la douleur. Les travaux de Tipton notamment [372] ont mis en exergue l'influence bénéfique de l'activité physique sur les structures collagènes. Des expérimentations animales, avec extrapolation possible sur le tissu humain, ont montré la meilleure nutrition des disques intervertébraux obtenue grâce au mouvement [155].

L'ensemble des effets mécaniques, physiologiques et psychologiques positifs induits par l'activité physique explique pour une part l'antalgie obtenue [45]. Une autre explication se situe au niveau neuro-physiologique : l'activité physique, et plus particulièrement les activités prolongées à type d'endurance, semblent être libératrices de substances morphino-mimétiques endogènes. Les études à ce sujet, nombreuses depuis une quinzaine d'années, sont nées de l'observation des effets subjectifs ressentis et rapportés par les adeptes des sports d'endurance [72]. Ces effets - antalgiques, anxiolytiques, anti-dépresseurs, dépendance - ont été rapprochés de ceux provoqués par la morphine chez les patients ou les toxicomanes. Les travaux relatifs au dosage des endorphines plasmatiques situées dans le sang périphérique après effort prolongé ont tous confirmé des taux élevés de bêta-endorphines ou de métenképhalines [60, 111, 121, 122, 159, 226, 341]. L'implication des endorphines centrales, au vu des expérimentations animales, semble également effective [20, 55, 301, 340, 348, 364]. Le dosage des endorphines du liquide céphalo-rachidien de patients lombalgiques chroniques a été étudié [309]. Le taux des endorphines est signi-ficativement plus bas, comparativement à un groupe contrôle. Les auteurs suggèrent une corrélation entre l'intensité de la douleur et la concentration en endorphines. Ainsi donc, l'activité physique, en dehors de ses effets bénéfiques, notamment antalgiques, sur l'appareil locomoteur, serait par elle-même analgésiante, de par la libération des substances morphino-mimétiques endogènes qu'elle procure.

Répercussions physiologiques de l'inactivité sur le sujet sain

Le déconditionnement physique attribué à l'arrêt de l'activité professionnelle est d'autant plus important si le patient a un travail à composante énergétique élevée. En effet, un travailleur de force dépense énergétiquement l'équivalent de certaines activités sportives comme le témoigne l'étude d'Astrand & Rodahl [13] sur le coût énergétique de certaines activités professionnelles (Tab. I). La sédentarité entraîne une désadaptation à tous les échelons du système transporteur d'oxygène. Cela se traduit à l'effort par une diminution marquée de la consommation maximale d'oxygène ($\dot{V}O_{2}max$).

TABLEAU I : TRAVAIL SUR BICYCLETTE ET ACTIVITÉ PHYSIQUE DE PUISSANCE ÉQUIVALENTE.

Dépense d'énergie ($kcal.min^{-1}$)	Puissance (watts)	Activités physiques	Activités professionnelles
5	50	Marche à 5 $km. h^{-1}$	Travaux manuels, ménagers
8	100	Marche à 7 $km. h^{-1}$	Travaux manuels, agricoles, jardinage, pelletage
11	150	Marche à 8 $km. h^{-1}$ Course à 9 $km. h^{-1}$ Cyclisme à 21 $km. h^{-1}$	Ascension d'un escalier, travail de bûcheron, travail manuel pénible, industrie lourde.
14	200	Course à 11 $km. h^{-1}$ Nage libre à 50 $m. min^{-1}$	Travail manuel particulièrement pénible
17	250	Course à 13 $km. h^{-1}$	Ascension d'un escalier avec une charge de 13 kg
20	300	Ski de fond Course à 16 $km. h^{-1}$	

Par analogie, l'arrêt de l'activité professionnelle chez un travailleur de force peut occasionner un déconditionnement musculaire, cardio-vasculaire et psychologique aussi préjudiciable que chez un sportif blessé contraint de suspendre ses entraînements.

En laissant allongé pendant plusieurs semaines un sujet et en lui immobilisant un membre inférieur dans le plâtre, Deitric [77] a constaté que l'inactivité engendrait une perte de la force maximale de ce membre inférieur contrôle mais également de la force des membres supérieurs et du tronc. De nombreuses études se sont depuis intéressé aux effets de l'immobilité en installant les sujets en décubitus prolongé (en déclive de 6° vers le bas) et ont participé au développement de la connaissance de la physiologie en milieu microgravitaire [391].

Les études sont nombreuses et ont montré qu'une période d'alitement prolongé (plus de 7 jours) s'accompagnait d'une baisse significative de la capacité aérobie [88, 219, 270, 332, 375], d'une modification métabolique [77, 89, 127, 315] et d'une baisse de la force musculaire [62, 77, 158, 332]. Dans le domaine cardio-vasculaire, Saltin [332] a observé, après une phase d'alitement de 20 jours, une baisse de 25 % du $\dot{V}O_{2max}$, du débit cardiaque et du volume d'éjection systolique (soit à peu près une diminution de 1 % par jour).

Pour des périodes d'immobilisation plus longues (plus de 50 jours d'alitement complet), la force musculaire maximale baisse significativement de 10 % en moyenne sur les petits groupes musculaires (avant-bras et bras) et de 20 % sur les grands groupes (les membres inférieurs, le tronc) [77, 132, 134, 363, 418]. La baisse de la force musculaire n'est pas uniforme comme l'ont montré plusieurs études relatives au déconditionnement des muscles du genou et du coude. Le moment de force maximale (MFM) des muscles extenseurs de ces articulations baisse plus significativement que le MFM des muscles fléchisseurs [18, 333]. La fonction anti-gravitaire plus marquée des muscles extenseurs est l'explication de ce déconditionnement plus important.

En modifiant l'effet de la gravité chez l'animal ou chez l'homme, des auteurs ont montré que les fibres musculaires des muscles inactifs subissaient d'importantes modifications typologiques [16, 136].

Les fibres lentes sont plus affectées que les fibres rapides : la compliance pour un muscle à fibre lente est augmentée, les modifications de taille de ces fibres sont plus importantes, la transformation de typologie musculaire (passage d'une typologie lente vers une typologie rapide) est plus marquée.

L'inactivité contribue à une plus grande fatigabilité et augmente très significativement la cinétique contractile [247, 320].

Le retentissement physiologique de la lombalgie chronique

Le malade lombalgique chronique (opéré ou non) présente une détérioration physique dont certains éléments sont rencontrés dans les cas d'alitement prolongé ou d'expérience scientifique sur les effets de la diminution de la pesanteur.

Même si ces études présentent des durées d'alitement exagérément longues, il nous semble important de prendre en compte ces mécanismes adaptatifs de déconditionnement car notre population de lombalgiques est caractérisée par une récurrence de périodes plus ou moins longues d'alitement. De plus, ces modifications dues à l'immobilité chez le sujet sain sont à majorer dans le cas d'une pathologie car l'effet inhibiteur de la douleur favorise voire renforce des effets similaires.

Le reconditionnement physique (musculaire et cardio-vasculaire) proposé dans les traitements dynamiques de la lombalgie chronique tel le programme de Restauration Fonctionnelle du Rachis® trouve sa légitimité dans certains thèmes développés en physiologie de microgravité et en physiologie sportive.

L'élaboration du programme d'entraînement journalier tient compte de l'état initial de faiblesse générale du patient et cherche à engager rapidement des processus d'adaptation sans trop surcharger l'organisme affaibli.

Le système musculaire

Les examens paracliniques concernant la musculature spinale (biopsies et imagerie) ont mis en évidence, chez les lombalgiques, des modifications anatomo-pathologiques importantes propres aux muscles extenseurs du tronc avec :

- une atrophie sélective des fibres de type II [105, 175, 245, 311, 319, 349, 421] et un remaniement des fibres de type I [245]. La contracture réflexe liée à la souffrance lombaire aurait un rôle d'entretien et éviterait l'atrophie des fibres de type I [311]. Le ratio IIb/IIa est augmenté [235, 421], ce qui pourrait expliquer la chute du niveau de performance en endurance des muscles spinaux ;
- une augmentation de la surface graisseuse [5, 277, 296] ;
- une diminution de la densité musculaire [160] et de la surface de section [64, 106, 204, 256] ;
- une augmentation de la pression intra-musculaire [188].

On doit ajouter à ces modifications une perturbation des enregistrements électriques des mêmes muscles lombaires avec :

- une difficulté à leur relâchement en position debout [6, 174] et lors de l'antéflexion [2, 288, 376] ;
- une perturbation de la séquence de recrutement lors du redressement à partir de l'antéflexion [176, 218, 288, 295) ;
- une perturbation électromyographique lors d'épreuves de résistance à la fatigue [63, 324] ou de force [50] alors que, dans des situations fonctionnelles de moindre contrainte, les enregistrements électriques des muscles dorsaux de patients lombalgiques ne révèlent que peu de différences vis-à-vis de ceux de sujets sains [59, 271].

L'inactivité, l'ischémie, une lésion neurologique, l'inhibition sont fort probablement tous ensemble responsables de ces modifications qui sont la plupart du temps corrélées avec la perte de l'efficacité mécanique du muscle.

La mesure de l'efficacité mécanique de la musculature du tronc a été envisagée très tôt. Dès 1969, on met en évidence au cours d'une évaluation instrumentale en isométrie [282] un affaiblissement des muscles des parois antérieure et postérieure du tronc. Ensuite, différents modes de contraction et des modalités très différentes (manuelle ou instrumentale, statique ou dynamique, en force et/ou en endurance) ont été utilisés. La mise sur le marché dans les années quatre-vingt de systèmes sophistiqués et adaptés d'évaluation du tronc ont permis de mettre en évidence un affaiblissement musculaire rachidien spécifique des lombalgiques chroniques. Ainsi les machines isocinétiques du tronc avec leurs avantages généraux [283] et spécifiques vis-à-vis des rachialgies [3] ont-elles jeté les bases de l'évaluation lombo-pelvienne [25] qui va être à l'origine de la mise en place des méthodes dynamiques de rééducation.

Nous avons recensé et analysé [401] les différents travaux qui ont trait au bilan musculaire rachidien quantitatif. En dehors d'une atteinte spécifique des muscles ischio-jambiers associant hypo-extensibilité et perte de force [29], la plupart des auteurs relèvent chez les lombalgiques chroniques une perte du potentiel de la musculature postérieure spinale, que cette évaluation soit réalisée en isométrie [129, 157, 169, 222, 244] ou en anisométrie isocinétique [128, 133, 150, 180, 191, 192, 196, 197, 205, 233, 251, 252, 313, 345, 346, 350, 360]. En isocinétisme, la perte se révèle essentiellement au cours des mouvements réalisés à vitesse rapide. Déficit musculaire, cause ou conséquence de la lombalgie ? Difficile de donner une réponse catégorique mais on ne peut tout de même pas négliger le rôle néfaste joué par la chirurgie ou l'inactivité dans l'apparition du déconditionnement musculaire lombaire. Notons également que très tôt dans les suites d'un accident lombaire aigu [160, 355] et même chez des sujets jeunes de 15 ans [330], les perturbations anatomo-physiologiques du système musculaire s'installent.

Le système osseux

Les patients lombalgiques chroniques présentent des modifications du métabolisme de l'os avec appauvrissement du capital vertébral [141]. Ce type de perturbation est en rapport direct avec le repos au lit [190] et on a montré que deux semaines de décubitus suffisent à entraîner une baisse de la densité osseuse de 6 % avec par contre un délai de récupération très long [140].

Les structures ab-articulaires de soutien et le cartilage

L'immobilisation et/ou la sous-utilisation du complexe lombo-pelvi-fémoral dans la lombalgie chronique font que la résistance des tissus capsulo-ligamentaires et tendineux s'affaiblit [4] avec une réduction du seuil de charge avant rupture et une réduction de la capacité d'absorption d'énergie. Ces anomalies probablement en rapport avec une diminution du taux de collagène de type I [161] pourraient en partie expliquer les micro-lésions rachidiennes rencontrées dans cette pathologie. La nutrition des disques intervertébraux à partir des plateaux vertébraux adjacents (plaques vertébrales) ainsi que la lubrification des zygapophyses sont affectées par le manque de mouvement [58, 156].

Sur le plan biologique

On a noté dans le liquide céphalo-rachidien de certains malades lombalgiques chroniques [309] la présence d'un taux d'endorphines anormalement bas, alors qu'on reconnaît à ces substances un rôle de modérateur de la douleur.

L'appareil cardio-respiratoire

L'état de chronicité avancé a des répercussions sur l'adaptation cardiaque aux efforts et le manque d'activité physique a un rôle néfaste sur la performance cardiaque [61, 322]. Le faible niveau de performance cardiaque a une répercussion sur la fonction dans un contexte de douleur et de fragilité psychologique [223]. Il y a une corrélation entre état physique et lombalgie [42, 43]. Le déconditionnement cardiaque est facilement mis en évidence lors de tests isocinétiques rachidiens [312]. Par contre, il semble que l'activité professionnelle soit suffisante pour garantir un maintien des performances cardiaques à l'effort [163].

La fonction

De la simple perturbation de la marche en vitesse et fréquence [182] à la désadaptation au poste de travail en passant par les difficultés aux transferts, les patients lombalgiques chroniques présentent d'importants désordres fonctionnels. Du fait des troubles sensoriels, de la peur ou d'une surprotection rachidienne instinctive ou suggérée par l'entourage et les thérapeutes, ces patients ont pour certaines activités des temps de réaction augmentés et une gestualité bridée. Une des particularités de la lombalgie est qu'elle entraîne une perte du fonctionnement normal du maillon lombaire qui a des répercussions très importantes sur le plan fonctionnel. On voit ainsi des malades devenir totalement « handicapés » dans leur vie quotidienne. En dehors de l'évaluation qualitative (enregistrement vidéo), on peut, par des tests standardisés, fixer le niveau de performance de la chaîne biomécanique membres supérieurs – tronc – membres inférieurs. Les épreuves de ports de charges et/ou les tests de simulation de soulever de charges sur des outils appropriés permettent de mettre en évidence chez les patients lombalgiques chroniques des déficits marqués de cette chaîne fonctionnelle [17, 70, 150, 184, 233, 254, 325]. Ces déficits sont liés à une faiblesse musculaire généralisée, une désadaptation cardio-respiratoire aux efforts et une déstructuration de la gestualité dans un contexte d'inhibition et de douleur. En dehors de l'arrêt de leur travail, la grande majorité des patients évoquent également une interruption de leurs activités de loisirs (sportives ou occupationnelles), une inadaptation aux stations prolongées et une fatigue générale pour des tâches de plus en plus simples.

APPORTS DES SCIENCES DU SPORT : L'INTÉRÊT DU MOUVEMENT DANS LA RESTAURATION DES TISSUS MOUS

La recherche de l'amélioration des performances dans le sport comme le souci de récupération après un accident dans ce domaine, ont poussé les physiologistes à mieux explorer :

- la cicatrisation des parties molles et leur plasticité sous l'influence du mouvement, notamment au niveau des ligaments,
- l'influence du mouvement dans la protection des contraintes articulaires,
- les conséquences neurologiques dans les atteintes des tissus mous,
- l'adaptation musculaire aux efforts.

Structures ligamentaires

Les lésions ligamentaires cicatrisent à partir du tissu conjonctif et forment un tissu cicatriciel.

Spontanément

Le tissu cicatriciel est dénué de propriétés intéressantes s'il n'est pas convenablement traité.

Il s'agit d'un tissu assimilable à une colle de réparation :

- peu élastique,
- peu résistant,
- ne transmettant pas d'information sensitive,
- rétractile.

Il est constitué d'un enchevêtrement inorganisé de cellules conjonctives et de fibres collagènes.

Il « encolle » la lésion en 3 à 6 semaines, acquiert sa solidité en 3 mois, mais est capable de se remodeler pendant environ 1 an.

Sous l'influence du mouvement

Le mouvement induit des contraintes dans le tissu cicatriciel (Fig. 6). Pendant le temps de modelage de ce tissu, les contraintes orientent progressivement les fibres collagènes dans le sens des lignes de force [287].

En fin de modelage, la plupart des fibres collagènes sont à nouveau parallèles au sens des lignes de force.

Le tissu cicatriciel acquiert ainsi de meilleures propriétés d'élasticité et de résistance ; les adhérences sont diminuées ou supprimées.

Structures disco-articulaires

Le cartilage comme le disque sont nourris par imbibition ; cet effet est favorisé par le mouvement.

D'autre part, il est connu qu'une circulation de fluides entre deux surfaces parallèles proches, tel le liquide synovial entre les surfaces articulaires, crée une diminution de pression entre ces deux surfaces ; la diminution de pression est d'autant plus marquée que le liquide circule rapidement selon l'effet Bernouilli.

C'est un processus applicable à toutes les articulations : le mouvement rapide diminue la pression intra-articulaire. Ainsi, les facettes articulaires postérieures, si elles sont fragilisées, sont mieux protégées si les mouvements s'exécutent à vitesse rapide.

Structures nerveuses

La fibrose épidurale

La fibrose épidurale est un phénomène bien connu ; il correspond à un processus de cicatrisation. La fibrose forme une gaine cicatricielle ; celle-ci adhère aux racines nerveuses.

Or ces racines coulissent sur 1 à 2 cm au travers de leur émergence intervertébrale, lors des mouvements du tronc et des membres inférieurs.

La lutte contre l'immobilisation et le mouvement précocement conduit a toutes les chances

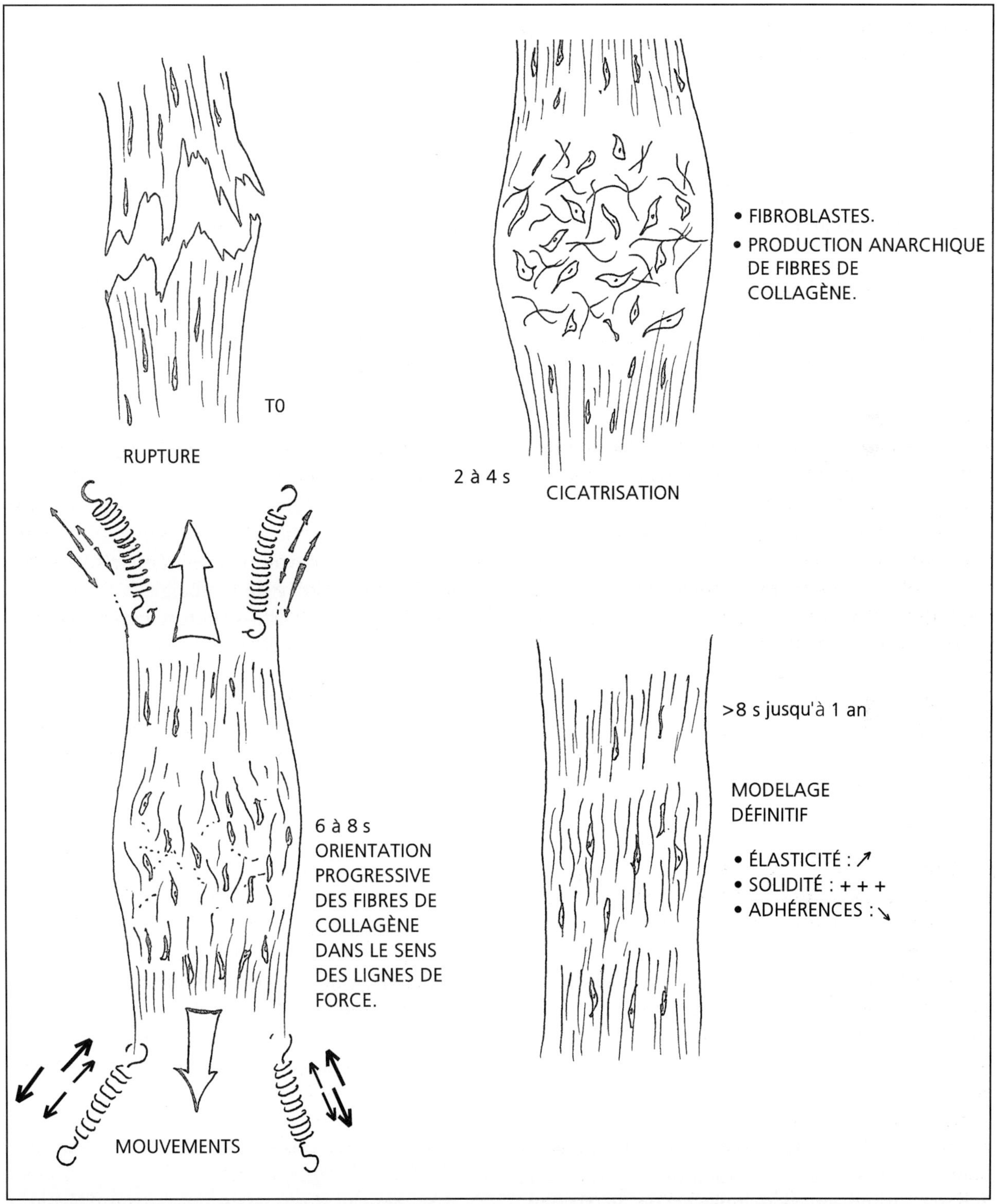

FIGURE 6 : PLASTICITÉ DE LA CICATRISATION DU TISSU LIGAMENTAIRE.

d'assouplir le tissu cicatriciel et de lutter contre les adhérences au niveau de ces structures radiculaires.

Les capteurs sensitifs capsulo-ligamentaires

Les lésions et les phénomènes inflammatoires réactionnels modifient le message sensitif ligamentaire. Par ailleurs, le tissu cicatriciel est pauvre en capteurs sensitifs.

Or, la réponse motrice qui est véhiculée par la branche postérieure des nerfs rachidiens est en étroite corrélation avec les messages sensitifs avoisinants. Comme l'organisation motrice de la musculature paravertébrale postérieure est anatomiquement et fonctionnellement métamérique, toute perturbation sensitive modifie le réglage segment par segment, de la réponse motrice. Ainsi, sont créées des instabilités segmentaires déjà décrites.

En retour, l'instabilité segmentaire génère des lésions capsulo-ligamentaires de contraintes ou d'étirements.

L'intérêt du mouvement est d'exploiter la sensibilité tendino-musculaire dont on connaît le rôle proprioceptif vis-à-vis de la réponse motrice.

Structures musculaires

Les mouvements incontrôlés du rachis en flexion, inclinaison et rotation sont dangereux pour le disque et les articulaires postérieures.

Certains travaux [297] dévoilent un autre aspect de la coordination musculaire, cette fois lié à l'endurance et aux efforts. L'analyse de l'activité électrique musculaire d'un sujet effectuant des mouvements répétés de flexion-extension du tronc montre que, lors des premières répétitions, seuls fonctionnent les muscles strictement concernés par la flexion-extension.

Lors de la 15e répétition environ, apparaissent des mouvements de rotation ; il existe une fatigue au niveau des muscles de la flexion-extension et les rotateurs du tronc entrent alors en jeu.

Vers la 21e répétition, apparaissent des mouvements d'inclinaison du tronc associés aux mouvements de rotation-extension du rachis ; ce mouvement combiné devient dangereux si le manque d'endurance en perturbe le contrôle.

L'espacement de ces trois étapes est déterminé par les capacités d'endurance de la musculature et du système cardio-vasculaire. Les déconditionnements liés à la douleur et à l'immobilisation accélèrent le passage d'une étape à une autre ; le rachis est rapidement concerné par la combinaison des 3 mouvements. Ceux-ci sont d'autant plus nocifs que la musculature est fatiguée, et que cette combinaison de mouvement sera mal conduite ou mal coordonnée.

L'activité et l'entraînement améliorent au contraire la capacité à répéter les mouvements purs et bien conduits [397], ce qui est essentiel au cours de l'activité quotidienne, ou au cours des journées de travail pour éviter le risque d'accident ou de récidive de lombalgie.

Sur le plan de l'ultra-structure musculaire, les constatations nous orientent vers le même sens ; les muscles sont constitués de fibres de différentes natures, les fibres I sont adaptées au développement de forces modérées, et à l'activité de longue durée ; leurs potentiels mitochondrial et enzymatique révèlent leur nature endurante, aérobie.

Les fibres II sont au contraire adaptées aux efforts brefs et intenses par leur métabolisme anaérobie. L'immobilisation remanie profondément la répartition des fibres dont la distribution est adaptée aux différents rôles musculaires, et aux activités de chacun (diminution préférentielle des fibres II). Le muscle se déconditionne donc vis-à-vis de ses aptitudes habituelles puisque sa composition en fibre ne répond plus à ce qui lui est demandé.

Conclusion

Les sciences du sport ont largement démontré le rôle de l'entraînement dans les processus d'adaptation aux efforts même si les mécanismes de transformation de l'ultrastructure musculaire ou de restauration des capacités de l'organisme ne sont pas complètement élucidés.

La lombalgie chronique a un impact physique sur l'organisme et fonctionnel sur son adaptation aux efforts ; cet impact est réversible s'il est évalué et traité en respectant les principes qui nous ont été apportés grâce aux sciences du sport et à la compréhension des lois du mouvement.

CHAPITRE III

La douleur et son interprétation

LES VOIES PHYSIOLOGIQUES DE LA DOULEUR

Définie par le comité de taxonomie de l'Association internationale pour l'étude de la douleur [28, 269] par une « expérience sensorielle et émotionnelle désagréable, associée à une lésion tissulaire réelle ou potentielle, ou décrite dans des termes évoquant une telle lésion », la douleur est un phénomène subjectif très complexe, pouvant revêtir des formes très variées. L'impossibilité de la mesurer directement, de la quantifier objectivement, rend son étude d'autant plus difficile.

En plus de la composante sensorielle somatique, corporelle, liée à la perception consciente de la douleur, celle-ci génère également une composante affective négative. Chez le douloureux chronique, facteurs physiques et psychologiques vont s'associer, s'intriquer, aboutissant à l'exacerbation du phénomène douloureux (par exemple, l'anxiété augmente les douleurs qui augmentent l'anxiété, etc.) et à l'apparition d'un comportement douloureux.

Situés dans les tissus cutané et sous-cutané, dans des structures plus profondes telles que muscles et tendons, capsules et ligaments, au niveau des parois des vaisseaux et des viscères, les récepteurs sensibles à la douleur (nocicepteurs) sont identifiés comme des terminaisons nerveuses libres reliées à des fibres nerveuses amyéliniques ou myélinisées de petit calibre [232].

Concernant le segment vertébral rachidien (Tab. II), ces nocicepteurs sont présents au niveau des capsules des articulations zygapophysaires, des ligaments longitudinal antérieur et postérieur, interépineux et supra-épineux [152, 172]. C'est le ligament longitudinal postérieur qui semble présenter la densité la plus importante de terminaisons libres [417]. Un certain nombre d'études [152, 172, 231, 322] ont montré que le disque intervertébral était faiblement innervé : les nocicepteurs sont seulement présents dans les couches périphériques de l'anneau fibreux, ils sont complètement absents du *nucleus pulposus* et des couches internes de l'anneau fibreux. Shinohara [344] a cependant rapporté l'existence de terminaisons libres au niveau du *nucleus pulposus* et des couches internes de l'anneau fibreux de disques dégénératifs.

TABLEAU II : RÉPARTITION DES NOCICEPTEURS AU NIVEAU DU SEGMENT VERTÉBRAL RACHIDIEN.

Ligament longitudinal postérieur	Ligament longitudinal antérieur. Articulations zygapophysaires. Ligaments interépineux et supra-épineux.	Couches périphériques de l'anneau fibreux.	*Nucleus pulposus* Couches internes de l'anneau fibreux.
+++	++	+	0

Les fibres nerveuses en rapport avec ces terminaisons libres nociceptrices empruntent, pour ce qui est du tronc, les voies des branches postérieures des nerfs rachidiens ou celles des nerfs sinu-vertébraux [201] et gagnent la corne dorsale de la moelle épinière (proto-neurones). Les articulations zygapophysaires, les muscles paravertébraux et les plans cutanés postérieurs sont innervés par les branches postérieures des nerfs rachidiens. Les nerfs sinu-vertébraux assurent l'innervation des corps vertébraux, des disques intervertébraux, des lames, des ligaments longitudinaux antérieur et postérieur (Tab. III). Au niveau des nerfs périphériques, 3 types de fibres sont classiquement décrits (Fig. 7) :

- les fibres de gros calibre Aα et Aβ (6 à 17 millièmes de millimètres), myélinisées, à conduction rapide (40 à 100 mètres/seconde). Ces fibres véhiculent des sensations tactiles non douloureuses et des sensations d'origine articulaire ;
- les fibres de plus petit calibre Aδ (1 à 5 millièmes de millimètres), myélinisées, à conduction plus lente (4 à 40 mètres/seconde). Ces fibres véhiculent des sensations douloureuses brèves, bien localisées, tolérables ;
- les fibres de petit calibre C (de l'ordre de 1 millième de millimètre), non myélinisées, à conduction très lente (0,5 à 2 mètres/seconde). Ces fibres véhiculent des sensations douloureuses intenses et diffuses.

Après avoir pénétré dans la corne dorsale de la moelle épinière, les différents types de fibres

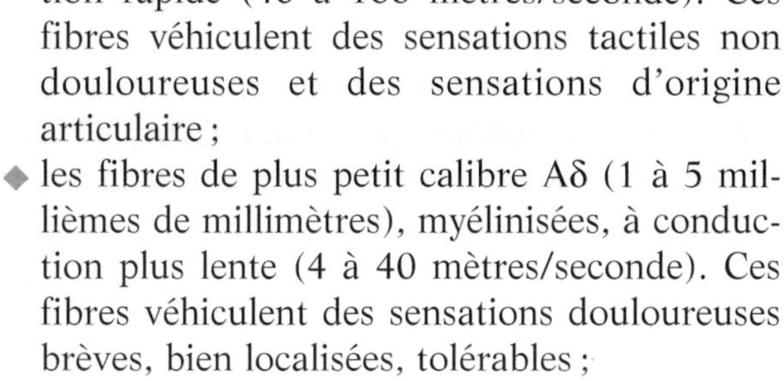

Figure 7 : Les trois types de fibres sensitives des nerfs périphériques (d'après Besson, 1992).

Tableau III : Innervation du segment vertébral rachidien.

Branches postérieures	Nerfs sinu-vertébraux
• Articulations zygapophysaires • Muscles paravertébraux • Plans cutanés postérieurs	• Corps vertébraux et lames • Disques intervertébraux • Ligaments longitudinaux antérieur et postérieur

vont s'articuler, notamment en regard des couches II et III de Rexed (substance gélatineuse de Rolando), avec les corps cellulaires des deuténeurones. C'est à ce niveau qu'a été décrite en 1965 la théorie du portillon ou « *gate control theory* » [266] (Fig. 8). Par l'intermédiaire d'inter-neurones, le message douloureux transmis par les fibres Aδ et C peut être modulé, inhibé par l'activité des fibres Aα et Aβ. Ainsi l'activation de ces fibres à conduction rapide, obtenue par le toucher ou le mouvement de la région douloureuse peut, partiellement ou complètement, interrompre le message douloureux transmis par les fibres à conduction lente. C'est ainsi que nous pouvons souvent observer les patients lombalgiques se tenir le bas du dos : d'instinct, ils transmettent des informations tactiles qui les soulagent. *A contrario*, l'absence de mouvement, l'immobilisation relative de la région lombo-pelvienne, vont dans le sens d'une non-activation des fibres Aα et Aβ (celles-ci transmettent également des sensations d'origine articulaire), et, en conséquence, d'une pérennisation du message douloureux transmis par les fibres Aδ et C.

Au niveau de la moelle épinière, la partie antérieure du faisceau en croissant de Déjerine (faisceau spino-thalamique) est classiquement décrite comme véhiculant la douleur. Cependant, la section neurochirurgicale de ce faisceau ne la supprime pas complètement : la douleur emprunte en effet d'autres voies. À l'étage médullaire, interviennent principalement les deux grandes voies de la sensibilité : le système lemniscal (car situé au niveau du lemnisque médian) et le système extra-lemniscal (Fig. 9). La voie lemniscale, à laquelle sont rattachés fonctionnellement le fais-

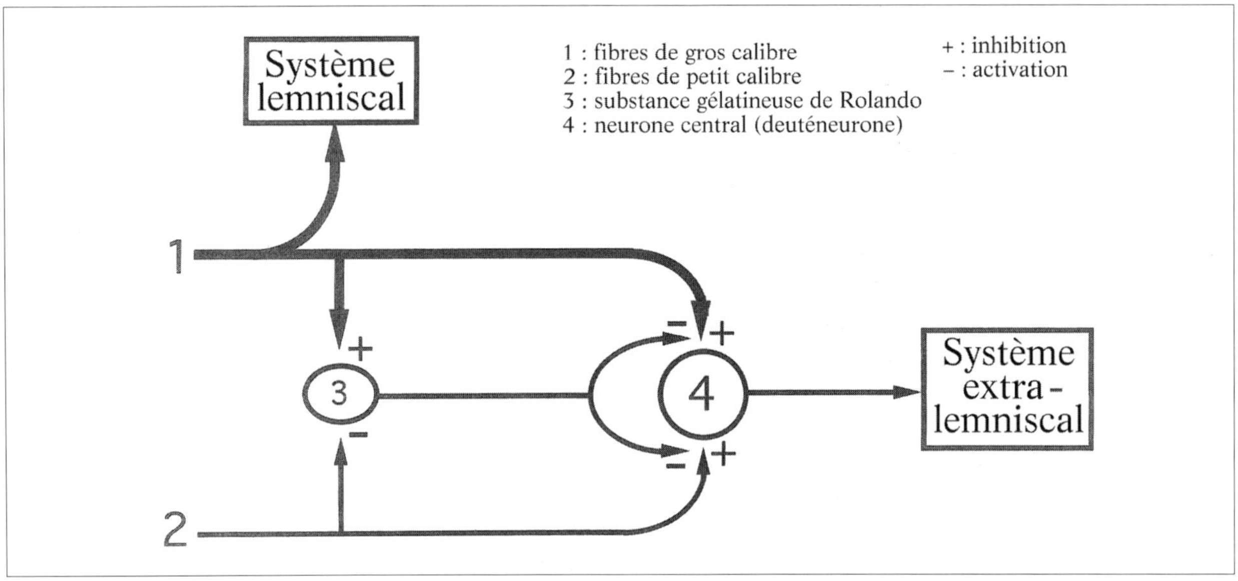

FIGURE 8 : LA THÉORIE DU « GATE CONTROL » (MELZACK ET WALL, 1965).

ceau néo-spino-thalamique, le faisceau de Goll et Burdach et le faisceau spino-cervical, discrimine la sensation douloureuse et la situe topographiquement. Les fibres sont à conduction rapide, elles gagnent le thalamus, puis se projettent sur les aires pariétales S_1 et S_2. Le système lemniscal paraît surtout responsable du repérage topographique du stimulus nociceptif. La douleur que transmet ce système est perçue rapidement sans composante affective. La voie extra-lemniscale est constituée du faisceau paléo-spino-thalamique et du faisceau spino-réticulaire. Cette voie à conduction lente est composée de fibres peu ou pas myélinisées, dont un contingent fait de nombreux relais dans la substance réticulée du tronc cérébral. À partir du thalamus, ce système extra-lemniscal a des projections corticales diffuses et bilatérales sur les régions frontales et limbiques. Il est responsable du contexte émotionnel et végétatif de la douleur.

Les structures supra-spinales impliquées dans la nociception sont constituées des formations réticulées du tronc cérébral, du thalamus (noyaux ventro-postéro-latéral et médian) et du cortex cérébral somesthésique, où prend naissance la sensation douloureuse proprement dite. La substance réticulée est une formation en réseau, une « coulée » de neurones, qui s'étend depuis le bulbe rachidien jusqu'au mésencéphale. Elle est à la fois structure de relais pour la voie extra-lemniscale et point de départ des faisceaux descendants inhibiteurs du message douloureux (Fig. 9).

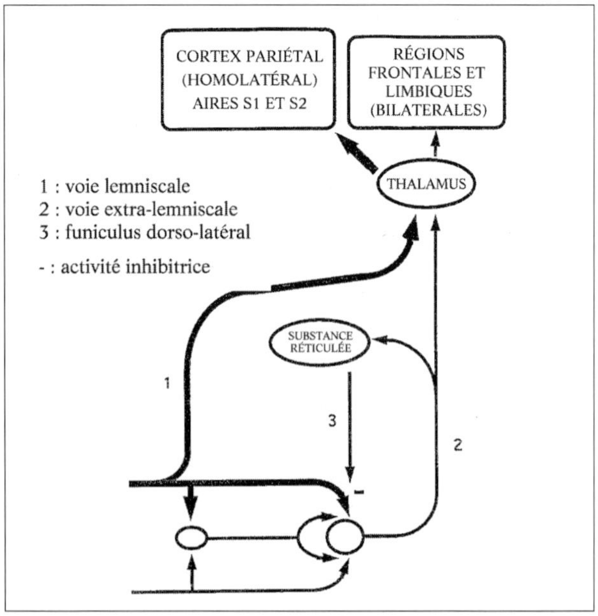

FIGURE 9 : LES VOIES MÉDULLAIRES ET SUPRA-MÉDULLAIRES.

En effet, les neuro-physiologistes [28, 232] émettent l'idée que le faisceau spino-réticulo-thalamique transmettrait des informations court-circuitant l'envoi du message douloureux au cortex cérébral somesthésique : il existerait un système de rétroaction négatif descendant, pouvant inhiber l'activité nociceptive au niveau des cornes dorsales de la moelle épinière. La voie nociceptive paléo-spino-réticulo-thalamique prendrait relais au niveau des sites opiacés endomorphiniques. Ces sites sont pluriels : noyau arqué de l'hypothalamus ; substance grise péri-aqueducale et péri-ventriculaire (mésencéphale) ; noyau giganto-cellulaire, noyau dorsal du raphé, noyau raphé magnus (tronc cérébral). La stimulation électrique de ces structures provoque une analgésie très importante, comparable à celle produite par la morphine. Les micro-injections de morphine entraînent le même effet. De plus, cette réaction d'analgésie est bloquée par l'administration de naloxone, antagoniste direct de la morphine. Il est maintenant admis que ces sites concentrent et libèrent des substances morphino-mimétiques endogènes (endorphines et enképhalines). De ces sites opiacés endogènes est issue une voie inhibitrice descendante, appelée funiculus dorso-latéral, qui exerce une action sur l'entrée des afférences nociceptives au niveau de la corne dorsale de la moelle épinière, par la mise en jeu d'inter-neurones enképhalinergiques situés dans la substance gélatineuse de Rolando.

Bien que les travaux relatifs à ce sujet soient encore peu nombreux, il est licite d'avancer que les neurones de la voie pyramidale exercent également un contrôle inhibiteur sur les afférences nociceptives médullaires [36, 232] et notamment sur les inter-neurones enképhalinergiques. Il semblerait en effet qu'il existe d'une part des connexions entre le cortex moteur et la formation réticulée du tronc cérébral, des collatérales d'axones pyramidaux provenant de la partie rostro-médiane de l'aire 4 (motricité du cou et du dos) gagnant ces structures ; par ailleurs, d'autres collatérales d'axones pyramidaux se terminent sur des cellules relais des voies ascendantes nociceptives, telles que les noyaux cellulaires des cornes dorsales, et le noyau ventro-basal du thalamus [11]. Ces connexions des neurones cortico-spinaux du système pyramidal peuvent nous laisser supposer que ceux-ci exercent une influence inhibitrice sur les messages nociceptifs et, qu'en conséquence, l'activité motrice, le mouvement, peuvent être source d'analgésie.

MODULATION PSYCHIQUE DE LA DOULEUR

À partir des messages nociceptifs, s'établissent plusieurs niveaux psychologiques marqués par le décodage de la douleur, la souffrance qui en résulte et enfin les stratégies mises en place pour y faire face.

Ce comportement douloureux est donc essentiellement alimenté par la nociception. Cependant, bien d'autres facteurs vont conditionner ce comportement (Fig. 10) :

- les difficultés liées aux conséquences de la lombalgie sur les plans social, familial et professionnel,
- la structure de la personnalité,
- la façon dans laquelle l'individu s'est construit antérieurement,
- l'effet parfois iatrogène des conduites surprotectrices du dos.

Ces facteurs sont parfois amplificateurs et susceptibles de décaler le comportement douloureux vis-à-vis du message nociceptif.

Plutôt que de pointer de façon diagnostique et statistique la co-existence de symptômes psychiques, comme la dépression ou l'anxiété, il nous apparaît plus important de réinsérer la plainte douloureuse dans la visée de communication que le malade souhaite lui donner. Se plaindre (de douleur, d'anxiété, etc.) est entre autres une tentative d'inter/pellation, d'inter/locution qui vise l'autre sur « quelque chose d'indicible » (Fig. 11).

À ce niveau celui qui se met en position de soignant est appelé à répondre. Il le fait le plus sou-

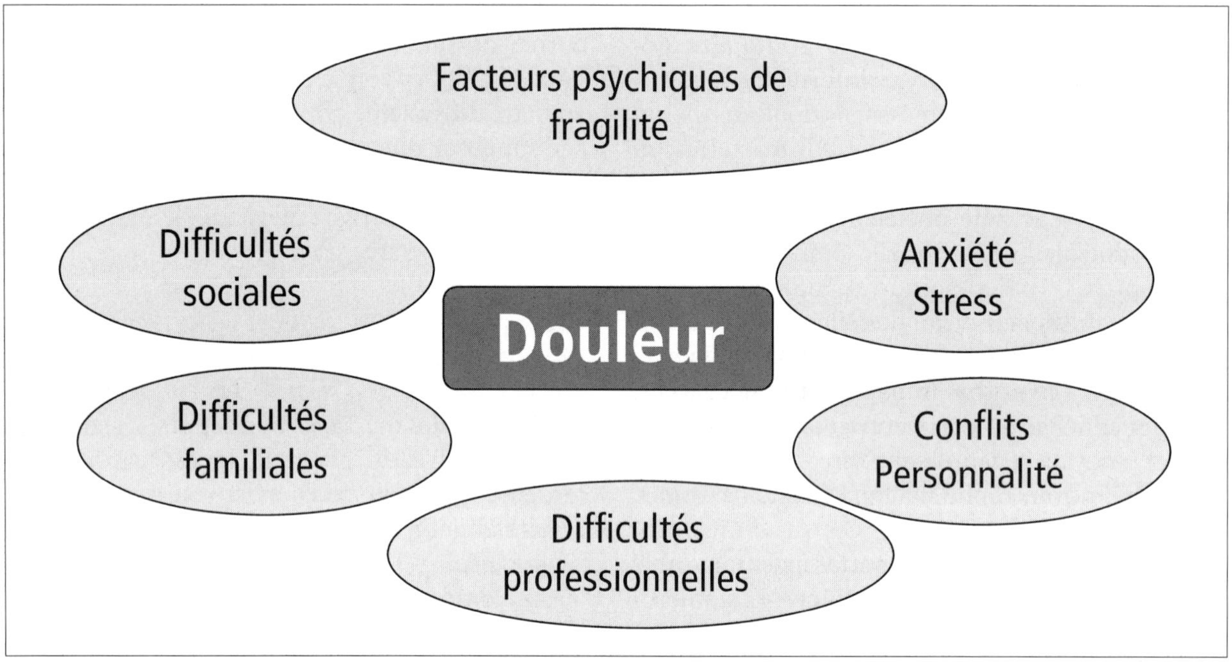

FIGURE 10 : MODULATION PSYCHOLOGIQUE DE LA DOULEUR

vent seul. Face à l'impossible de la réponse au sens où elle renvoie à des défaillances précocement survenues dans les relations premières du sujet, cette plainte induit des contre-transferts qui aboutissent le plus souvent à des passages à l'acte qui s'enchaînent sous forme de ruptures, ruptures qui peuvent amener le recours à un acte chirurgical pas toujours irréfutablement justifié.

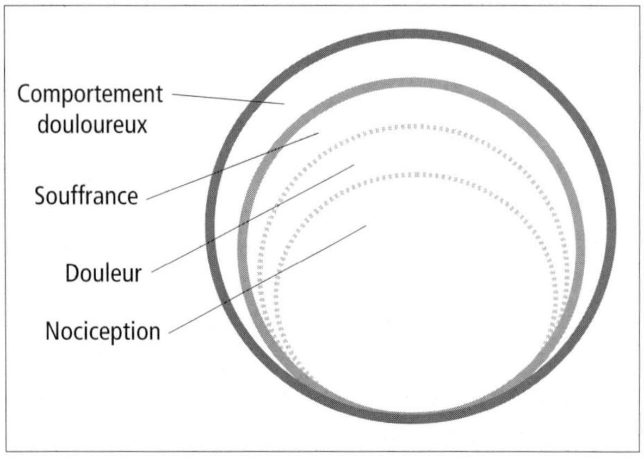

FIGURE 11 : MODÈLE CONCEPTUEL DE LA DOULEUR ET SON RETENTISSEMENT

Contenir cette plainte, c'est bien sûr l'inscrire dans le champ médical au niveau de la clinique par le relevé de ses caractères séméiologiques (intensité, trajet, rythme, ...). C'est dans l'acte de faire des examens que souvent s'atténue le sentiment douloureux, mais dès que les résultats sont **dits**, renaît alors la nécessité de faire quelque chose dans le champ clos des actes médico-chirurgicaux pour échapper à la « refermeture » du champ de la communication. Le patient s'y sent observé, évalué sans qu'il n'ait aucune participation.

Il en sera autrement dans le déroulement du programme de traitement. Il est fait le choix d'accueillir, de cadrer, de figurer la douleur comme tout autre facteur de désordre mais le fait d'attirer l'attention du patient vers un désordre induit et représenté dans son corps et de nous fixer avec lui dans cette restauration va diminuer la nécessité de la plainte. Le groupe soignant prend tout son sens dans sa fonction de contenant de cette restauration narcissique.

CHAPITRE IV

Nouvelles notions sur le plan psychique

Médecins psychiatres depuis 10 ans auprès de patients organiques n'ayant pas *a priori* de passé pathologique sur le plan psychiatrique, cela nous a amenés à nous poser un certain nombre de questions sur les particularités « d'être au monde » de ceux qui « s'existaient » à brandir comme carte de visite une douleur rebelle fixée dans un lieu du corps hautement symbolique, la colonne vertébrale.

Tel patient nous parle du divorce de ses parents, de ses multiples déménagements, de son appartenance, depuis peu rendue **précaire,** à des groupes sociaux, de son appétence pour la création rendue récemment impossible, de ses talents de ravaudeur, il nous confie ce qu'il vit dans l'entre-deux d'une cassure récente faisant écho à toutes les autres et à ce que nous formulons comme la cassure initiale toujours à combler car non symbolisable.

Nous avons retrouvé l'ouverture que M. Lasselin a faite dans son livre « *Avec des alcooliques et des créateurs... en-deçà du miroir* » et qu'actuellement quelques analystes ont également exploré : Anzieu [10] dans « *Le moi-peau* » mais également Winnicott, médecin et psychanalyste.

Les *a priori* théoriques qui sous-tendent notre pratique actuelle dans le cadre de la RFR ® résultent des chemins parcourus par chacun d'entre nous. Ils se sont modifiés au gré des points de butée que nous n'avons pas soldés par des rejets mais inscrits dans une praxis toujours en cours. Ils ne constituent donc pas une approche exhaustive.

Enseignants pour certains, puis médecins et psychiatres, analystes pour d'autres, ces parcours ont mis en lumière les particularités de fonctionnement par rapport aux patients de ces différents champs qui peuvent constituer la vraie richesse des équipes pluridisciplinaires mais qui peuvent également déboucher sur des cohabitations armées.

Au niveau médical, le corps dans son fonctionnement et ses dysfonctionnements est **un lieu de signes et un lieu qui fait signe** à travers une nosologie qu'il a nourrie et qui s'y réfère.

À partir de « l'observation médicale », les signes se rassemblent, signifient la maladie et dictent les stratégies thérapeutiques. Elles ont pour objectif la suppression du symptôme conçu comme altération, perturbation de la mécanique corporelle.

Sur le plan théorique, les concepts de corps issus du champ médical sont essentiellement faits de représentations dont Foucault [110] pointe dans la « *Naissance de la clinique* » qu'elles relèvent surtout de l'image d'un corps composé d'un assemblage d'organes distincts. En matière d'orthopédie, sont bien imagés l'os, le disque, l'articulation, le muscle... Représentations certes intéressantes sur le plan mécanique mais qui, par le poids explicatif de leurs dysfonctionnements, excluent toute composante autre et induisent des traitements interventionnistes de différents ordres, voire chirurgicaux, dont il ne s'agit pas de nier l'efficacité mais plutôt de mettre en garde contre une indication systématique.

Même si, dans l'observation médicale la symptomatologie psychique a un droit de cité, elle a, par ses caractéristiques, amené la rupture dans la médecine de la neurologie et de la psychiatrie sur le plan universitaire et hospitalier.

Appliquée au psychisme, la démarche médicale a amené à une impasse. C'est de cette impasse liée au sens que s'est fait jour une autre approche du symptôme.

LE SYMPTÔME MESSAGE

Plus proche de nous, certains autres, défiant les lois anatomophysiologiques repérées par la médecine d'organe, ont par leurs manifestations dites hystériques labouré le champ médical, le faisant éclater en neurologie d'un côté et psychiatrie d'autre part. État de fait encore à l'œuvre dans la cohabitation de l'organique et du psychiatrique dans l'hôpital moderne.

L'ouverture analytique, théorisée par un médecin, le Dr Freud, a tenté de soutenir ceux qui souffraient dans le non-respect de l'ordre médical rationnel ; cet ordre ne supportait pas, rejetait même comme fallacieux ou affabulatoire tout malade dont le symptôme ne se trouvait plus corrélé à son support anatomique.

La prise en compte de la dimension psychique est rarement déniée de front quant aux traitements d'affections dites organiques. La résistance n'en est pas moins active et il est le plus souvent mentionné dans les écrits concernant cet aspect qu'ils sont importants dans le traitement ou qu'ils consistent essentiellement sur le plan psychologique à l'apparition de syndromes dépressifs, d'anxiété, etc.

Plus intéressante a été la démarche concernant les maladies psychosomatiques, encore que le trait d'union entre les deux termes marque plus la difficulté d'articuler une dialectique entre eux qu'une réelle avancée.

À côté de ce corps de souffrance, la psychanalyse ouvrait la voie d'un corps de plaisir. Ce travail théorisait des pistes intéressantes concernant les notions de narcissisme, d'images du corps, d'inconscient refoulé... Lacan en particulier apportait beaucoup avec les catégories de la Demande, du Désir, du Besoin et de Réel Imaginaire et Symbolique ainsi que leur **articulation au niveau du Stade du Miroir.** L'Inconscient se trouvait proposé être structuré comme un langage. Si cette avancée ne peut être contestée, elle comportait en elle qu'en dehors de l'appareil analytique point de salut et en particulier concernant l'approche du sujet porteur d'un symptôme organique non repérable sur le mode de la conversion hystérique.

Il faut convenir que la pression exercée par un grand nombre de patients au niveau de différents organes, poumons (asthme), peau (eczéma), tube digestif, rachis, démontrait que nous manquions de concepts théoriques utilisables pour soutenir les pratiques en cours avec comme praticable unique la relation singulière malade/médecin.

Il nous est apparu intéressant de proposer les approches des concepts de **narcissisme primaire, de corps pré-spéculaire et d'enveloppes corporelles** qui sous-tendent notre pratique de RFR ®, concepts qui se sont originés à partir du travail de M. Lasselin et de son équipe.

Si la suppression du symptôme justifie la consultation, il s'agit pour nous d'entendre, à travers la demande, respectée et favorisée dans son expression, que ce symptôme est le témoin d'une **difficulté à être,** en ce sens qu'il est le message dit à l'autre, vecteur dans le transfert de l'actualisation d'un conflit affectif méconnu.

« Thérapeutique » ne signifie nullement élimination d'abord et avant tout du symptôme mais possibilité d'exprimer une difficulté et faculté d'accéder progressivement à une vie relationnelle aux modalités plus larges.

Ce symptôme message d'un être en difficulté dans son rapport au monde, aux êtres et aux choses, se doit d'éviter les pièges de la conceptualisation nosologisante qui tente de le réduire à un signe catalogué dont l'objectivité tranquillise.

Quel que soit le mode d'abord qui situe le technicien (médecin, psychiatre, kinésithérapeute, psychologue, psychomotricien, orthophoniste, ergothérapeute, éducateur physique et sportif) un accompagnement de l'être en difficulté est requis et cela nécessite une écoute. Un cheminement s'élabore de ce qui naît entre un être en souffrance et un autre, qui, parce qu'il l'aime, se propose de l'entendre à travers ce que, pas plus qu'un autre, il ne supporte. Cette histoire singulière est marquée de moments événementiels où quelque chose de la vérité d'un sujet advient. C'est souvent à partir de points de butée dans la relation transférentielle que se découvre l'en-deçà de ce qui y résistait, et qui marquait la proximité où l'on se trouvait de l'autre.

CE QUI ÉCHAPPE

L'écoute fait surgir une réalité différente de celle que le regard médical détermine. Or, ce que certains êtres mettent en place dans le transfert, et qui d'ailleurs infiltre leur réalité, témoigne du fait qu'ils ne sont pas tout à fait inscrits dans le langage. Par rapport à une fonction métaphorique défaillante, se développe pour une partie d'eux-mêmes hors langage, un mode d'expression singulier qui leur est vitalement nécessaire. Dans la relation, cet homme qui nous parle, à l'instar du joueur de Bonneteau, cache par son dire, sa véritable entreprise. Le langage est alors aussi ce qui vient occulter, ce qui se joue d'un être par rapport à l'autre. Là où le jeu/« Je » se cause d'une remise en question, il faut y voir et non plus y entendre la non-question d'une mise en acte.

Il en fut ainsi lorsque nous avons pu nous laisser déposséder de notre écoute des alcooliques [108]. De n'être plus seulement ouverts au sens d'un discours qui d'ailleurs n'en était pas dépourvu, nous a fait advenir au fait qu'à-côté de ce discours, en toute méconnaissance, se jouait, entre un homme en difficulté existentielle et un secteur inconnu de nous-mêmes, quelque chose d'essentiel. Nous avons pu nous vivre dans la nécessaire fonction de miroir pour un être en réfection narcissique. Ce n'était d'ailleurs là qu'une étape [290].

Il ne convient guère de faire rentrer, prématurément, dans le champ dialectique ce qui originellement ne fut inscrit ni dans la représentation ni dans la nomination. Nous voulons évoquer ici entre autres, les actes de boire itératifs, les passages à l'acte délictueux, les fugues, les somatisations qui constituent **dans/hors** transfert ce que l'on serait tenté d'appeler le corps du délit et qui accompagnent ce qui est dit dans la relation.

Un long cheminement spécifique est nécessaire auprès d'individus qui agissent le transfert ou se bloquent dans le transfert par rapport à leur corps, à leur langage, ou aux objets qu'ils manipulent.

Il s'agit là d'un **mode d'être** singulier, d'une façon, sans doute souvent préjudiciable pour eux-mêmes et l'entourage, d'aller vers l'autre.

Les vouloir pris aux rêts du signifiant, c'est-à-dire dans les associations langagières, alors qu'une partie de leur être y est étrangère, conduit à une pratique la plupart du temps inopérante (la parole ne les « marque » pas) à moins qu'elle n'aboutisse à un ébranlement des repères entraînant un bouleversement catastrophique.

Il importe dans un premier temps de supporter dans son originalité, l'entreprise qui vise à relier un corps archaïque non marqué et qui tend à resurgir, au corps pris dans une forme signifiante. L'appareil conçu pour les névroses est inadéquat à détecter et à re-specter ces « constructions » fondamentales pour des millions d'hommes qui témoignent ainsi de leur rapport structural particulier à la castration.

Le corps préspéculaire archaïque radicalement exclu de toute métaphore nous est dévoilé par des êtres qui ont été prématurément disjoints du corps maternel à un moment où l'éprouvé de celui-ci est encore constituant de leur être [14]. Même quand ils sont apparemment dans le registre de l'avoir, c'est « d'être » dont il est question pour eux. Quels que soient les différents niveaux auxquels nous pouvons appréhender leurs activités, ils sont attelés essentiellement à l'œuvre Prométhéenne d'une incessante présentification en même temps que d'une fuite permanente de ce corps non advenu à la parole.

Avec une fréquence hautement significative, nous retrouvons dans l'anamnèse des lombalgiques des signes d'abandons traumatiques précoces survenus en un temps où la coupure d'avec l'environnement maternel, en déterminant la constitution de leur structure de personnalité, les a programmés pour une partie d'eux-mêmes hors jeu/« Je » relationnel.

Winnicott [415], confronté à des enfants traumatisés par un hospitalisme important, a bien précisé les caractéristiques de l'aire d'illusion dans les relations mère-enfant et les conséquences de ses avatars.

Les lombalgiques nous restituent dans l'agencement de leurs dires ce qui en est habituellement exclu. Ces dires révèlent, par leurs particularités, par leurs impérieuses mais abortives nécessités d'inscriptions dans le relationnel, la tentative d'y réintégrer ce qui en a été prématurément exclu. Un tel prend conscience des caractéristiques de ses appartenances groupales, des ruptures réitérées de ses activités apparemment de loisir, mais dont l'addiction qu'elles constituent par rapport au sujet, les lui fait apparaître au rang de nécessité existentielle. La privation n'est pas sans conséquence.

À ce stade, il s'agit « **d'être** » et c'est l'**extérieur** qui est constituant ; extérieur qui, dépouillé des différents registres dans lesquels nous l'inscrivons, apparaît dans son statut de sensorialités fondatrices.

Habituellement, ces **sensorialités** sont fixées par des **repères** ; ces derniers sont pris dans un discours collectif anonyme, tenu par le mythe sur le corps-non-marqué de la mère. Le corps féminin non marqué, lieu des sensorialités, lieu d'une parole libre, voire folle, est pris dans un mythe dont le discours inconscient n'est que partiellement le support. Règles, lunes et marées... Corps, arbres et astres... Voilà les corps-respondances à « l'être » avant le don au père, avant le langage.

Beaucoup serait à dire sur l'importance du respect de ces repères en clinique humaine et de ce qui advient lorsqu'un de ces derniers vacille.

Nous en donnerons un exemple : celui du syndrome de glissement ; perdu quant à ses repères, le vieillard déplacé, déraisonnant, tremblant, se prend en écho des fragments de discours « que ses pauvres mains invitent » et qu'il invoque. En ce monde de sensorialités frémissantes, il s'incarne, retrouvailles nécessaires de l'immersion vitale, dans les sensorialités maternelles qui de l'extérieur vinrent originellement le constituer et qui représentent l'ultime façon d'être avant la chute du corps dans le Réel au sens Lacanien du terme.

L'importance du repérage de la présentification du corps préspéculaire dans le rapport actuel d'un sujet au monde, et aussi dans la relation transférentielle, est fondamentale. Registre de l'être et non de l'avoir, constitution de/par l'extérieur, fonction du mythe, prise d'un être dans/hors langage, voilà quelques éléments qui laissent advenir tout un rapport méconnu des hommes au monde et dont les dysfonctionnements se signalent en actes.

En ce sens, l'organisation même du programme constitue pour cinq semaines un environnement adapté à cet abord structural, et fait surgir le paradoxe qui le soutend : **l'immobilisation des repères rend possible l'animation du corps,** le vécu difficile de la douleur étant considérablement diminué. **Rythmes fixes, programmes définis, synthèses vécues comme des rencontres au miroir**. Beaucoup d'organisations ou de méthodes ont exploité cet aspect mortifère du programme. Souvent nous est opposé l'argument : mais en sortant, que vont-ils devenir ? Il est sûr que s'il n'est pas établi de liens avec les différents groupes extérieurs : famille, travail, groupes associatifs, la sortie est assimilable à un abandon. Cet aspect de contacts avec l'extérieur est une des données fondamentales du travail. On ne peut évaluer la « philosophie » des pratiques soignantes sans se heurter à des réticences multiples. Prendre en compte cette particularité existentielle nécessite des remises en cause qui ne sont pas sans susciter des résistances.

Le programme américain de Tom Mayer s'inspire, lui, largement des théories comportementalistes dont il importe de situer les limites.

Le mouvement comportementaliste prend ses racines dans la psychologie expérimentale. Cette psychologie qui se veut scientifique se caractérise par « l'hypothèse que le psychisme doit être soumis à l'épreuve des faits établis objectivement de telle manière que l'on puisse les vérifier ».

Il s'agit donc d'une conception de la psychologie fondée sur cet aspect de la science que sont l'observation et la reproduction des comportements. Toute subjectivité se trouve mise entre parenthèses.

C'est au XIXe siècle que le développement des sciences physiques, chimiques et médicales va offrir un terrain conceptuel sur lequel se fondera peu à peu une psychologie scientifique. On assistera alors à une transposition des méthodes et des concepts des sciences expérimentales dans le domaine de la psychologie.

Nombreux sont les pionniers de cette psychologie mais parmi eux, deux allemands en ont fourni les bases :

- Fechner, physicien et mathématicien, dont les travaux sont à l'origine de l'introduction de la mesure en psychologie (mesure des seuils sensoriels) ;
- Helmholz (1821-1894) dont les recherches expérimentales portent sur le mécanisme de la vision des couleurs et sur la perception de la hauteur des sons.

Mais le véritable fondateur de la psychologie expérimentale se nomme W. Wundt (1832-1920). Il crée le 1er laboratoire de psychologie expérimentale.

Ses observations portent sur les sensations, les perceptions et l'emploi de la « méthode des temps de réaction » imaginée par l'oculiste hollandais Donders en 1868.

L'influence de ses travaux va s'étendre à l'Europe et aux États-Unis.

Plus tard, Pavlov (1849-1936) va réagir contre « la subjectivité et l'anthropomorphisme d'une psychologie fondée sur l'introspection » en s'intéressant au « réflexe conditionné » qui révèle l'importance de l'adaptation au milieu.

En 1913, Watson (1878-1958) fonde le Béhaviorisme. Il étend son schéma Stimulus-Réponse (S-R) à l'étude plus complexe des images et de la pensée qui étaient les domaines traditionnels de l'introspection.

Skinner dès 1937 se fait le nouveau théoricien du béhaviorisme en distinguant le conditionnement opérant du conditionnement pavlovien. Il invente une situation d'apprentissage instrumental appelée « boîte de Skinner » dans laquelle le réflexe créé est dit de type opérant.

Le béhaviorisme américain réduit l'individu à un être objet de science parmi les autres objets.

Les théories comportementalistes vont s'étayer sur la théorie de l'apprentissage. Elles visent à « déconditionner » un mauvais apprentissage.

L'objectif est de « trouver l'origine de la distorsion afin d'y substituer un comportement adapté ».

Pour Cottraux [65] en France, la psychothérapie comportementale consiste en l'application de la psychologie scientifique et en premier lieu de la méthode expérimentale et des théories de l'apprentissage à la psychothérapie.

Cela implique que soient établis des buts précis, clairement définis, objectivables et mesurables.

Le but des psychothérapies comportementales est un changement rapide des émotions et des comportements perturbés.

Le champ d'action thérapeutique du mouvement comportementaliste, très diversifié (états d'anxiété, phobies, obsessions, dépression, stress, problèmes sexuels, états psychotiques chroniques, modifications des facteurs psychologiques à l'origine de certaines maladies physiques) se centre sur « l'ici et le maintenant » des symptômes et de la souffrance du patient.

L'objectif est de faire acquérir au sujet une capacité d'auto-contrôle, d'auto-gestion du symptôme.

Il s'agit de mettre en évidence les conditions, les causes et les circonstances liées à l'apparition du symptôme. Un symptôme cible est dégagé à partir duquel sera mis en œuvre la stratégie thérapeutique.

En se concentrant uniquement sur le comportement, les thérapies comportementales mettent entre parenthèse le vécu du patient. Ce qui est ressenti, la dimension symbolique de l'existence humaine, ne sont pas pris en compte. On assiste au court-circuitage de l'élaboration psychique.

Il y a là une technique de normalisation qui n'est pas une technique thérapeutique. Nous sommes dans une optique rééducative qui doit être resituée dans les aspects techniques du programme de la prise de conscience de nécessités d'un travail à continuer.

Il importe de bien prendre conscience du point de faiblesse qu'engendre un traumatisme très primaire qu'on ne peut le plus souvent repérer qu'au travers des bouleversements induits par des ruptures de l'environnement et que nous appelons traumatismes psycho-corporels.

Nos patients peuvent se concevoir comme bipartites. Bien sûr, ils parlent, éprouvent comme tout un chacun des émotions, ont des représentations phantasmiques des situations qu'ils suivent. Il est parfois important, s'il existe à ce niveau des difficultés, de les aider, sous forme de psychothérapies. Le plus souvent, c'est la dimension langagière qui est en cause.

Pour ce qui relève de leurs difficultés narcissiques, c'est au niveau de l'identification à l'image qu'elles se sont situées. La restauration de cette image nécessite un cadre particulier pour s'effectuer. Ce cadre mobilisera et utilisera les dimensions du groupe, du mythe et d'un ordonnancement des agirs ritualisés. C'est là que réside le danger d'évoluer vers une prise de pouvoir sur eux évoquant des pratiques sectaires.

Il est important de les aider à prendre conscience de cette fragilité et de les ouvrir à des rapports avec l'extérieur plus conscientisés.

CHAPITRE V

Le syndrome de déconditionnement

Grâce aux progrès réalisés dans le domaine de l'évaluation, notamment des paramètres physiques du tronc, Tom Mayer a décrit un syndrome caractérisant l'état chronique du lombalgique [252].

Ce syndrome de déconditionnement (Fig. 12) est la conséquence d'une accumulation de facteurs retentissant sur le potentiel fonctionnel d'un individu :

- immobilisation liée à la douleur et à son traitement ;
- inactivité liée à la perte de la capacité de travail ou de loisir ;
- conséquences des lésions des tissus mous, qu'elles soient accidentelles ou chirurgicales (disques, articulaires postérieures, ligaments, tendons, aponévroses, muscles) ;
- pièges du vécu douloureux conditionné par les difficultés, préalables ou conséquentes à la lombalgie, et l'historicité de l'individu.

Il se traduit par la rupture des activités habituelles ; il est évoqué par les douleurs permanentes ou induites par les tentatives de reprise d'activité alors que l'incapacité fonctionnelle et la peur de se faire mal sont au devant de la scène.

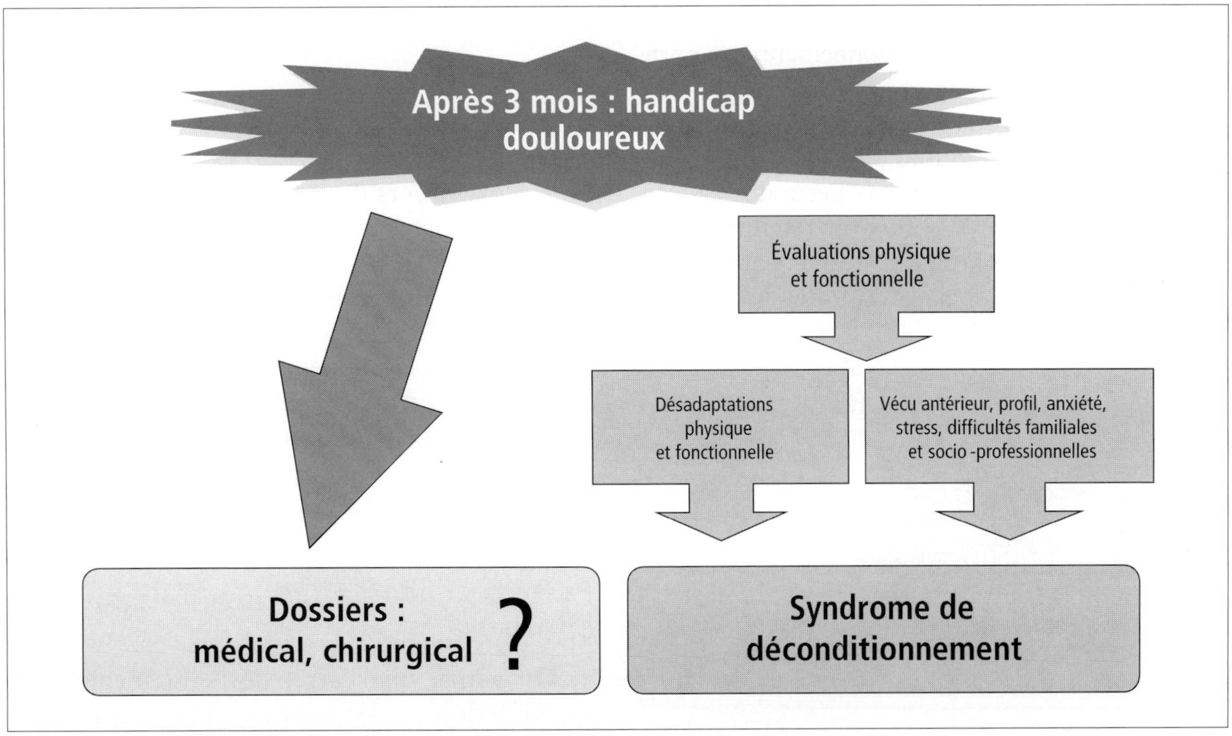

FIGURE 12 : SYNDROME DE DÉCONDITIONNEMENT.

Il ne peut être évalué simplement ; les moyens conventionnels, en particulier l'imagerie, ne sont pas discriminants ; on ne retrouve que 12 % de causes dans la lombalgie chronique (Fig. 13). Les évaluations électrophysiologiques ne sont pas encore suffisamment performantes dans ce contexte. L'évaluation physique habituelle non instrumentée est insuffisante (test de Schober, palpation rachidienne, testing musculaire manuel) car manquant de points de repères comparatifs. De plus, l'architecture articulaire et musculaire, sa liaison avec les ceintures pelvienne et scapulaire, ses implications cardio-vasculaires, font du tronc un élément indissociable d'un fonctionnement global dont l'évaluation doit être à la fois concrète et objective, nécessitant des outils adaptés.

Ces outils existent actuellement, notamment l'isocinétisme [249]. Ses approches graphique et numérique permettent de caractériser les capacités maximales des ensembles musculo-articulaires simples ou complexes et apportent des valeurs de référence dans des populations indemnes de toute pathologie.

Le syndrome de déconditionnement comporte [257] :

- sur le plan physique : une perte de la flexibilité et des capacités musculaires,
- sur le plan fonctionnel : une perte des capacités gestuelles liée à la fois au retentissement physique et à l'inhibition induite par les facteurs psychiques, sociaux et professionnels.

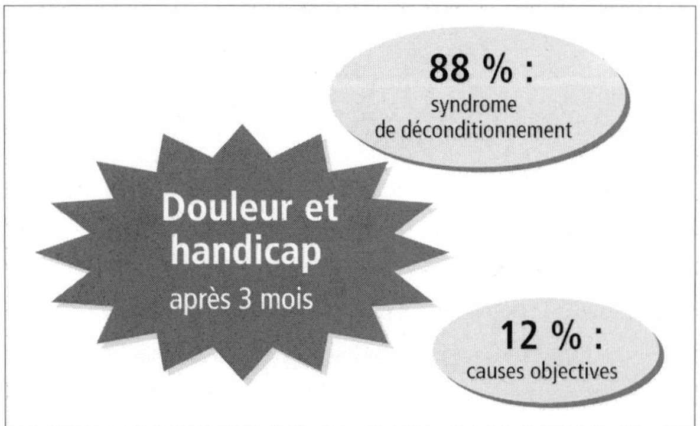

FIGURE 13 : LOMBALGIE CHRONIQUE ET ÉTIOLOGIE.

SUR LE PLAN PHYSIQUE (Fig. 14)

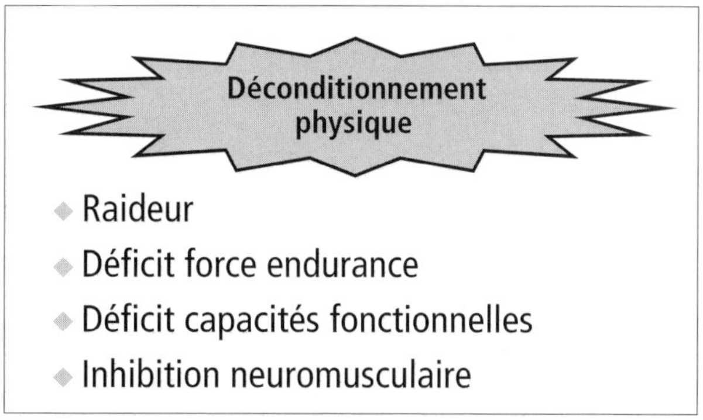

FIGURE 14 : LE DÉCONDITIONNEMENT SUR LE PLAN PHYSIQUE DU LOMBALGIQUE CHRONIQUE.

Perte de la flexibilité

La raideur articulaire, la perte d'élasticité ligamentaire, les tissus cicatriciels en sont les sources. Elle est moins souvent rachidienne que sous-pelvienne (plans musculaires postérieurs, notamment les ischio-jambiers, antérieurs et latéraux) [29, 401].

Perte des capacités musculaires en force et en endurance

Les extenseurs du tronc qui jouent contre les forces de pesanteur sont physiologiquement plus forts que les fléchisseurs. Ils s'effondrent chez le lombalgique chronique, surtout aux vitesses gestuelles usuelles qui sont des vitesses rapides, alors que les fléchisseurs du tronc préservent mieux leur potentiel [180, 258, 386]. Les rotateurs qui participent à la force d'extension globale du tronc perdent également leurs capacités [146, 209, 257, 318].

Perte de l'adaptation générale aux efforts

On admet que l'arrêt de l'entraînement du sportif induit un déconditionnement général. Ce mécanisme est identique chez le lombalgique chronique : le tronc étant affaibli et sous-utilisé, les membres et le potentiel cardio-vasculaire ne sont plus sollicités physiologiquement et perdent leurs performances [85].

Perte sur le plan fonctionnel

La perte de l'endurance conduit à une perturbation de la coordination. Cela se traduit par de multiples récidives douloureuses lors des reprises d'activités et une difficulté à se mouvoir d'autant plus marquée que le geste est rapide. Enfin, la crainte d'exacerber les douleurs en utilisant le dos, ainsi que le caractère nociceptif des influx douloureux majoré par la perte d'activité, exercent une action freinatrice quasi neurologique du mouvement [184].

SUR LE PLAN PSYCHOSOCIAL (Fig. 15)

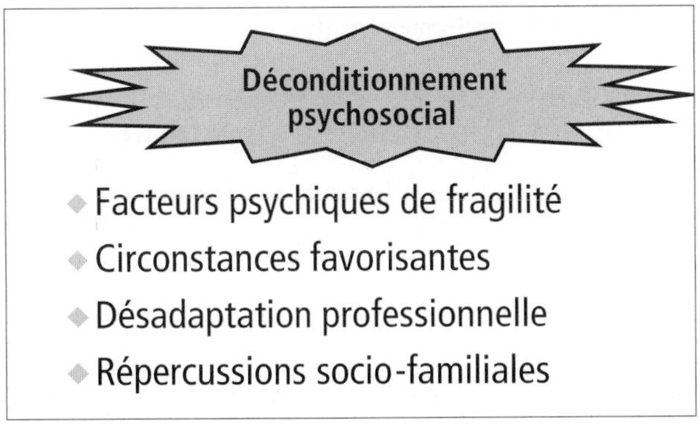
Déconditionnement psychosocial
Facteurs psychiques de fragilité
Circonstances favorisantes
Désadaptation professionnelle
Répercussions socio-familiales

FIGURE 15 : LE DÉCONDITIONNEMENT SUR LE PLAN PSYCHOSOCIAL DU LOMBALGIQUE CHRONIQUE.

Le « déconditionnement » socio-professionnel

« La meilleure façon de tuer un homme, c'est de le payer à ne rien faire » (Félix Leclerc).

Les lombalgiques chroniques que nous prenons en charge sont en rupture (temporaire) avec leur activité sociale et professionnelle, rupture plus ou moins longue, plus ou moins définitive.

Ces patients possèdent également les caractéristiques suivantes :

- ils sont généralement de sexe masculin,
- ils sont en pleine force de l'âge du travail,
- ils ont un rapport souvent physique avec leur activité professionnelle,
- ils ont commencé souvent à travailler jeunes.

Cette rupture peut être assimilée à un déconditionnement socioprofessionnel qui peut mener à un licenciement pour inaptitude voire une mise en invalidité.

Il est important de se rappeler la valeur du « Travail » [52]. Le mot travail vient du latin « Tripalium », ce terme désignant un appareil à trois pieux dont on se servait pour ferrer ou opérer des chevaux rétifs. De là on est passé au sens plus général de torture. Au XVIe siècle, le mot commence à prendre l'acceptation que nous connaissons aujourd'hui.

L'évolution historique du travail vécu tout d'abord comme « travail déchéance, travail souillure, travail malédiction et travail source de joie » pour arriver dans notre société industrielle au travail identitaire qui permet d'évoquer « le sacro-saint » « dis-moi ce que tu travailles, je te dirai qui tu es ».

L'être humain est un être social et sa désinsertion (même temporaire) peut constituer un processus de désidentification. Les valeurs fondamentales de la citoyenneté (qualité de citoyen) peuvent encore se retrouver dans le monde du travail, à savoir : solidarité, entraide, égalité, liberté d'agir et de penser.

Le lombalgique en dehors du circuit professionnel a besoin d'une prompte réinsertion sous peine d'un risque de marginalisation de la compétition sociale.

Le processus de désidentification est renforcé dans cette pathologie « lombalgie » car cette maladie n'offre pas de statut véritablement précis à l'intéressé aux regard des autres :

- le lombalgique n'est pas vraiment malade puisque l'on n'arrive pas à le soigner,
- la lombalgie n'est pas vraiment grave puisque « c'est le mal du siècle »,

- le lombalgique n'est pas vraiment handicapé, cela ne se voit pas,
- le lombalgique relève-t-il de la rhumatologie, de la neurochirurgie, de la rééducation, de la psychiatrie, de l'ostéopathie etc. ?

Alors, qui est le lombalgique ?

Comment peut-il être quelqu'un pour lui-même s'il n'est pas d'abord quelqu'un pour les autres ?

Le retentissement identitaire sera encore plus marqué si, affaibli physiquement, le lombalgique perd ses moyens financiers, sa place au sein de la famille, ses relations sociales.

Selon Touraine [374], « l'identité sociale est composée du dehors, elle ne me dit pas qui je suis et le sens de ce que je fais mais ce que je dois être et les conduites que l'on attend de moi sous peine de sanctions »

Ce « dehors » évoqué par Touraine nous permet de maintenir notre représentation sur la scène des interactions sociales par notre statut, notre métier, notre savoir-faire.

Si ce « dehors » est modifié de manière plus ou moins prolongée pour le lombalgique et de plus si celui-ci est mal défini, on modifie le jeu perpétuel de constructions des identités sociales qui s'articulent autour de 2 processus [102] :

- l'identité pour soi,
- l'identité pour autrui.

L'identité pour soi peut représenter le discours que le lombalgique tient sur lui-même à partir de son histoire personnelle et son identification à tels groupes ou telles catégories jugées attractives voire protectrices.

L'identité pour autrui correspond à un acte d'attribution que les institutions, les agents, opèrent sur l'individu avec qui il est en interaction.

Dans l'entretien avec le lombalgique, l'identité pour soi, parfois en complète rupture avec ce qu'il était avant (travailleur de force, jamais malade, sportif par exemple) est surtout marquée par une perte de confiance de soi et une présentation de soi très dévalorisante.

L'identité pour autrui est marquée, elle aussi, par la rupture mais également la difficulté de se raccrocher à un statut précis et le sentiment d'être provisoirement sur la touche.

On ne peut pas évoquer une perte identitaire chez le lombalgique chronique mais plus un « déconditionnement » identitaire qui se résoudra encore plus vite si l'enveloppe corporelle se referme et permet au patient de se remettre dans le circuit des interactions sociales.

En conclusion, nous pouvons évoquer quand même pour certains patients la lombalgie comme projet. Alors que tout est bloqué, le seul projet d'avenir pour le lombalgique est d'être malade et de le faire reconnaître, pas de guérir.

Le projet lombalgie est loin d'être une simple stratégie, il pourrait être quête de citoyenneté encore plus acharnée si la société ne propose rien d'autre.

Pour Carreteiro [48], cette prise en charge médicale est malgré tout une forme de lien social au-delà duquel il n'existe plus rien... Sauf la révolte ou l'exclusion totale.

Le déconditionnement psychique

Nous voudrions illustrer ce que l'on pourrait appeler un déconditionnement psychique et proposer, à partir de la prise en compte de certaines pathologies liées au narcissisme primaire, un abord enrichi de la connaissance du sujet humain car il dévoile un rapport de l'homme à son environnement, très opératoire, bien que souterrain et que nous avons nommé « corps-respondance » et « objet-correspondant ».

L'objet, au sens psychanalytique, est **ce vers quoi tend** un sujet qui, parce qu'il a conscience de son incomplétude, c'est-à-dire du fait qu'il « manque », peut **désirer** combler ce manque. En ce sens, « tout », n'importe quoi, peut être promu à la dignité d'**objet** : homme, femme, diplôme, argent, voiture, etc.

Cet objet du désir peut exister, masqué. Un enfant faisant une demande d'argent à sa mère peut ainsi manifester de façon détournée que l'objet de son désir est une « quête affective ». Ce vécu de l'objet n'est pas l'unique modèle du rapport du Sujet à l'Objet.

Il existe des individus qui ont besoin de manière « addictive » d'objets qui possèdent des qualités bien singulières. Loin d'être des objets venant combler un manque, ils sont des objets « servant à exister, à être ». L'alcool, la création, le jeu sont trois paradigmes de ces objets dits « narcissiques ». Comme tels, et en raison de l'usage qui en est fait, ils sont inducteurs de dépendance (le lieu de travail peut se penser en terme d'espace de création et de jeu).

La défection de ces objets produit, chez la personne qui les requiert « passionnément », un désarroi tel, qu'elle ne peut s'en passer sauf si une stratégie ou une orthopédie bien particulière elle aussi, contribue à assurer, artificiellement, la survie du « narcissisme ».

Dans cette part de déterminisme qui nous anime, la survenue de la lombalgie fait résonner, en tant que rupture avec le monde du travail, les lignes de fractures qui infiltrent l'édifice qui nous constitue et que nous nommons : la structure.

La structure, nous pourrions métaphoriquement l'imager en considérant ce que nous saisissons, ce que nous voyons, ce que nous appréhendons, d'une maison ou d'un immeuble, inséré lui-même dans un quartier, un village, une ville, dans un territoire, dans un temps donné, à une époque donnée, dans des conditions climatiques et météorologiques données.

Cette structure, métaphoriquement cette maison, possède une façade, une décoration intérieure, mais aussi des fondations, une armature de soutènement, un toit. Elle s'inscrit plus ou moins harmonieusement, selon les us et coutumes en vigueur, dans les normes architecturales de l'habitat ambiant. Elle appartient et dépend de réseaux de communication, elle s'anime de l'éclairement du réseau électrique, du fonctionnement du réseau des médias. Elle survit grâce aux réseaux d'approvisionnement et d'évacuation ; elle vit des fluctuations des réseaux d'amis et de parents grâce auxquels elle s'ouvre au monde extérieur. Elle vit des échanges multiples avec l'extérieur, au-delà du petit jardin d'agrément qui participe à la fois d'elle et du dehors.

Voici brièvement et schématiquement représenté notre « être-au-monde ». Les fondations, la terre dans laquelle ces fondations s'enracinent et l'armature de soutènement de cette maison figurent notre patrimoine génétique et ontologique. Sa décoration intérieure reflète nos désirs, nos motivations, aux différents niveaux : pulsionnel, inconscient et conscient. La façade et le toit qui en définissent l'apparence et la forme, sont notre Moi, avec ses percées, ses ouvertures, plus ou moins protégées, que nous appelons « mécanismes de défense de la personnalité ». Cela constitue à la fois notre peau, notre épiderme relationnel et notre identité singulière.

Il n'est pas une maison qui soit identique à une autre. Il n'est pas un « intérieur de maison » qui ne soit à la fois délimité, entouré, mais aussi pris dans un « milieu extérieur » dont il dépend et qui interfère avec lui. Cette maison, fût-elle une grotte d'ermite ou d'anachorète, est soumise aux grands rythmes cosmiques, biologiques, mais elle est aussi une émergence bien singulière et plus ou moins individualisée d'un tout matriciel.

Nous suivre dans l'analogie métaphorique exposée, c'est rencontrer non pas tant l'être-au-monde d'un lombalgique, « sa maison », mais surtout la surface d'échange que celui-ci est encore capable de gérer, compte tenu de l'usure de son Moi. Cette surface est façonnée par le temps, les secousses d'une vie bien remplie avec ses contraintes et ses joies. Ceci n'a pas manqué d'imprimer à la structure, aux réseaux, aux mécanismes de défense du Moi, des marques indélébiles, ni de générer des lignes de fracture.

Sous le masque que représente la surface d'échanges d'un être humain et de façon la plupart du temps indétectable (comme une ligne de fracture de l'écorce terrestre court sans une plateforme continentale) résonnent aux stimuli extérieurs (les ruptures, les changements de tous ordres) les lignes de fracture dont sont constitués certains patients. C'est ainsi qu'il nous arrive de pouvoir anticiper, voire prédire, qu'un patient ainsi constitué sur le plan narcissique est « accidentable » tellement les événements qui viennent de lui arriver sont en phase avec les lignes de fracture de sa structure.

Le déconditionnement est **multiforme** et pas seulement physique (Fig. 16). À ce titre, il est nécessaire de le repérer dans les différents plans que nous avons exposés : c'est une des fonctions de l'examen de pré-inclusion dans le programme. Sa réduction est également un des axes de la réalisation du programme RFR®.

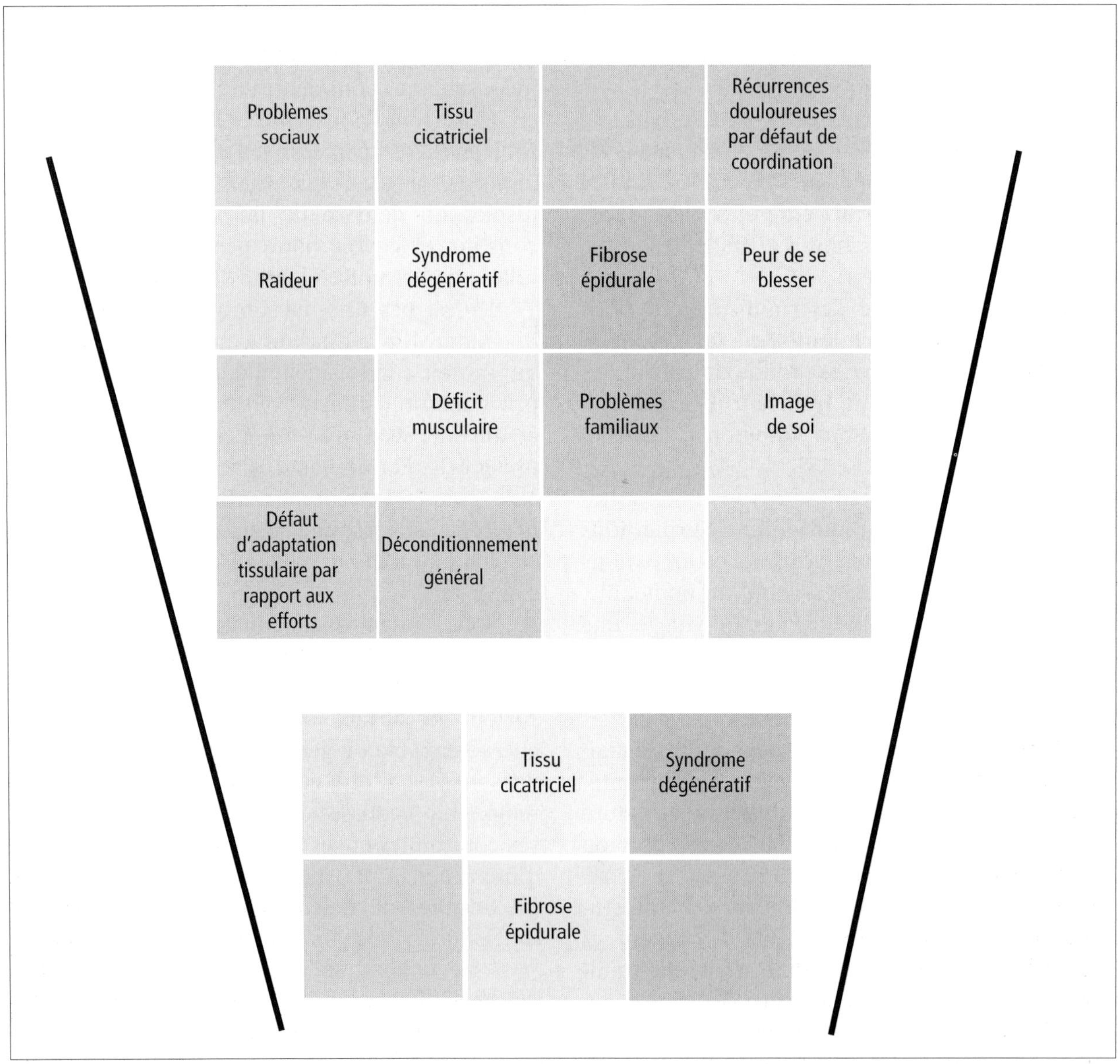

FIGURE 16 : MOSAÏQUE DE LA DOULEUR.

CHAPITRE VI

Les différentes méthodes de traitement dynamique

L'élaboration d'outils de mesure spécifiques des paramètres du tronc a apporté une meilleure connaissance des répercussions physiques de la lombalgie chronique.

L'apport du bilan programmé du rachialgique, l'adaptation des principes modernes de rééducation physique, la remise en cause des effets à long terme des techniques antalgiques et le caractère multidisciplinaire de la prise en charge des lombalgiques ont permis, au début des années quatre-vingt et sous l'impulsion du Docteur Mayer au Centre de traitement *Productive Rehabilitation Institute for Dallas Ergonomics* [254, 257], la mise en place d'un nouveau type de traitement. Il s'agit d'une rééducation résolument dynamique dont certains principes sont à l'opposé des principes habituellement reconnus dans le traitement des rachialgies :

- une place importante est consacrée à la restauration des paramètres physiques déficitaires sans focalisation particulière sur l'utilisation des traitements antalgiques symptomatiques ;
- la restauration physique s'appuie sur l'anatomophysiologie en intégrant systématiquement le mouvement dans la thérapeutique. Habituellement, en rééducation, la colonne vertébrale douloureuse est encore trop souvent considérée à tort comme un tout non mobilisable sur lequel tout mouvement, même actif contrôlé, est nuisible. Ici, il y a lieu d'intégrer la mobilité, de lever les interdits anxiogènes et de croire à la récupération *ad integrum* ;
- une attention est par ailleurs portée sur les troubles psychologiques et les conséquences socioprofessionnelles qui doivent être pris en compte dans le même temps du traitement ;
- la prise en charge est réalisée par une équipe multidisciplinaire dont l'objectif commun est la restauration des activités fonctionnelles de vie quotidienne, de loisirs et de travail dans une unité de lieu et une unité de temps.

Les évaluations physique et psychosociale occupent une place très importante avant, pendant et après le traitement. Elles permettent de jalonner le traitement en fournissant un guide aux rééducateurs.

Nous avions, dans une revue de la littérature [401], recensé trente-sept articles consacrés aux expérimentations de différents programmes dynamiques de rééducation. Ces travaux principalement américains et d'Europe du Nord, malgré la disparité entre les protocoles d'études (nombre de cas, paramètres étudiés) et d'entraînement (moyens d'évaluation, moyens de traitement, formation de l'équipe de soins, durée et fréquence de prise en charge) ont permis de mettre en évidence l'intérêt d'une redynamisation fonctionnelle au travers de la douleur [292]. L'amélioration des lombalgiques est jugée par le gain obtenu sur la batterie des tests physiques et psychosociaux. Le retour au travail ou la dynamique d'un retour à l'activité professionnelle sont des éléments clés du succès de ces programmes de rééducation intensive.

Nous avons en 1989, sous la conduite du Dr Michel Herlant, élaboré et mis en place notre propre programme de rééducation. La Restauration Fonctionnelle du Rachis est le premier modèle français de prise en charge active et multidisciplinaire des patients lombalgiques chroniques [387, 388, 389, 390, 395, 399, 401].

Le but à atteindre dans ce chapitre d'évaluation n'est pas de fournir les outils d'un diagnostic.

Il s'agit plutôt de donner les moyens de réaliser un état des lieux propre au lombalgique, un état de « ses » lieux et de constituer une base de repères utile autant au patient qu'au soignant pour entamer la démarche de restauration fonctionnelle et son suivi.

Cette condition sous-entend la prise en compte de l'état physique et de l'état psychique. Ces évaluations sont nécessaires au « réappropriement du symptôme ». Elles fournissent une image, un instantané physique et psychique qui aide à recerner les contours de l'individu avant et pendant sa restauration.

Il est important de resituer les caractéristiques de ce programme qui s'attaque à un problème où la plupart des autres solutions thérapeutiques sont le plus souvent partielles et peu efficaces tout au moins sur trois paramètres :

- **la reprise du travail,**
- **la douleur,**
- **le vécu physique et psychologique du sujet.**

Le programme de Restauration Fonctionnelle du Rachis ® ne tente pas de supprimer isolément un symptôme (douleur, limitation fonctionnelle, état dépressif), mais prend en compte la **globalité de la personne.**

Ce sont les approches multidisciplinaires (Fig. 17) coordonnées dans un temps donné (5 semaines), et un lieu repéré (les structures du Centre L'Espoir) qui ont, grâce à cette « dramatisation » des interventions, un effet reglobalisant auprès des patients.

Nous reportons ici notre expérience de la prise en charge des lombalgies chroniques qui n'ont été soulagées par aucun traitement chirurgical ni conservateur classique.

Cette prise en charge est fondée sur l'utilisation de moyens objectifs d'évaluation des différents paramètres de la fonction du rachis tant sur le plan des amplitudes spécifiques que des performances développées avant, pendant et après traitement. Le traitement physique s'appuie sur les principes fondamentaux de la médecine du sport et les connaissances des bénéfices du mouvement. Sur le plan psychologique, le lombalgique est extrait de son environnement et immergé dans une institution, un groupe (soignants-soignés) dans un contexte restructurant d'un point de vue narcissique. Le retour à une activité professionnelle ou la recherche d'un emploi constitue les objectifs de fin de séjour.

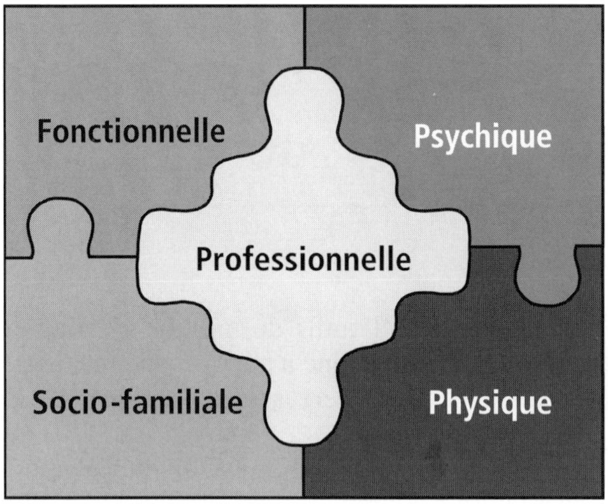

FIGURE 17 : APPROCHE MULTIDISCIPLINAIRE DE LA PRISE EN CHARGE DU LOMBALGIQUE CHRONIQUE.

Troisième partie

LE PROGRAMME RFR ®

CHAPITRE I

Les moyens d'évaluation du lombalgique chronique

LE BILAN DE LA DOULEUR

La douleur, phénomène hautement subjectif, complexe, polymorphe, pluricausal, bi-dimensionnel (une composante sensorielle somatique et une composante affective psychologique) est toujours difficile à quantifier.

Chez le patient lombalgique chronique, cette évaluation s'attachera à faire le point sur les retentissements fonctionnel et psychologique de la douleur [359].

Les interrogatoires initiaux, réalisés par les différents membres de l'équipe pluridisciplinaire, permettent de faire parler le patient et d'instaurer un climat de confiance. Il apparaît important que, lors de ces premiers contacts, la personne se sente entendue dans sa plainte douloureuse. C'est dans cette mesure seulement qu'elle acceptera, après qu'on lui en aura expliqué les principes, d'entrer pleinement dans le programme de restauration des paramètres physiques, qui exclut paradoxalement toute technique directement sédative (massages, thermothérapie, électro-physiothérapie, etc.).

L'interrogatoire sera orienté vers :

- les caractéristiques de la douleur : sa topographie, ses éventuelles irradiations, ses circonstances d'apparition (mécaniques le plus souvent), son intensité ;
- les conséquences fonctionnelles du syndrome douloureux : impotence fonctionnelle dans les activités de la vie quotidienne et professionnelle, limitations des activités physiques et de loisirs ;
- les incidences psychologiques : modifications du caractère et de l'humeur, stress, anxiété, déprime...

L'examen clinique local comprend la palpation des différentes couches tissulaires rachidiennes, à la recherche, par exemple, d'un syndrome articulaire postérieur, mais aussi et surtout pour que, dans la même optique que l'interrogatoire, le patient perçoive que sa douleur est prise en compte. Il est complété immédiatement par la mise en évidence des conséquences du syndrome douloureux chronique sur l'appareil locomoteur : mesures de l'enraidissement articulaire et de l'hypoextensibilité musculo-tendineuse, objectivation de l'affaiblissement musculaire et des difficultés fonctionnelles. De nouveau, il est expliqué au patient les relations entre douleurs chroniques et altération des paramètres physiques.

Autre point de ce bilan de la douleur : le patient remplit une fiche (Fig. 18) comportant une Échelle Visuelle Analogique (EVA) et un « *pain drawing* », c'est-à-dire, littéralement, « dessin de la douleur ». Il s'agit d'une évaluation subjective globale de l'intensité de la douleur, sans dissociation qualitative de ses différentes composantes sensorielles, affectives, émotionnelles ou comportementales. Le patient peut exprimer, « déposer » sur le papier l'intensité de sa souffrance. Échelle visuelle analogique et « *pain drawing* » présentent tous deux l'avantage d'être simples, compréhensibles, et facilement renouvelables.

Parmi les différentes échelles visuelles analogiques (parfois appelées « thermomètres » de la douleur) décrites, nous avons retenu la suivante :

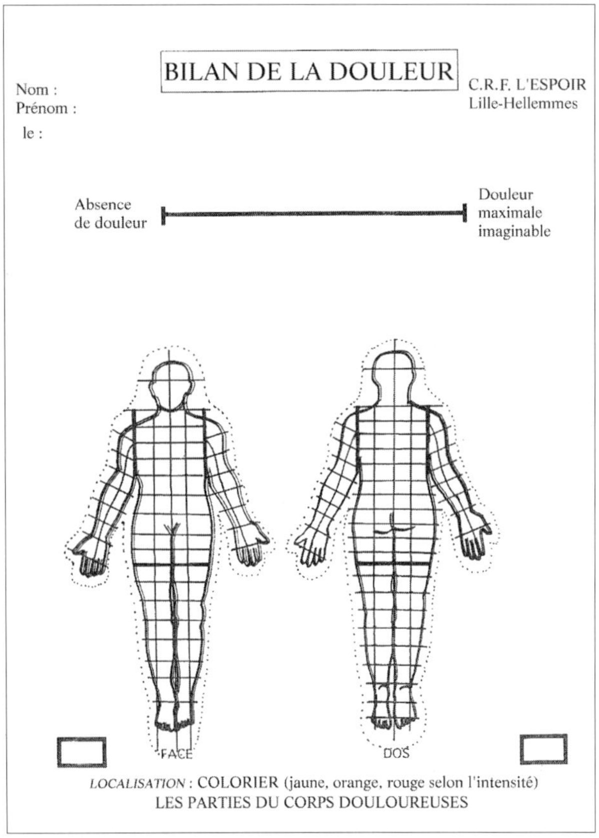

FIGURE 18 : ÉCHELLE VISUELLE ANALOGIQUE ET DESSIN DE LA DOULEUR.

une ligne horizontale de 10 cm, non graduée, définie par des qualificatifs extrêmes, « absence de douleur » et « douleur maximale imaginable ». Le patient coche sur la ligne l'emplacement qu'il juge correspondre à ce qu'il ressent. Le thérapeute le mesure et peut ainsi donner une note sur 10 à la douleur.

La fiabilité de l'échelle visuelle analogique chez les patients douloureux chroniques a été étudiée. Ce type de mesure est maintenant reconnu comme sensible, fidèle et reproductible [57]. Cependant, il présente la limite de ne pas être parfaitement adapté si les localisations douloureuses sont multiples et d'intensité différente. L'utilisation du « dessin de la douleur » permet de pallier cet inconvénient.

Ce sont Ransford [310] et Mooney [276] qui ont initialement décrit le «*pain drawing*». Il s'agit d'une représentation schématique du corps, en faces antérieure et postérieure, sur laquelle le patient colorie avec 3 couleurs (jaune, orange, rouge) en fonction de l'intensité de la douleur la ou les localisations douloureuses. Les schémas sont ensuite recouverts par l'examinateur d'un transparent comportant un quadrillage. La représentation de la douleur peut ainsi être quantifiée en comptant le nombre de cases coloriées.

Plusieurs auteurs se sont interrogé sur ce que reflétait réellement le «*pain drawing*». D'emblée, Ransford [310] l'a présenté comme pouvant aider l'évaluation psychologique des patients lombalgiques chroniques. Ainsi, des représentations dramatisées avec scores élevés, des localisations globales, diffuses, sans correspondance anatomique ou, au contraire, très précises, très localisées seraient à rapporter à des douleurs à forte implication psychologique. D'autres études [123, 124, 149, 229, 237, 359, 403] infirment ces hypothèses. Ces auteurs cherchent à corréler «*pain drawing*» et tests psychologiques. Il leur apparaît improbable que le «*pain drawing*» puisse différencier l'organique du psychologique.

Sur un plan pratique, deux bilans de ce type sont en général réalisés au cours du programme de Restauration Fonctionnelle du Rachis ®, un à l'entrée et un à la sortie du patient. Des scores modifiés permettent de documenter des changements dans la perception de la douleur.

ÉVALUATION DE LA FLEXIBILITÉ

Flexibilité lombo-pelvienne

La mesure de la flexibilité lombo-pelvi-fémorale peut s'envisager suivant diverses techniques instrumentales. On cherche à évaluer les amplitudes de mobilité dans tous les plans (frontal, sagittal et horizontal). On peut ainsi mesurer des angles (en degrés) ou des distances (en centimètres). Ces épreuves sont réalisées sans échauffement, de préférence le matin ou à la même heure de la journée [92]. Le malade est toujours évalué pieds nus.

La mesure de la distance doigts-sol

Dans le plan sagittal

La mesure de la souplesse en flexion est réalisée sur un podium. À partir d'une position debout et sans autoriser de flexion des genoux, on demande, après deux essais d'échauffement, une flexion maximale du tronc. La mesure est donnée par la distance en centimètres séparant l'extrémité du médius du niveau de la plante des pieds. Cette mesure est lue sur la règle verticale (Photo 1). Cette mesure est appelée distance doigts-sol (DDS). La position des pieds (pointes collées sur la plaque verticale) et le placement des mains sont imposés, les prises de mesures successives s'en trouvent ainsi améliorées dans leur reproductibilité et les compensations par recul postérieur du bassin et mobilité au niveau des chevilles [280] semblent moins présentes. Bien que cette épreuve soit sujette à caution pour l'intérêt porté à l'évaluation de la souplesse du rachis lombaire [183], la mesure de la distance doigts-sol est un test rapide, facile à comprendre, ne nécessitant que peu de matériel et représentant un bon guide pour la rééducation. La reproductibilité intra- et inter-examinateurs est bonne [115, 125]. La valeur moyenne retrouvée dans une population indemne de lombalgie [243] est de 6,12 cm pour les hommes et de 1,48 cm pour les femmes. 60 % des sujets ont une DDS à 0 cm. Le même type de prise de mesure est réalisé dans le sens de l'extension lombo-pelvienne [243]. En position debout, face à une table ou à un espalier, la distance doigts-sol sans flexion des genoux ni compensation au niveau du bassin, permet d'apprécier cette mobilité en extension. Un deuxième opérateur est nécessaire pour réaliser cette épreuve.

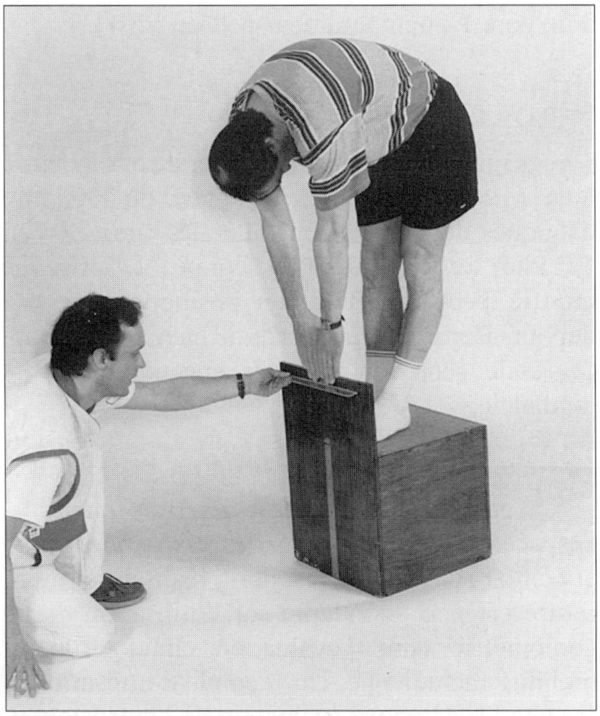

PHOTO 1 : TEST DE DISTANCE DOIGTS-SOL.

Nous réalisons, en position assise au sol (Photo 2), une autre mesure appelée la distance doigts-pieds (DDP). Cette dernière position lève l'éventuelle appréhension de la flexion du tronc réglée par le travail freinateur des muscles postérieurs [170]. À l'inverse de la position debout, la compensation par rétroposition du bassin n'est pas possible. Cette méthode de mesure est facile et rapide d'utilisation. Les muscles antérieurs du tronc par leur raccourcissement actif participent à l'étirement de la chaîne postérieure.

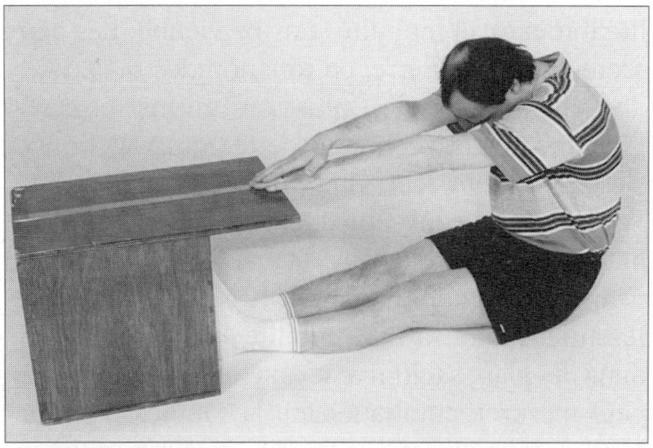

PHOTO 2 : TEST DE DISTANCE DOIGTS-PIEDS.

Cet examen est appelé « *sit and reach test* » dans la littérature anglo-saxone. La validité du test comme élément d'évaluation du lombalgique a déjà été remise en cause [170].

Dans le plan frontal

Le sujet est généralement installé dos au mur pour éviter les compensations en rotation antérieure. Les inclinaisons latérales sont mesurées en centimètres de distance doigts-pieds. Les mesures sont comparables à 3 cm près, ce qui en fait une mesure peu fiable en tant que mesure comparative [211]. Mellin [263] mesure la distance séparant l'extrémité du médius posé sur la face externe de la cuisse en position debout et sa position d'arrivée lors de l'inclinaison latérale. Si la distance moyenne séparant les deux repères chez un sujet sain, est de 20 cm, cette valeur est réduite à 15,3 cm chez le lombalgique.

L'inclinométrie

Cette méthode a été développée par Loebl [216] et Troup [379] à la fin des années 60. Le principe général est de tenir compte, au cours d'un mouvement global intéressant plusieurs segments, des mouvements spécifiques de ces segments et de les mesurer.

Dans le plan sagittal

La chaîne lombo-pelvi-fémorale associe mobilité lombaire et mobilité sous-pelvienne. Les deux secteurs peuvent être, en fonction des malades et de leur pathologie, plus ou moins affectés. L'inclinométrie répond à cette interrogation et s'est largement répandue [178, 248, 264]. Avec Saur [336], nous considérons cette technique hautement reproductible et fiable. Elle nécessite néanmoins un entraînement [260]. Adaptée préférentiellement à la mobilité lombo-pelvienne dans le plan sagittal (flexion et extension), on peut mesurer simultanément la souplesse du secteur lombaire et celle du secteur pelvien. L'évaluation est réalisée par deux goniomètres manuels (plurimètre de Rippstein [317]). Le mouvement est global (flexion ou extension), les précautions de compensation sont identiques à l'épreuve de distance doigts-sol (Photos 3 & 4). Les valeurs normatives sont de 55° pour la mobilité lombaire en flexion et 23° pour la mobilité lombaire en extension quel que soit le sexe [243]. Cette mobilité participe pour moitié dans la souplesse générale enregistrée au niveau de la charnière lombo-pelvienne (Fig. 19). Les différentes prises de mesures, comparées à ces valeurs normatives, permettent de mettre en évidence le rôle joué par l'hypoextensibilité de la chaîne postérieure dans la diminution de la souplesse en flexion des malades lombalgiques chroniques. Ces muscles postérieurs, véritables « sangles de contrôle » du basculement vers l'avant du socle lombo-pelvien, se sont enraidis par la sous-utilisation dynamique du « maillon » lombaire. Il existe une relation étroite entre le raccourcissement des muscles ischio-jambiers et la diminution d'amplitude lombaire et pelvienne [119]. La mesure en extension est réalisée par l'utilisation d'un contre-appui antérieur pelvien [261].

Dans le plan frontal

Les mesures d'inclinaison latérale par inclinométrie [263] montrent sur une série de 500 lombalgiques des inclinaisons latérales entre 30° et 34° chez les hommes et les femmes. La prise de mesure peut être faite en position assise ou debout. Cette mesure apparaît bien corrélée au degré de gêne fonctionnelle engendrée par la lombalgie.

Les autres types d'évaluation possibles

La *goniométrie* concerne les trois plans de l'espace. L'évaluation dans les plans horizontal et frontal sont les plus faciles à réaliser. La littérature est peu abondante sur l'utilisation de la goniométrie dans l'évaluation clinique de la mobilité rachidienne. Un exemple d'utilisation a été cité [104] pour l'évaluation de l'extension et de l'inclinaison latérale.

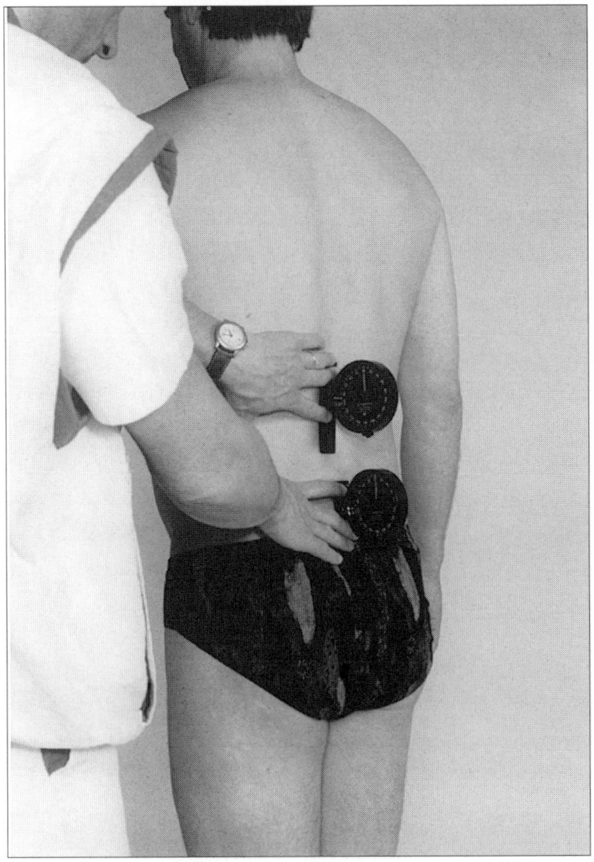

PHOTO 3 : DOUBLE INCLINOMÉTRIE LOMBO-PELVIENNE EN FLEXION (POSITION DE DÉPART).

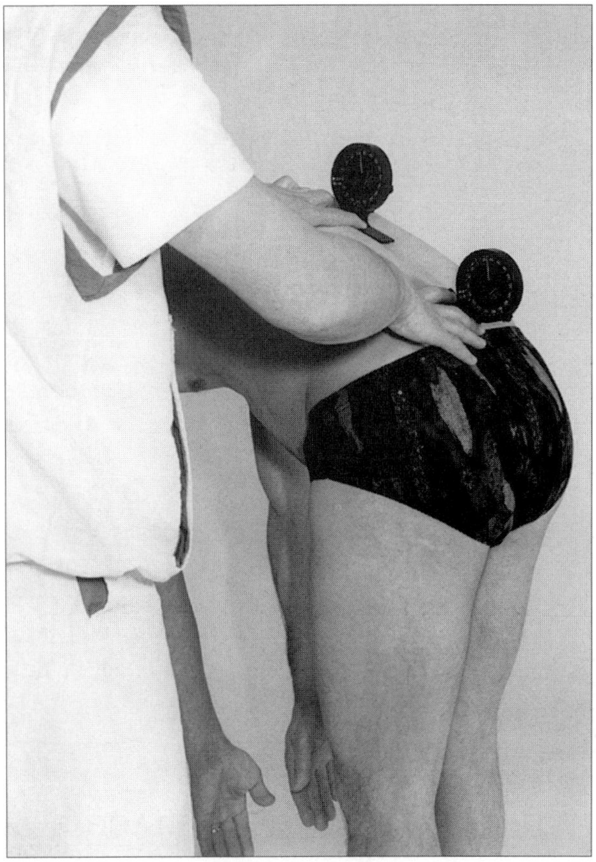

PHOTO 4 : DOUBLE INCLINOMÉTRIE LOMBO-PELVIENNE EN FLEXION (POSITION D'ARRIVÉE).

Le *test de Schober* consiste à mesurer la variation de distance entre deux repères cutanés lombaires au cours de l'épreuve de l'antéflexion libre. Avec peu de matériel (crayon dermographique et mètre-ruban), on enregistre chez un malade la capacité d'enroulement de la colonne. Au repère inférieur initialement marqué au niveau de la cinquième vertèbre lombaire, on préfère le niveau S1 [224]. À partir de S1, la distance de 10 cm indique le repère supérieur. Au cours de l'antéflexion, cette distance pour un rachis normalement souple passe à 15 cm. Cette technique, quoique très répandue, souffre d'une grande imprécision en particulier à cause du fait que, en fonction de la morphologie des sujets, l'ensemble du rachis lombaire (de L1 à S1) n'est pas concerné par la prise de mesure centimétrique. En effet, sur une population de 50 sujets sains, 6 % seulement des sujets intègrent la totalité du rachis lombaire dans la règle des 10 cm [272]. L'ensemble du rachis lombaire n'est donc pas concerné par la mesure [378]. Un certain nombre d'auteurs [382, 414] proposent, pour être sûrs d'intégrer le segment lombaire, de positionner le repère supérieur 15 cm au-dessus de la ligne joignant les épines iliaques antéro-supérieures (S2). On rapporte également une imprécision relative à la souplesse du tissu sous-cutané qui à lui seul, en dehors du point de vue articulaire, pourrait limiter la mesure de cette variation de longueur [202]. Le test de Schober n'a ainsi pour nous pas sa place dans l'examen programmé du lombalgique [402].

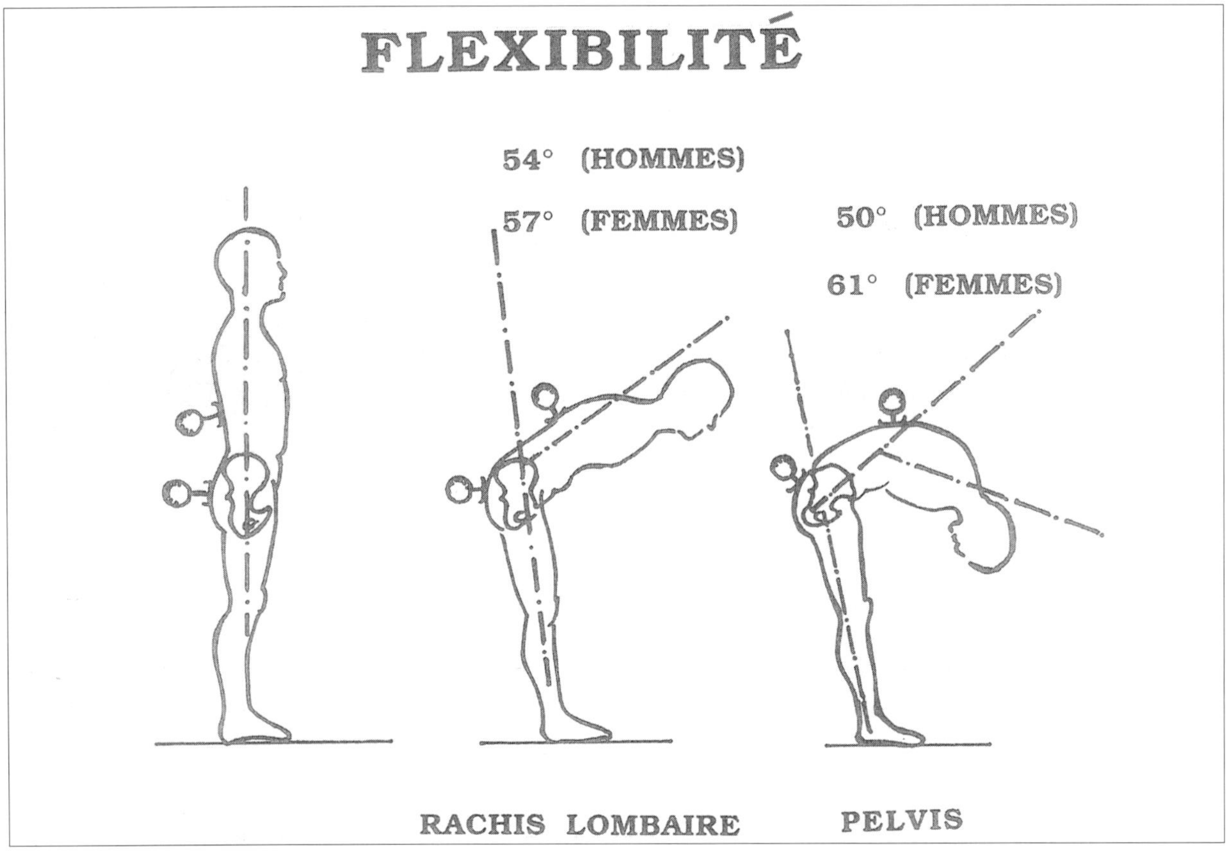

FIGURE 19 : RÉPARTITION MESURÉE PAR L'INCLINOMÉTRIE DES RÉGIONS LOMBAIRE ET PELVIENNE DANS LA FLEXION.

Le *Flexicurve* est un moyen d'évaluation clinique de la mobilité rachidienne qui reste assez confidentiel [38, 369] mais dont le développement devrait permettre d'en connaître les utilisations précises [419]. Son principe est basé sur la mesure de la mobilité rachidienne par l'intermédiaire d'une tige flexible collée sur les épineuses qui enregistre les mouvements de l'axe rachidien.

Le *Kyphomètre* [329] est également peu répandu et comprend un goniomètre à deux-grandes-branches dont les parties terminales positionnées d'une extrémité à l'autre de l'axe vertébral permettent une prise de mesure articulaire dans le plan sagittal.

Le *Rachimètre* [15] est un appareil de mesure simple et fonctionnel qui permet de faire un bilan morpho-statique dans les plans sagittal et frontal. L'appareil est équipé de capteurs à enregistrement linéaire ; connecté à un ordinateur, il enregistre les déplacements de la ceinture scapulaire. La mobilité lombo-pelvi-fémorale est ainsi finement analysée. Un podoscope complète l'instrumentation. Un logiciel de traitement évoque des interprétations diagnostiques et propose des solutions thérapeutiques.

Avec *les systèmes d'analyse du mouvement*, on fait appel à une technologie de prise de mesure en trois dimensions (caméras infrarouges, marqueurs réfléchissants et spots). On peut ainsi réaliser une analyse fine et détaillée de la mobilité du rachis en trois dimensions [347]. Cette méthode sophistiquée suppose la présence d'un opérateur-ingénieur. En dehors de l'évaluation analytique, les systèmes opto-électroniques ont un champ d'application plus concret dans les études des gestes et postures. L'ergonomie (en situation fonctionnelle de vie quotidienne ou sur le poste de travail) intéresse les rééducateurs qui soignent les malades qui souffrent de lombalgies [240]. La connaissance des contraintes rachidiennes au cours des principales activités doit pouvoir orienter les méthodes de traitement et de prévention.

Extensibilité musculo-tendineuse analytique

Différentes techniques de mesure d'extensibilité sont utilisées pour quantifier la flexibilité et objectiver les progrès relatifs à la compliance des muscles.

Mesure de l'extensibilité du muscle droit antérieur

Matériel de mesure : mètre-ruban.

Installation : le sujet est en procubitus, un coussin sous l'abdomen, la hanche du côté non testé en flexion par un positionnement du membre inférieur en dehors de la table. Le segment de cuisse du côté testé est situé dans l'axe du tronc, l'examinateur réalise une mobilisation passive en flexion du genou de manière à obtenir le contact talon-fesse. La mobilisation s'arrête à la survenue de l'antéversion du bassin ou à la perception d'une tension douloureuse à la face antérieure de la cuisse.

Prise de mesure : l'opérateur mesure la distance en centimètres séparant le bord postérieur du talon et la projection cutanée de l'ischion (Photo 5).

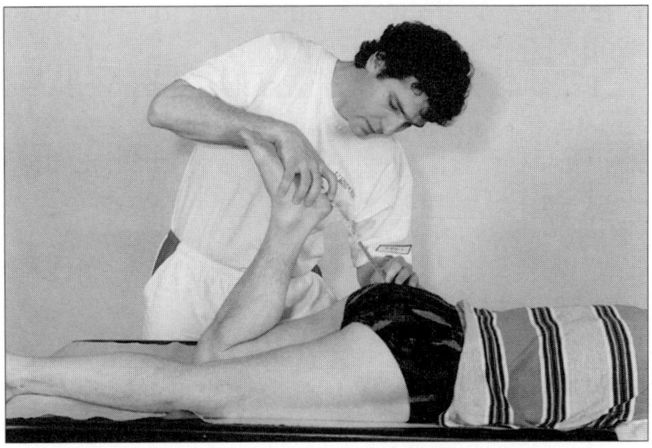

PHOTO 5 : ÉVALUATION CENTIMÉTRIQUE DE L'EXTENSIBILITÉ DU MUSCLE DROIT ANTÉRIEUR.

Mesure de l'extensibilité des muscles adducteurs

Matériel de mesure : mètre-ruban, crayon.

Installation : le sujet est assis au sol, dos au mur, les deux membres inférieurs reposent sur le sol en avant et leur écartement est réglé sur la largeur du bassin. Les genoux sont en extension et les hanches en rotation neutre. Le thérapeute marque au sol la position des deux talons.

À partir de cette position, le sujet effectue une flexion de la hanche et du genou d'un seul côté pour amener la cuisse au contact de la face antérieure du tronc. Ce membre inférieur est fixé par une prise bimanuelle. L'examinateur réalise une abduction horizontale passive de la hanche controlatérale. La position d'arrivée correspondant à l'étirement passif maximum des adducteurs est marquée au sol.

Prise de mesure : l'opérateur mesure en centimètres la distance séparant les deux marques.

Mesure de l'extensibilité des muscles ischio-jambiers

En position assise

Matériel : mètre-ruban, crayon.

Installation : le sujet est assis au sol, dos au mur, les deux membres inférieurs reposent sur le sol en avant et leur écartement est réglé sur la largeur du bassin. Les genoux sont en extension et les hanches en rotation neutre. À partir de cette position, le sujet effectue une flexion de la hanche et du genou d'un seul côté pour amener la cuisse au contact de la face antérieure du tronc. Le membre inférieur est fixé par une prise bimanuelle. L'examinateur marque au sol la verticale du sommet de la malléole externe du membre inférieur controlatéral tendu et réalise une flexion passive de la hanche genou tendu. La position d'arrivée correspond à l'étirement maximum des muscles ischio-jambiers.

Prise de mesure : l'opérateur mesure en centimètres la distance séparant le sommet de la malléole entre la position d'arrivée et la position de départ.

En position couchée

Test du lever jambe tendue (LJT)

Matériel : Inclinomètre.

Installation : décubitus dorsal, les deux membres inférieurs tendus.

Prise de mesure : l'examinateur réalise une flexion passive de hanche genou tendu aux limites d'extensibilité musculo-tendineuse (Photo 6). Les résultats sont rapportés à des normes [243].

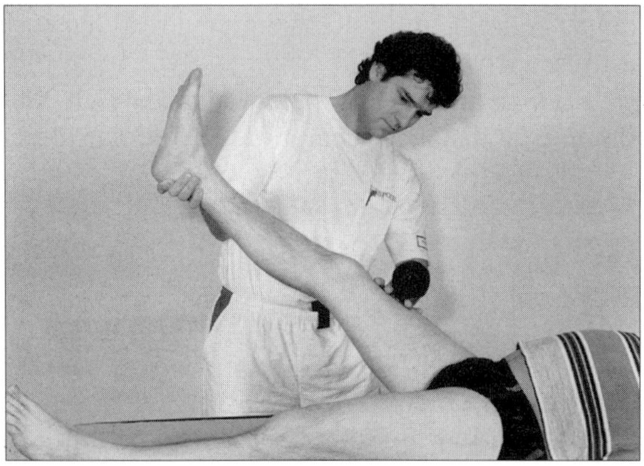

PHOTO 6 : : ÉVALUATION GONIOMÉTRIQUE DE L'EXTENSIBILITÉ DES MUSCLES ISCHIO-JAMBIERS

La mesure de l'angle poplité

Matériel : Inclinomètre ou goniomètre.

Installation : sujet en décubitus dorsal, le membre inférieur non testé tendu, la cuisse du côté testé est maintenue passivement par l'examinateur à la verticale et le genou est en flexion.

Prise de mesure : l'examinateur réalise passivement une extension du genou et effectue une goniométrie de l'extension du genou.

Ce test « *Active Knee Extension* » [118] est comparé à celui de l'élévation passive du membre inférieur tendu [46]. Il y a une bonne corrélation (r = -.718) entre ces deux tests.

Mesure de l'extensibilité du muscle triceps sural

Matériel : mètre-ruban.

Installation : le sujet est placé en fente avant, face à un mur. Le gros orteil du pied antérieur et le genou sont au contact du mur. Le sujet est en appui manuel sur le mur, les deux avant-bras à la verticale et les coudes à hauteur des épaules. Le membre inférieur postérieur controlatéral est éloigné le plus possible du plan du mur. Le recul du pied doit être maximum sur une cheville en flexion dorsale, la plante du pied à plat et l'axe longitudinal du pied restant perpendiculaire au mur. L'emplacement de la pointe du pied est marqué au sol.

Prise de mesure : l'opérateur mesure la distance en centimètres séparant l'extrémité du gros orteil du plan du mur.

Mesure de l'extensibilité du muscle psoas

Matériel : Inclinomètre.

Installation : le sujet est en décubitus dorsal, le sacrum en bord de table. Le sujet fixe manuellement un des deux membres inférieurs en triple flexion. Le membre inférieur controlatéral concerné par la mesure est soumis à l'action de la pesanteur en dehors de la table.

Prise de mesure : l'opérateur mesure sur le membre à tester l'inclinaison (en degrés) du segment crural par rapport à l'horizontale (Photo 7).

NB : Les mesures d'extensibilité musculaire et de flexibilité lombo-pelvi-fémorale sont prises hebdomadairement à la même date et à la même heure [92], sans échauffement spécifique préalable et par le même examinateur [165]. Les mesures d'extensibilité sont réalisées de manière bilatérale.

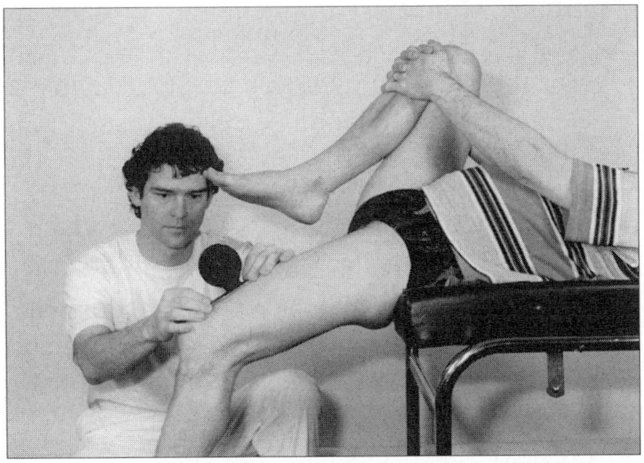

PHOTO 7 : ÉVALUATION GONIOMÉTRIQUE DE L'EXTENSIBILITÉ DU MUSCLE PSOAS.

ÉVALUATION MUSCULAIRE ANALYTIQUE

Généralités

L'évaluation musculaire peut être réalisée en isométrie. Dans ce cas, la contraction n'entraîne pas de déplacement des leviers.

On peut également réaliser une évaluation musculaire anisométrique au cours de laquelle il y a déplacement des points d'insertion musculaire dans le sens du rapprochement s'il y a contraction concentrique ou dans le sens de l'éloignement s'il y a contraction excentrique. Cette évaluation concerne les membres et le tronc [49].

Évaluation isométrique

On réalise un test de fatigue en isométrie qui enregistre le temps de maintien d'une posture sollicitant un ou plusieurs groupes musculaires. Les critères d'arrêt sont représentés par une douleur ou un épuisement musculaire. Cette évaluation concerne les muscles du tronc.

Évaluation anisométrique à charges constantes

L'évaluation du potentiel musculaire des patients est réalisée sur machines de musculation à charges (de 5 ou 10 kg) guidées par câbles. Ces machines ont la particularité d'offrir sur toute l'amplitude du mouvement un moment résistant constant grâce à la présence dans le circuit d'une came profilée. Le travail musculaire dynamique est concentrique dans le sens aller du mouvement et excentrique lors du contrôle freinateur pendant la phase de retour du mouvement.

Évaluation anisométrique isocinétique

Il s'agit de l'évaluation d'un groupe de muscles réalisée avec un dynamomètre isocinétique. Cette évaluation concerne les membres et le tronc [367, 371].

Principe des appareils isocinétiques

Le principe de ces outils est de fixer la vitesse de déplacement des segments [153]. Dès que la contraction musculaire est suffisamment importante pour déplacer ces segments à une vitesse au moins égale à la vitesse prédéterminée par l'opérateur, il y a enregistrement d'une force sur le dynamomètre.

Ainsi, la vitesse étant connue, l'effort au cours du mouvement est variable mais toujours maximal. C'est le système d'asservissement du moteur qui empêche le sujet de dépasser la vitesse angulaire prédéterminée.

On peut utiliser les modes concentrique et excentrique.

Les appareils comportent tous une partie mécanique d'installation, un dynamomètre d'enregistrement et une partie informatique de traitement des données. Pour les enregistrements analytiques, l'axe du dynamomètre est aligné avec le centre virtuel articulaire du mouvement considéré. Les vitesses sont étalonnées en degrés par seconde pour les appareils de mesure et d'entraînement du tronc et en centimètres par seconde pour l'appareil fonctionnel de simulation de soulever de charges.

Lors des évaluations, la consigne donnée au patient est de développer le maximum de ses possibilités de vitesse et de force musculaire.

Avantages des appareils isocinétiques

► Sécurité

L'amplitude articulaire est toujours contrôlée par l'utilisation de butées (mécaniques et/ou électroniques) qui limitent le mouvement à l'amplitude articulaire active autorisée par le patient (Photo 8).

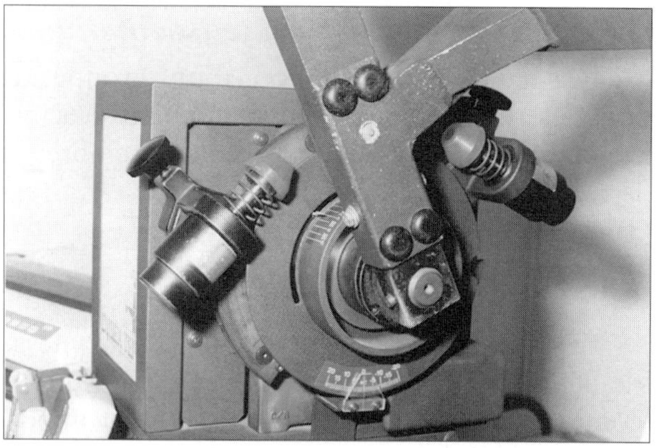

PHOTO 8 : LIMITEURS D'AMPLITUDE ARTICULAIRE SUR MACHINE ISOCINÉTIQUE DE FLEXION-EXTENSION LOMBO-PELVIENNE.

En mode concentrique, l'appareil n'impose aucun mouvement et il existe ainsi un asservissement homme-machine avec adaptation permanente de la résistance tout au long du mouvement. Le geste est guidé, sans inertie et l'appui résistif est au contact direct du tronc sans porte-à-faux.

► Reproductibilité

L'ensemble des appareils isocinétiques utilisant un seul axe de rotation présentent un certain nombre d'indications (repères sur le cadre de la machine) qui correspondent au positionnement du sujet par rapport à l'axe du dynamomètre et aux accessoires nécessaires à l'enregistrement. Ce positionnement est reproduit test après test, assurant ainsi une reproductibilité du positionnement dans le temps.

Les dynamomètres isocinétiques en tant qu'outils de mesure, ont des niveaux d'enregistrement reproductibles d'un test à l'autre [78, 225]. Pour les paramètres habituels du Moment de Force Maximum, du Travail et de la Puissance, les études sur les calculs de reproductibilité test-retest donnent des niveaux de corrélation proches de 0.90 [41].

La calibration du dynamomètre (sur la vitesse et le couple), l'installation correcte du sujet et la conduite du test contribuent au bon niveau de reproductibilité.

► Fiabilité

La structure de chacune des machines isocinétiques du tronc (analytique ou fonctionnelle) permet de supporter des niveaux de contraintes très importants (le couple de force maximum enregistrable est proche de 700 N. m).

► Précision

Le dynamomètre permet l'enregistrement d'efforts à la fois très faibles et très importants. Il s'agit d'évaluation dynamique et les enregistrements sont réalisés sur l'ensemble de la plage articulaire concernée. La correction de la gravité permet d'affiner les mesures [385].

► Adaptabilité

Les différents réglages mécaniques et l'utilisation de l'informatique permettent de bâtir des protocoles de tests et d'entraînement qui peuvent être spécifiques soit à un groupe de pathologies, soit à un malade en particulier.

Évaluation du tronc

Évaluation musculaire isométrique

L'évaluation musculaire du tronc en résistance à la fatigue est un temps important du bilan physique d'un rachialgique.

En effet, les muscles spinaux sont recrutés de façon permanente dans ce régime de contraction. Ces muscles présentent un pourcentage plus important de fibres de type I [285]. Il est donc logique de chercher à mesurer la qualité de recrutement de ces fibres.

La prise de mesure de l'endurance des muscles dorso-lombaires utilise le test de Biering-Sørensen [30]. Récemment, une équipe japonaise [169] a proposé un test constitué de deux positions permettant d'obtenir un rapport temps limite en position de flexion sur temps limite en extension caractérisant mieux les sujets lombalgiques.

Le test de Biering-Sørensen

Matériel

Nous utilisons :

- une chaise romaine : le sujet est en attitude ventrale, le bassin en appui sur le coussinet pelvien et les épines iliaques antéro-supérieures au bord du coussinet. Les pieds sont fixés par un contre-appui situé au niveau des tendons d'Achille. Pendant la phase de réglage, le sujet est en appui en contrebas sur un tabouret.
- un chronomètre, un inclinomètre.

Méthode

- Échauffement

Le sujet doit réaliser l'épreuve quelques secondes plusieurs fois de suite.

- Protocole

Les bras sont croisés sur la poitrine, le sujet doit maintenir le tronc dans le vide et à l'horizontale le plus longtemps possible. L'arrêt de l'épreuve est donné par la chute importante du tronc et/ou une douleur lombaire ou pelvienne. Un inclinomètre placé sur la colonne dorsale permet la vérification de l'horizontalité du tronc (Photo 9).

Résultats

Le test est réalisé au début et en fin de programme. C'est la durée de maintien de la posture qui est retenue et l'unité de mesure est la seconde.

Lors de cette épreuve, le multifidus ainsi que l'ilio-costal sont les muscles semble-t-il les plus sollicités [106].

Nos résultats chez des sujets sains [238] donnent des valeurs de maintien (180 secondes pour les hommes et 240 secondes chez les femmes) qui confirment les résultats obtenus par Biering-Sørensen.

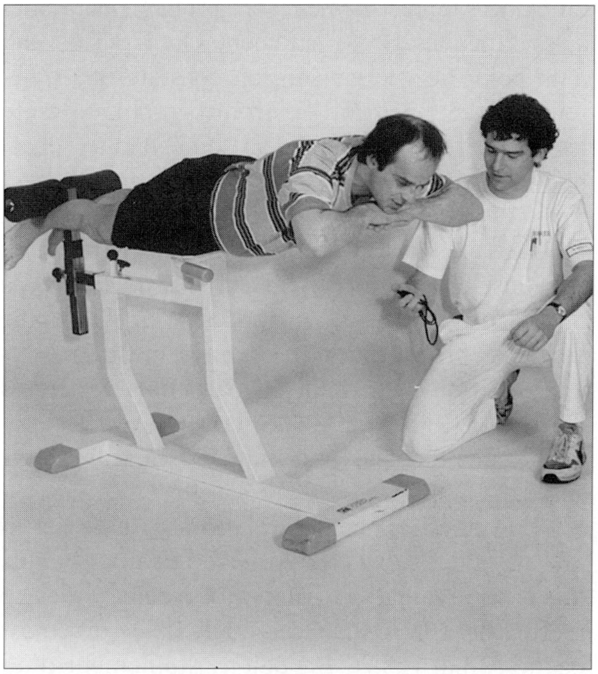

PHOTO 9 : TEST DE BIERING-SØRENSEN.

Des différences ont été notées entre les hommes et les femmes au profit de ces dernières. Ces différences sont à mettre sur le compte de la masse corporelle [291], de la circulation [284], de la courbure lombaire [103, 220] ou de la distribution du type de fibres. Cette dernière semble la plus plausible puisqu'il est reconnu une répartition de 73 % de fibres I pour les femmes [368] et de 56 % pour les hommes.

Les résultats montrent une grande différence entre les personnes indemnes de lombalgie et les patients douloureux chroniques [30, 284]. D'un point de vue électromyographique, on peut retrouver chez le lombalgique chronique des enregistrements qui peuvent être très différents. Tantôt il y a une augmentation du niveau de recrutement [75, 174, 343, 351] qui peut être expliquée par la nécessité d'une augmentation de la décharge centrale [64] de façon à faire face à la fatigue périphérique. Cette décharge expliquerait que la limitation en endurance n'est due ni à la douleur, ni à l'inhibition, ni à la motivation. Tantôt il y a diminution de l'activité électromyographique [2, 59, 271, 288]. Ces différences de recrutement sont probablement dues à des difficultés d'enregistrement. Quoi qu'il en soit, d'un point de vue général, on constate une différence de recrutement électromyographique entre les sujets sains et les sujets lombalgiques chroniques ; cette différence apparaît essentiellement dans les soixante premières secondes de tenue [63].

Chez ces malades souffrant du dos, la faiblesse des muscles lombo-pelviens enregistrée au test de Sørensen est à mettre en rapport avec l'atrophie de 30 % [193] retrouvée sur les muscles érecteurs, atrophie touchant en particulier les fibres de type II [245]. La fatigue doit pouvoir s'expliquer également par une ischémie vasculaire par surcharge [64].

Il n'y aurait pas de corrélation entre les résultats obtenus dans cette épreuve et ceux obtenus lors d'une évaluation dynamique isocinétique. Le recrutement musculaire au cours de ce test n'est pas maximal [259]. Il s'agit véritablement d'un test de résistance à la fatigue en contraction infra-maximale dans lequel le degré de motivation a une part importante dans le résultat.

Nous utilisons dans la batterie des bilans ce moyen simple d'évaluation musculaire. La consigne est de compréhension facile et le test, malgré l'appréhension d'avoir le tronc dans le vide, est vécu par le malade lombalgique chronique comme un test non agressif et est bien accepté [169]. Il représente par contre un effort important mettant en évidence la faiblesse spécifique des muscles de la chaîne dorso-lombo-pelvienne. Ce test est en fait réalisé à titre de renseignement mais n'est pas intégré systématiquement dans le suivi après la sortie.

La chaise romaine peut être utilisée également en tant qu'outil d'entraînement [251, 253].

Le test de Ito *et al.*

Évaluation des fléchisseurs du tronc

► Échauffement

Le sujet réalise quelques secondes de maintien pour bien se rendre compte de la posture demandée.

► Protocole

Le sujet est en décubitus dorsal, les membres inférieurs en crochet. Les bras sont croisés sur la poitrine. La consigne est de fléchir la tête en mettant le menton dans le cou en enroulant les épaules et en décollant les omoplates du plan. (Photo 10).

On mesure au chronomètre la durée de maintien de la posture en secondes.

L'arrêt de l'épreuve est donné par le non respect de la position et/ou une douleur.

Évaluation des extenseurs du tronc

► Échauffement

Le sujet réalise quelques secondes de maintien pour bien se rendre compte de la posture demandée.

► Protocole

Le sujet est en décubitus ventral. Un coussin cylindrique est placé sous les épines iliaques antéro-supérieures. Les mains sont posées sur la

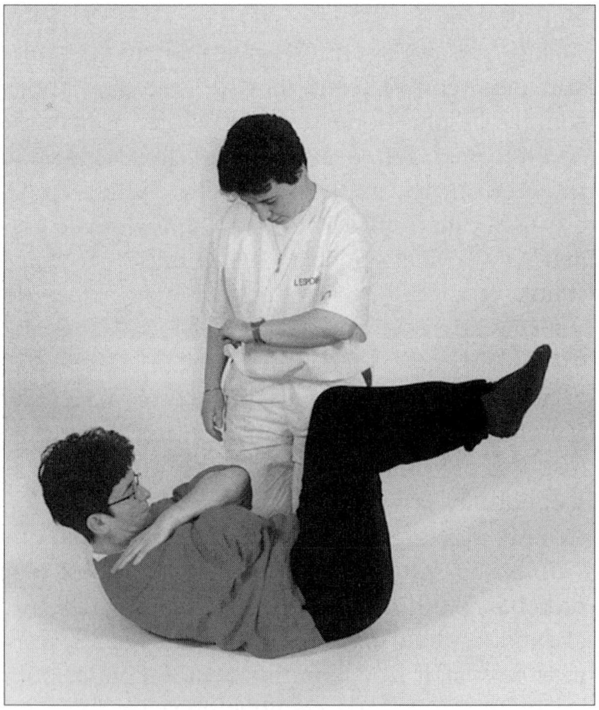

PHOTO 10 : TEST DE ITO
(ÉVALUATION DU PLAN ANTÉRIEUR).

face externe de la cuisse. Le rachis cervical est rigidifié, la tête en double menton (Photo 11). Le sujet doit décoller le buste du sol.

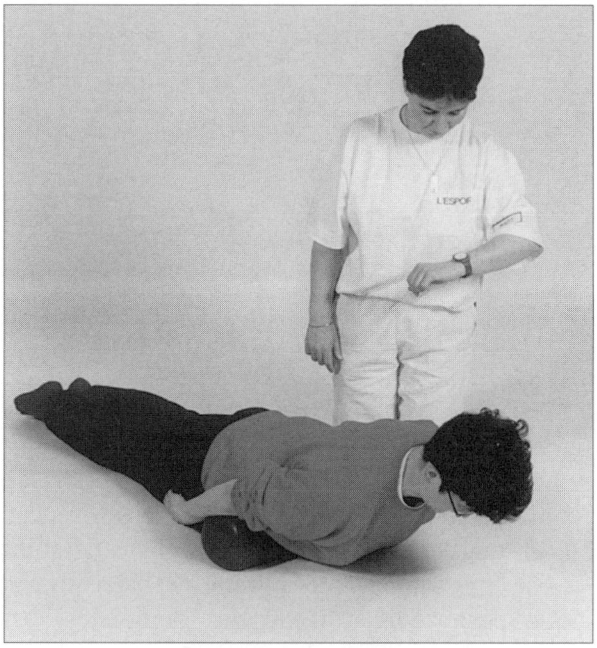

PHOTO 11 : TEST DE ITO
(ÉVALUATION DU PLAN POSTÉRIEUR).

On mesure au chronomètre la durée de maintien de la posture en secondes.

Résultats

Le test est réalisé à l'évaluation physique d'inclusion et en cours de séjour. Le test de Ito présente l'avantage d'utiliser deux postures sollicitant les muscles des plans antérieurs et postérieurs du tronc. Chez les sujets sains, les muscles extenseurs sont significativement plus résistants à la fatigue que les muscles fléchisseurs. Les auteurs [169] ont montré que la durée de maintien des deux postures était significativement plus courte chez des patients lombalgiques que chez des sujets sains. Le calcul du ratio des muscles fléchisseurs sur les extenseurs permet de mieux caractériser la répartition de la force isométrique du sujet. Chez le lombalgique, les muscles fléchisseurs du tronc sont plus résistants à la fatigue que les muscles extenseurs avec un ratio parfois inversé.

Évaluation anisométrique à charges constantes

Matériel

Nous évaluons également les groupes musculaires du tronc à partir de 4 machines à charges constantes Cybex® (Photo 12) (Tab. IV).

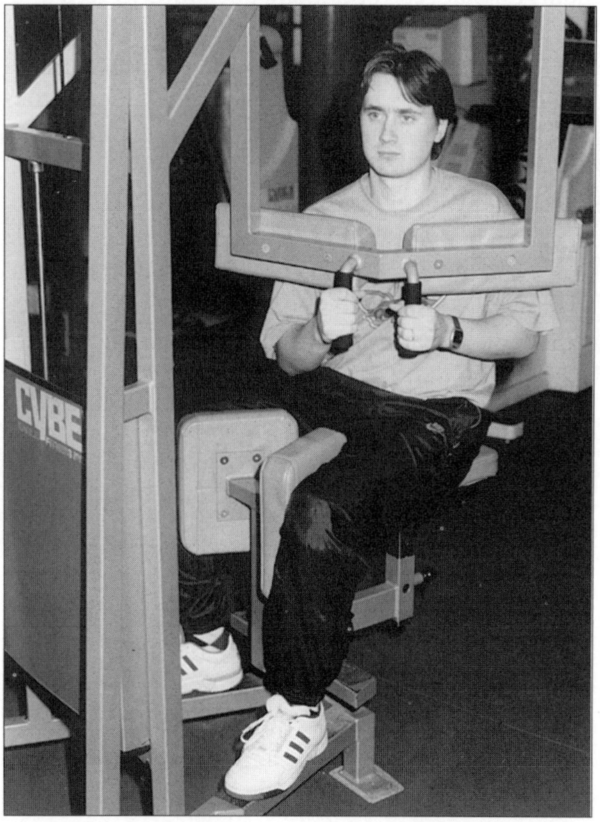

PHOTO 12 : MACHINE À CHARGES D'ÉVALUATION ET D'ENTRAÎNEMENT DES MUSCLES DE LA ROTATION DU TRONC.

Méthode

► Échauffement

Un échauffement de 15 minutes sur rameur est réalisé de façon à mobiliser l'ensemble de la musculature du train inférieur et du train supérieur.

► Protocole

Le patient est placé sur chaque machine dans une position standardisée. Le mouvement demandé est exécuté 10 fois avec une faible charge. Ensuite la charge est incrémentée de 1 plaque en 1 plaque et le mouvement est réalisé sur 3 répétitions. Le test est interrompu à la moindre sensation douloureuse ou lorsque les critères d'exécution ne sont plus remplis (amplitude de mouvement réduite, trop grandes compensations ou charge trop lourde). La dernière charge soulevée répondant au bon critère d'exécution correspond à la force maximale du groupe musculaire sollicité. Les valeurs de force maximale recueillies sont exprimées en kilogrammes et reportées sur un graphique en comparaison avec la norme des sujets sains.

Cette évaluation est réalisée à l'entrée, à la fin de la première semaine (en fin de phase d'inhibition), à la fin de la troisième et au terme du séjour.

Le calcul de la charge maximale est un préalable à la programmation de l'entraînement quotidien.

Résultats

Une série d'évaluations sur chaque machine a permis de constituer une base de données d'une population de sujets sains [408]. Les performances maximales sont exprimées en kilogrammes et rapportées au poids de corps des sujets. Ainsi, à partir de cette norme, nous pouvons mieux caractériser les déficits musculaires du patient lombalgique.

Évaluation anisométrique isocinétique

Matériel

Les unités Cybex, TEF™ (*Trunk Extension Flexion*) ou **Cybex, TMC™** (*Trunk Modular Component*) (Photo 13).

Ces unités permettent l'évaluation de la force d'antéflexion du tronc et de redressement en position debout.

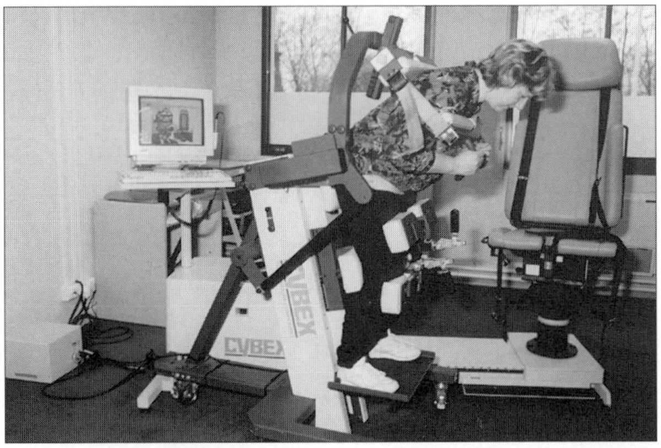

Photo 13 : Outil isocinétique d'évaluation et d'entraînement en flexion-extension lombo-pelvienne.

L'axe du dynamomètre est aligné avec l'interligne L5-S1. Les membres inférieurs sont stabilisés par des appuis (cales de pieds et coins de fixation tibiaux et fémoraux). Le sacrum repose sur un coussinet postérieur. Le pelvis est stabilisé par une sangle antérieure. Une barre thoracique postérieure (niveau des omoplates) est solidaire du levier du dynamomètre. Cette barre thoracique est reliée à un contre-appui sternal antérieur.

La position 0 de référence est la position de repos. La position d'antéflexion maximale autorisée est de 75° à partir de cette position de référence. Des butées mécanique (TEF™) et électronique (TMC™) assurent les limitations des mouvements.

Le mouvement à réaliser est donc un mouvement de flexion du tronc et du pelvis et un redressement jusqu'à la position 0 de référence.

Sur un plan biomécanique, ces exercices de flexion et de redressement sollicitent conjointement un grand nombre de groupes musculaires qui vont être soit les moteurs du mouvement, soit des stabilisateurs en simultané.

On constate ainsi que, lors de cette tâche, les membres inférieurs, la ceinture scapulaire et les membres supérieurs vont participer aux efforts.

Les principaux muscles moteurs de la flexion sont les muscles de la paroi antérieure abdominale et les muscles psoas-iliaques.

Lors de l'extension, il y a successivement un recrutement des muscles grands fessiers et ischio-jambiers, puis des muscles extenseurs du tronc.

Dans ce redressement, c'est le fascia thoraco-lombaire (large nappe musculo-aponévrotique) qui sert de lien mécanique de transmission des forces entre les muscles postérieurs du tronc et les muscles postérieurs du train inférieur.

Au cours des mouvements d'aller et retour, c'est l'ensemble de la musculature des membres inférieurs qui participe par co-contraction au recrutement musculaire.

L'unité Torso (Photo 14) permet d'enregistrer des efforts de rotation du tronc en position assise.

L'axe du dynamomètre est vertical et situé à l'aplomb du rachis du sujet. En position assise, les membres inférieurs sont stabilisés (cale pelvienne, cale médiane pour les cuisses, cale pour les pieds).

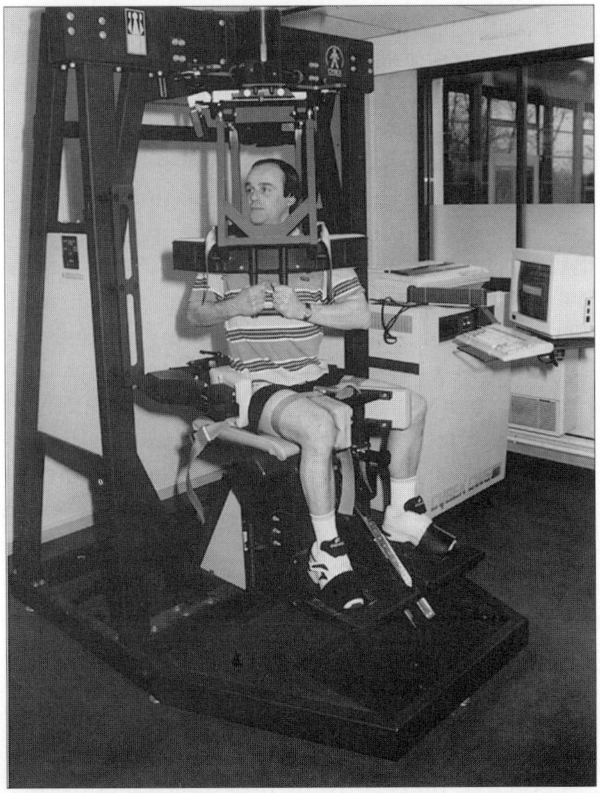

PHOTO 14 : OUTIL ISOCINÉTIQUE D'ÉVALUATION ET D'ENTRAÎNEMENT EN ROTATION DU TRONC.

Le sujet est solidarisé avec l'axe du dynamomètre par une barre thoracique postérieure et une barre thoracique sternale antérieure.

L'amplitude articulaire active maximale autorisée est de 45° de part et d'autre de la position 0 médiane de référence.

Un système de butée mécanique assure la limite passive du mouvement.

Les 90 ° qui correspondent à l'ensemble du mouvement sont assurés par une rotation vertébrale sur l'ensemble du squelette rachidien entre l'assise de la machine et la barre dorsale (avec en réalité peu de rotation au niveau lombaire) et une rotation scapulaire.

Il n'y a pas de mouvement au niveau des membres inférieurs mais les muscles vont toutefois se contracter (en particulier les muscles adducteurs) pour assurer une stabilisation des muscles moteurs de la rotation.

Les muscles moteurs de la rotation sont :

- les muscles de la paroi antérieure (les obliques ++),
- les muscles paravertébraux dans leur composante rotatoire,
- les grands dorsaux homolatéralement à la rotation [366],
- l'ensemble des muscles des membres supérieurs.

Méthode

► Échauffement

Les malades s'échauffent sur cyclo-ergomètre isocinétique à membres inférieurs à une puissance imposée de 600 kg m/min à la vitesse de 90 rév. min^{-1} durant 5 min, échauffement suivi d'une période de repos correspondant au délai d'installation sur la machine.

► Protocole

Flexion-extension

- amplitude articulaire active avec un maximum autorisé de 75° de flexion à partir de la position 0 redressée,
- vitesses : 30 °/s (3 répétitions), 90 °/s (5 répétitions), 120 °/s (20 répétitions),
- temps de repos entre les séries : 120 s,

- évaluation réalisée sans correction de la gravité. Cette correction, compte tenu de son intérêt [385], doit être maintenant, pour nous, mise en application.

Rotation

- amplitude articulaire active avec un maximum autorisé de 45° de part et d'autre de la position médiane,
- vitesses : 60 °/s (5 répétitions), 90 °/s (5 répétitions), 150 °/s (20 répétitions),
- temps de repos entre les séries : 120 s.

Résultats

Nous recueillons des données isocinétiques numériques quantitatives et graphiques qualitatives [400].

Les données numériques

De l'ensemble des valeurs qui peuvent être exprimées lors des rapports, nous retenons le Moment de Force Maximum (MFM) exprimé en Newton-mètres, le Travail (T) exprimé en Joules, la Puissance (P) exprimée en Watts. Ces valeurs sont étudiées pour les tests à vitesse lente et à vitesse rapide. L'ensemble des résultats est rapporté au poids du corps. Les valeurs brutes des agonistes et des antagonistes sont comparées entre elles donnant ainsi des ratios.

Les tests réalisés chez les sujets sains nous donnent une série de valeurs statistiques de référence permettant une comparaison. Ces données constituent une base à la compréhension du déficit musculaire enregistré chez le lombalgique et permettent de quantifier le réel déficit enregistré.

Chez les lombalgiques chroniques, on peut retrouver une diminution du secteur articulaire actif d'évaluation. Ceci confirme d'ailleurs dans ces cas-là, la perte de mobilité enregistrée lors de l'inclinométrie. Si l'amplitude articulaire est inférieure à celle utilisée chez les sujets sains, on doit modérer l'interprétation des comparaisons « sain-malade » en particulier sur les paramètres MFM et T qui sont de toute façon modifiés si on compare des enregistrements réalisés sur des secteurs articulaires différents. Le même type de précaution est à prendre pour les comparaisons dans le temps d'un même malade dont les amplitudes des tests et retests ne sont pas identiques.

Flexion-extension

Chez les sujets sains [147], on retrouve des valeurs des extenseurs toujours supérieures aux valeurs des fléchisseurs. Il y a un léger décrément entre la vitesse 30°/s et la vitesse 120°/s. Les sujets masculins sont, pour la flexion/extension, toujours plus forts que les sujets féminins.

Pour le MFM, les ratios fléchisseurs sur extenseurs de l'ensemble des sujets s'étalent de 0.64 à 0.72 en fonction de la vitesse. Pour la Puissance, ces ratios s'étalent de 0.70 à 0.77. Ces évaluations ont été réalisées sans correction de la gravité. Avec correction de la gravité [385], les résultats sont très différents et mettent en évidence la prépondérance des muscles extenseurs vis-à-vis des fléchisseurs.

En mode excentrique, le recrutement musculaire est plus important qu'en mode concentrique. Nous avions étudié une série de sujets sains indemnes de pathologie rachidienne [400]. Les résultats de l'évaluation des muscles extenseurs du tronc montraient une prédominance pour le mode excentrique avec un ratio Excentrique/Concentrique égal à 1.30.

Au total, l'évaluation isocinétique en flexion-extension chez les lombalgiques chroniques retrouve :

- des muscles extenseurs du tronc anormalement moins forts par rapport aux muscles fléchisseurs. Ainsi, le ratio fléchisseurs/extenseurs est augmenté, aux dépens des extenseurs, voire inversé dans certains cas ;
- des muscles fléchisseurs peu affectés voire normaux ;
- une chute très élevée des valeurs aux vitesses rapides (en rapport avec une inhibition) ;
- un comportement particulier au cours du test de fatigue avec un recrutement faible durant l'épreuve mais souvent progressivement croissant entre les premières répétitions et les dernières (là aussi en rapport avec l'inhibition).

La pente d'établissement de la fatigue est ainsi anormalement inversée et montante (Fig. 20).

Rotation

Chez les sujets sains [147], il y a normalement toujours un recrutement égal dans la rotation droite et la rotation gauche. Le ratio rotation gauche/rotation droite est ainsi de 1.

Il y a un faible décrément à vitesse rapide, les sujets masculins sont toujours plus forts que les sujets féminins.

Au total, l'évaluation isocinétique en rotation chez les lombalgiques chroniques met en évidence un déficit marqué sur les muscles rotateurs et spécifiquement aux vitesses élevées. Le ratio droite/gauche peut être perturbé mais n'est pas systématique.

Les données graphiques

L'analyse des graphes fournit une approche visuelle du développement de la force des muscles du tronc et du pelvis.

Les courbes d'extension et de flexion sont pratiquement rectangulaires chez le **sujet sain** (Fig. 21). Le temps d'installation du plateau est quasi instantané dès le début du mouvement. La hauteur du plateau de flexion est toujours inférieure à celle du plateau d'extension. Dans la partie initiale de la courbe, deux phases sont discernables :

- la première phase concerne essentiellement le redressement du pelvis et donc l'action des ischio-jambiers et des grands fessiers ;
- la deuxième phase reflète mieux le redressement du tronc.

L'aspect rectangulaire est peu modifié entre les enregistrements à vitesse lente et les enregistrements à vitesse rapide. Sur 5 ou 6 répétitions, le recrutement est parfaitement identique.

En rotation, le tracé a un aspect plutôt triangulaire. Les triangles droit et gauche correspondant à chacune des rotations sont en principe parfaitement symétriques. La forme triangulaire varie peu avec l'augmentation des vitesses.

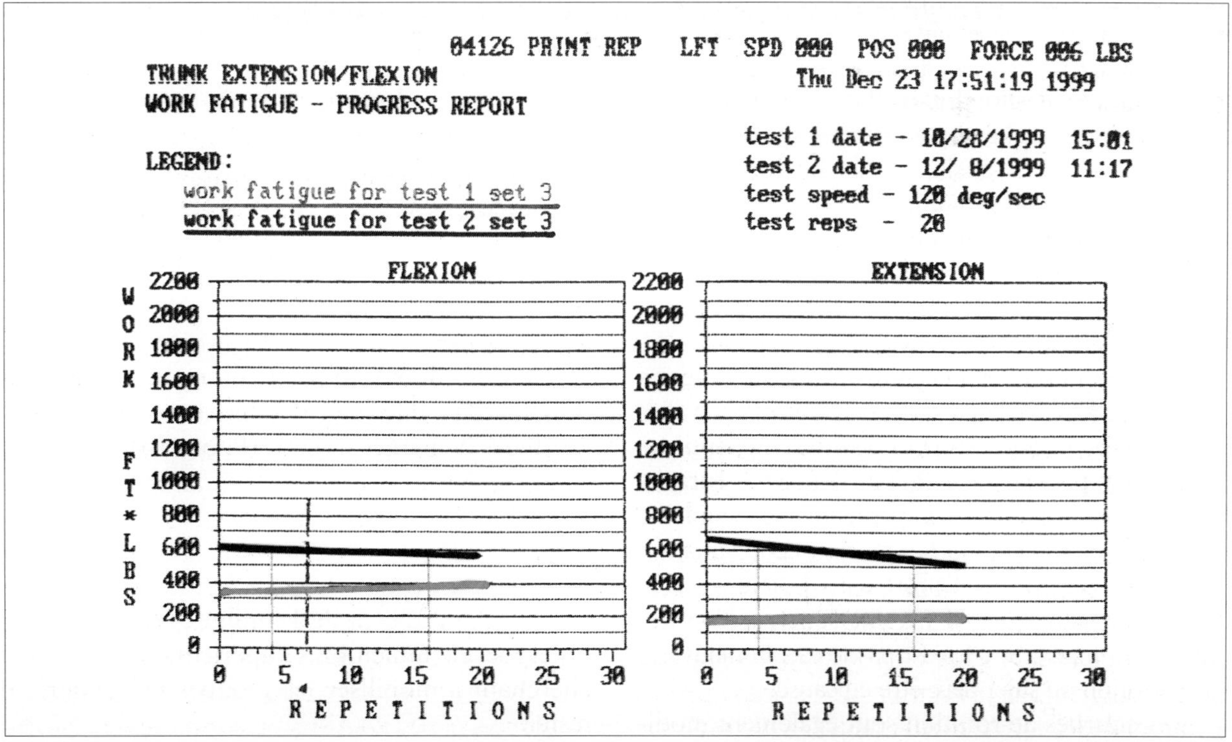

Figure 20 : Évaluation isocinétique de fatigue (n = 20 répétitions) à 120°/sec en flexion extension lombo-pelvienne en position debout. Progression entre les tests à l'entrée (traits noirs) et à la sortie (traits gris) du programme.

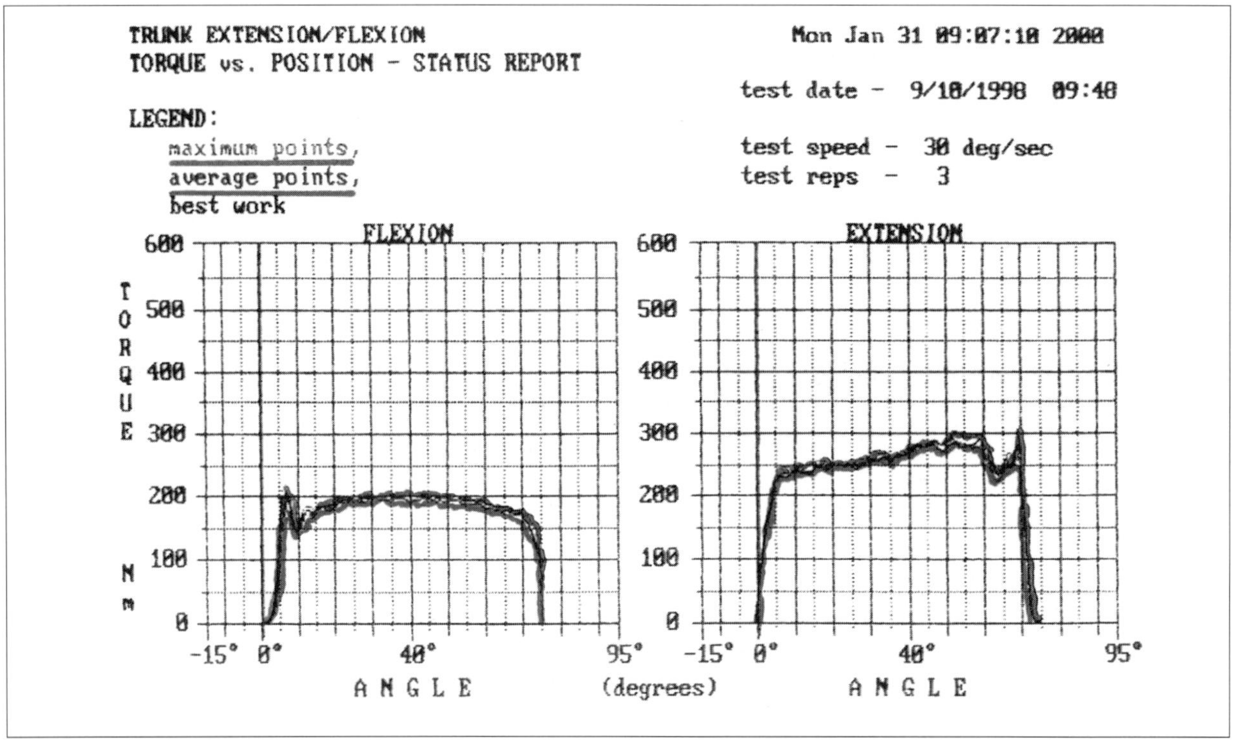

FIGURE 21 : ÉVALUATION ISOCINÉTIQUE À 30°/S EN FLEXION-EXTENSION LOMBO-PELVIENNE. TEST CHEZ UN SUJET SAIN.

Les tracés isocinétiques chez le **lombalgique chronique** ont des caractéristiques spécifiques :

- les courbes d'extension et de flexion ne sont plus rectangulaires,
- le recrutement explosif au début du mouvement est toujours perturbé,
- l'installation du plateau est souvent retardée.

Ces modifications sont plus nettes aux vitesses élevées. Le plateau d'extension est souvent situé sous le plateau de flexion. Au bout de 4 ou 5 répétitions, l'apparition possible de la fatigue donne des enregistrements très variables de la première à la cinquième répétition. Nous cherchons à préciser cette variation de la reproduction de l'effort dans le temps. Si la fatigue n'apparaît pas, il y a une superposition des tracés anormaux. Si tel n'est pas le cas, la mauvaise participation du sujet peut être en cause.

Les courbes de rotation sont également modifiées. Leur caractère angulaire, le niveau de recrutement sont nettement moins bons.

Évaluation des membres

Évaluation anisométrique à charges constantes

Matériel

Nous évaluons tous les groupes musculaires des membres inférieurs et supérieurs à partir de 7 machines à charges Cybex® (Photo 15) (Tab. V).

Méthode

► Échauffement

Un échauffement de 15 minutes est réalisé sur un ergocycle à membres supérieurs ou inférieurs cherchant à mobiliser les groupes musculaires à tester.

► Protocole

Le patient est placé sur chaque machine dans

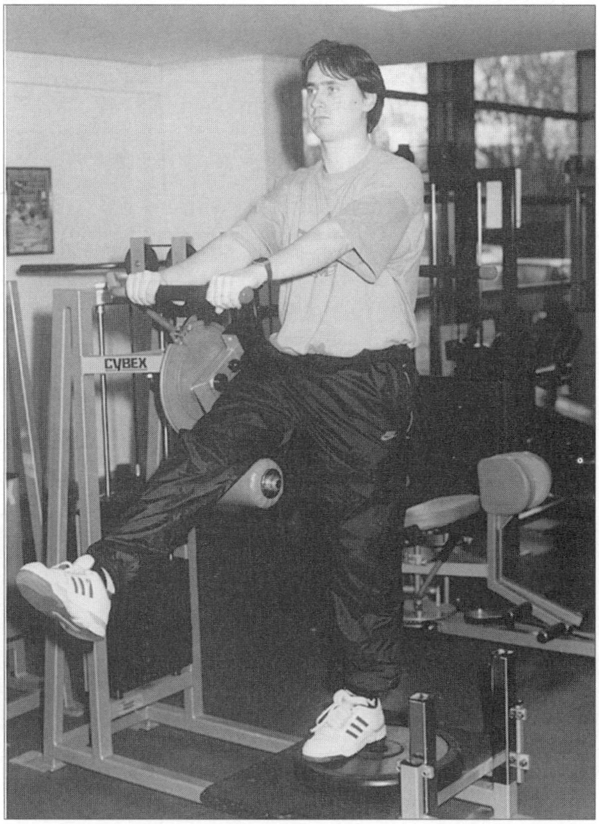

PHOTO 15 : MACHINE À CHARGES D'ÉVALUATION ET D'ENTRAÎNEMENT DES MUSCLES DE LA HANCHE.

une position standardisée. Le mouvement demandé est exécuté 10 fois avec une faible charge sur la machine. Ensuite la charge est incrémentée de 1 plaque en 1 plaque et le mouvement est réalisé en 3 répétitions. Le test est interrompu à la moindre sensation douloureuse ou lorsque les critères d'exécution ne sont plus remplis (amplitude de mouvement réduite, trop grandes compensations ou charge trop lourde). La dernière charge soulevée répondant au bon critère d'exécution correspond à la force maximale du groupe musculaire sollicité. Les valeurs de force maximale recueillies sont exprimées en kilogrammes et reportées sur un graphique en comparaison avec la norme des sujets sains.

Cette évaluation est réalisée à l'entrée, à la fin de la première semaine (en fin de phase d'inhibition), à la fin de la troisième et au terme du séjour.

Le calcul de la charge maximale est un préalable à la programmation de l'entraînement quotidien.

Résultats

Comparativement aux valeurs statistiques de référence [408], les patients lombalgiques ont des déficits très marqués affectant principalement la musculature du plan postérieur des membres inférieurs (grands fessiers, ischio-jambiers et triceps).

Évaluation anisométrique isocinétique

Matériel et méthode

Nous utilisons un matériel de test pour les extrémités permettant l'évaluation des fléchisseurs et extenseurs du genou en position assise. Cette évaluation est réalisée sur dynamomètre Cybex NORM. Après un échauffement de 10 min sur bicyclette ergométrique, le sujet est installé en position assise, avec un sanglage pelvien et un sanglage crural. Le contre-appui résistif est situé à deux travers de doigt au-dessus des malléoles. L'amplitude active du test est la même des deux côtés. La consigne est d'exécuter alternativement des flexions et extensions du genou.

L'évaluation est réalisée aux vitesses de 60°/s (5 répétitions), 180°/s (5 répétitions) et 240°/s (30 répétitions). Un temps de 90 secondes est accordé entre les séries. Le but de l'évaluation des fléchisseurs et extenseurs du genou est d'objectiver la répercussion du déconditionnement sur la musculature du train inférieur. Ce bilan musculaire est répété en fin de séjour.

Résultats

Chez les patients lombalgiques chroniques, l'évaluation isocinétique en flexion-extension du genou en position assise, met en évidence une faiblesse spécifique de 30 % des muscles ischio-jambiers [29].

TABLEAU V : DESCRIPTION DES MACHINES À CHARGES UTILISÉES DANS L'ÉVALUATION DU POTENTIEL MUSCULAIRE DES MEMBRES LORS DE MOUVEMENTS ANALYTIQUES.

Membres		Noms des Machines	Description - Principaux groupes musculaires
Membres Inférieurs	n°1	*Leg press*	Presse à jambes horizontale. Extenseurs des jambes
	n°2	*Leg curl*	Flexion de genou. Ischio-Jambiers
	n°3	*Multi hip*	Extenseurs de hanche. Grands et petits fessiers
		Multi hip	Fléchisseurs de hanche. Psoas, droit antérieur
		Multi hip	Abducteurs de hanche. Moyen fessier
		Multi hip	Adducteurs de hanche. Adducteurs
	n°4	*Standing calf raise*	Extension de cheville. Triceps
Membres Supérieurs	n°5	*Rowing*	Tractions de bras. Deltoïde, trapèze, rhomboïde et biceps
	n°6	*Chest press*	Extension de bras. Triceps, pectoraux et deltoïde
	n°7	*Cable column station*	Abaisseurs de l'épaule
		Cable column station	Dorsaux, rhomboïde et biceps

ÉVALUATION FONCTIONNELLE

Le tronc constitue le maillon central de la chaîne fonctionnelle biomécanique unissant les membres inférieurs et les membres supérieurs. Sa rupture rend cette chaîne inefficace et provoque une perte de l'adaptation naturelle des membres et du système cardio-vasculaire aux efforts liés aux activités de la vie quotidienne et professionnelle.

Le déconditionnement de toute la chaîne biomécanique musculo-articulaire retentit sur les capacités fonctionnelles, notamment l'aptitude à produire des efforts de soulèvement. Deux tests permettent d'approcher de façon objective cette tâche : un test de manutention des charges et un test de quantification isocinétique.

Évaluation anisométrique par port de charges

Le Test de Soulever de Charges (TSC) est l'adaptation du test américain PILE (*Progressive Isoinertial Lifting Evaluation*), décrit par Tom Mayer [255].

Il s'agit d'un test dynamique évaluant la capacité physique, l'endurance à l'effort et la performance fonctionnelle.

Le protocole du TSC implique le soulèvement de charges disposées à l'intérieur d'une caisse légère en plastique. La levée de cette caisse met en jeu le secteur lombaire dans un plan frontal du sol jusqu'à un plateau situé à 75 cm de hauteur (Photos 16 & 17).

Les sujets masculins démarrent leur test avec une charge de 5 kg, tandis que les sujets féminins commencent le leur avec une charge de 2,5 kg. La charge est augmentée de 5 kg pour les hommes et de 2,5 kg pour les femmes après un cycle de 4 levées (comprenant 8 mouvements) à effectuer en 20 secondes. Un mouvement implique un simple déplacement d'un niveau à un autre, c'est-à-dire du sol jusqu'au plateau ou du plateau jusqu'au sol. Un cycle implique les deux mouvements « aller-retour », c'est-à-dire sol-plateau-sol.

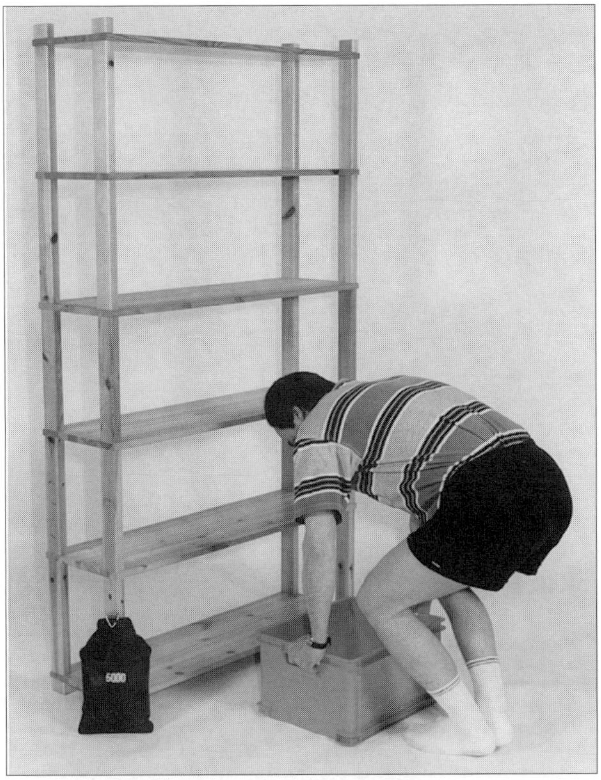

PHOTO 16 : TEST DE SOULEVER DE CHARGES TSC (POSITION DE DÉPART – PLAN SAGITTAL).

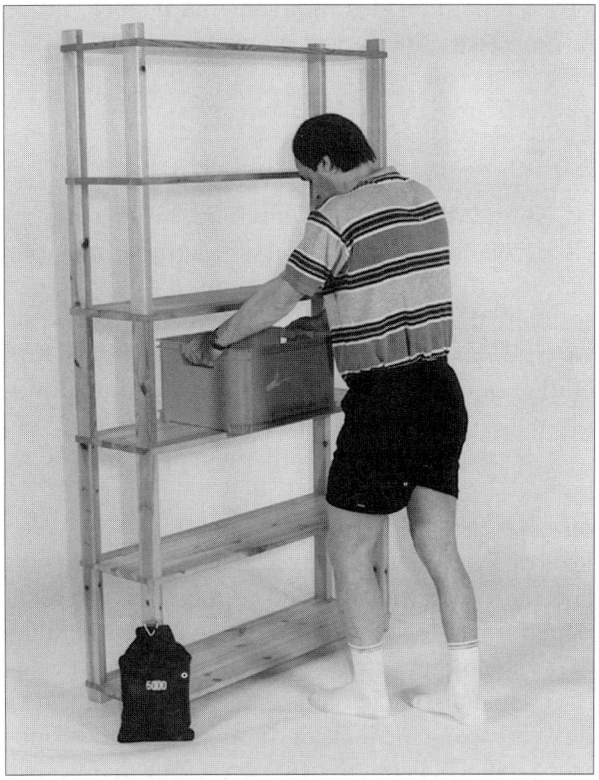

PHOTO 17 : TEST DE SOULEVER DE CHARGES TSC (POSITION D'ARRIVÉE – PLAN SAGITTAL).

Dans le test PILE l'épreuve est arrêtée suivant quatre critères :

- soit à la demande du sujet (*psychological end-point*),
- soit parce que le temps imparti pour effectuer le cycle des 8 mouvements est dépassé,
- soit parce que la fréquence cardiaque dépasse 85 % de la fréquence cardiaque maximale (*aerobic end-point*),
- soit parce que la quantité de charges additionnées atteint une limite (*safety end-point*) fixée au départ (1988) entre 55 % et 60 % et ramenée ultérieurement à un intervalle de 45 à 55 % du poids corporel.

L'arrêt du TSC n'est prononcé qu'en fonction des deux premiers critères. L'épreuve d'effort qui est demandée aux sujets à risques au moment de l'évaluation physique d'inclusion nous renseigne sur les contraintes cardiaques accessibles aux patients.

À l'issue de l'épreuve, l'examinateur évalue la charge totale additionnelle par rapport au poids du corps du sujet testé.

Ce test de soulever de charges, reproductible et fiable, est une évaluation intéressante pour déterminer l'importance du déconditionnement fonctionnel.

N.B. : Les différences entre les unités de mesure (kilogramme et livre anglo-saxonne) des charges du test PILE et du test TSC indiquent que :

- pour les sujets masculins, l'incrémentation de 5 kg du TSC équivaut à 4,53 kg pour le test PILE (1 livre anglo-saxonne = 0,453 kg).
- pour les sujets féminins, l'incrémentation de 2,5 kg du TSC équivaut à 2,265 kg pour le test PILE.

La répétition des mouvements génère, de ce fait, un écart final non négligeable.

Évaluation anisométrique isocinétique : La Liftask™

L'unité tridimensionnelle Liftask™ permet un effort de soulèvement-traction fonctionnel par l'intermédiaire d'un filin, muni d'une poignée solidaire d'un dynamomètre isocinétique (Photos 18 & 19). Ces dix dernières années, plusieurs études ont porté sur ce type d'évaluation fonctionnelle [142, 143, 144, 278, 307, 416].

Les vitesses de déroulement du filin sont linéaires et constantes et s'échelonnent de 15 cm/sec à 90 cm/sec.

Lors de l'élévation, le sujet se baisse et saisit la poignée afin de dérouler le filin depuis le niveau de la plate-forme de la machine jusqu'à une hauteur déterminée (hauteur du pelvis, hauteur de la ceinture scapulaire ou hauteur totale du sujet bras tendus vers le haut) : il s'agit du mode test anthropométrique. La hauteur peut être aussi définie par rapport à un plan de référence lié à l'activité professionnelle du sujet : il s'agit du mode test ergométrique. Le retour s'effectue librement sans effort par enroulement dans le sens inverse du câble sous la plate-forme. La Liftask™ est une machine isocinétique qui teste la chaîne musculaire complète, c'est-à-dire les membres inférieurs, le tronc et les membres supérieurs, par des exercices de simulation de soulever de charges.

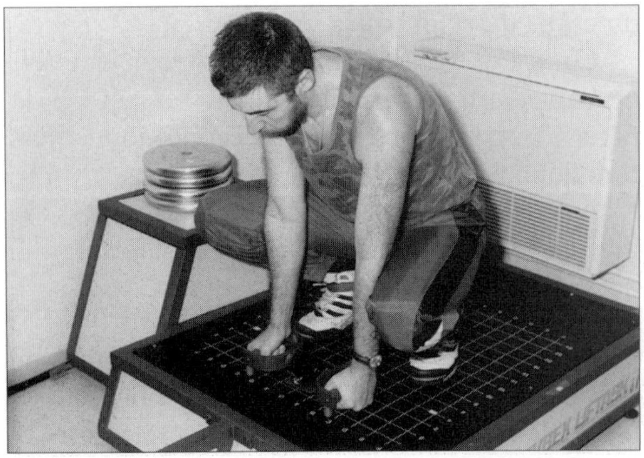

PHOTO 18 : OUTIL ISOCINÉTIQUE D'ÉVALUATION ET D'ENTRAÎNEMENT EN SIMULATION DE SOULEVER DE CHARGES (POSITION DE DÉPART – PLAN SAGITTAL).

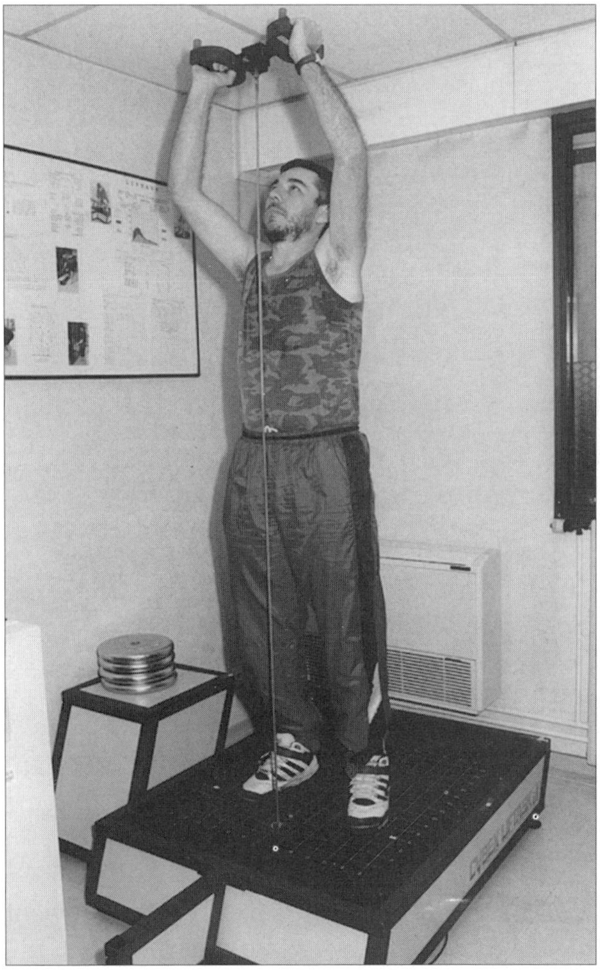

PHOTO 19 : OUTIL ISOCINÉTIQUE D'ÉVALUATION ET D'ENTRAÎNEMENT EN SIMULATION DE SOULEVER DE CHARGES (POSITION D'ARRIVÉE – PLAN SAGITTAL).

Le dynamomètre recueille les informations. Le système informatique connecté à celui-ci les traite en données chiffrées en termes de pic de force, de travail total, de puissance moyenne et de force moyenne ou les transforme en données graphiques. La Liftask™ ne permet pas de quantifier un muscle ou un groupe de muscles mais un ensemble de muscles engagés en chaîne dans un mouvement : elle permet donc de quantifier un effort.

Une fois par semaine à partir de la fin de la troisième semaine, le sujet effectue un test dans le plan sagittal uniquement et suivant le protocole suivant :

- vitesse 60 - 30 - 90 (cm/sec)
- répétitions 04 - 04 - 04
- repos 90 - 90 - 90 (secondes).

À l'issue de l'évaluation, l'analyse des graphes fournit une approche visuelle du travail de l'ensemble de la chaîne fonctionnelle (Fig. 22).

Chaque courbe se partage en deux parties distinctes :

- la première partie met en jeu la musculature des membres inférieurs et du bloc lombo-pelvien ;
- la seconde partie met en jeu la musculature des membres supérieurs et du rachis cervical.

C'est le début du tracé qui, dans l'évaluation du lombalgique, fournit le plus d'indications discriminantes. Chez le sujet sain, la première phase prend une forme pratiquement rectangulaire. Dès le début du mouvement, le recrutement explosif dessine un premier côté à pente verticale (et surtout à vitesse lente). Ensuite, le tracé a la forme d'un plateau horizontal jusqu'à un fléchissement préparatoire à la seconde phase. Chez le lombalgique, la première phase de la courbe présente une configuration beaucoup plus bombée, correspondant à un faible engagement du secteur lombo-pelvien et de son maintien musculaire.

Les données numériques fournissent des informations sur le pic de force, le travail total, la puissance moyenne et la force moyenne.

Une différence significative existe entre les valeurs des paramètres de référence normative et celles des lombalgiques chroniques [254, 370]. Ce déficit est toutefois moins accusé que celui enregistré sur les fléchisseurs et les rotateurs en raison de la suppléance possible des

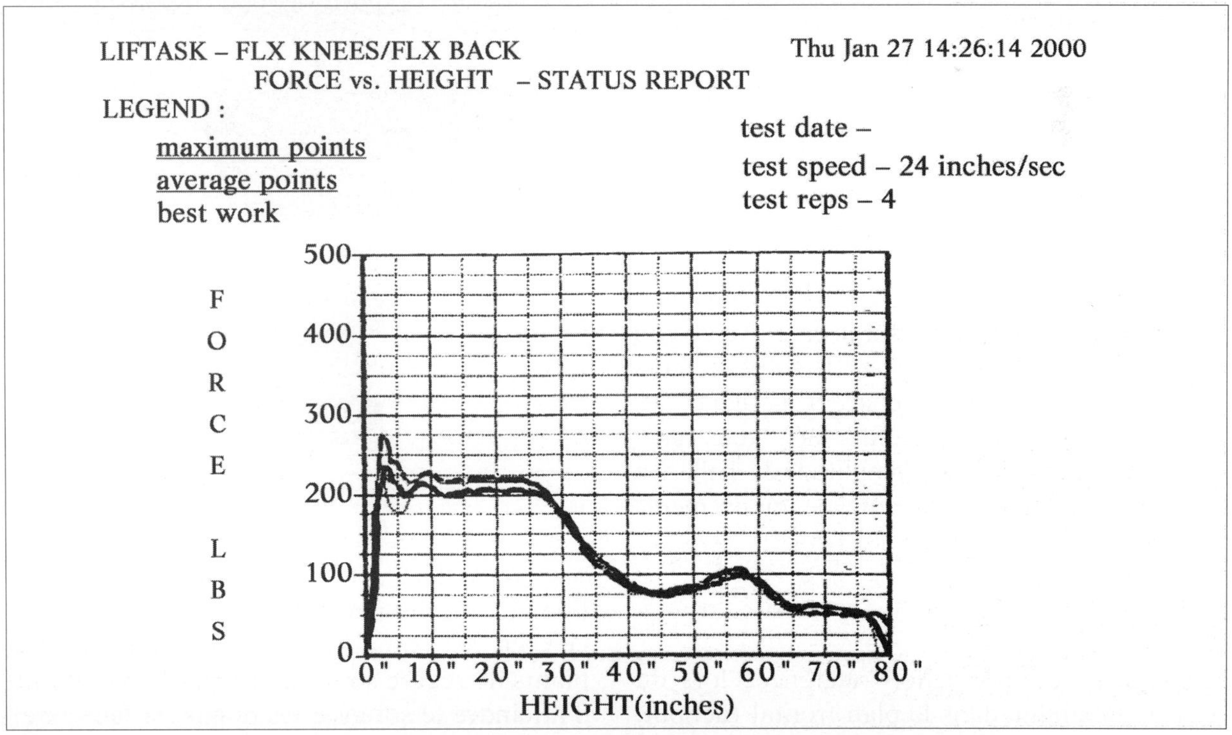

FIGURE 22 : ÉVALUATION ISOCINÉTIQUE À 24 INCH./SEC EN SIMULATION DE SOULEVER DE CHARGES. TEST CHEZ LE SUJET SAIN.

membres inférieurs et des membres supérieurs. Cette suppléance qu'exercent les membres masque parfois le retentissement de la lombalgie sur le plan de la capacité à porter. Le tronc est dans ces conditions en situation de risque car il est le point de fracture potentielle de la chaîne biomécanique.

Évaluation dans une activité physique adaptée : la gymnastique fonctionnelle du Rachis

La gymnastique fonctionnelle du rachis, basée sur des épreuves standardisées ne nécessitant que du petit matériel (balle, *medicine ball,* tapis, plots), évalue l'efficacité fonctionnelle du rachis et l'investissement du capital articulaire, musculaire et cardio-vasculaire dans la gestualité [407]. Objectivant la contribution du rachis dans des situations de flexibilité, de force et de coordination, ces bilans renseignent le thérapeute sur le niveau de déconditionnement et le degré d'inhibition.

Évaluation du tronc

Les rotations

Le test est réalisé en position assise (les pieds à plat sur le sol, les genoux fléchis). Les patients ont une balle légère dans les mains. Ils doivent la poser le plus loin possible sur le côté. Au dos du patient, nous matérialisons sur le sol 4 secteurs (90°, 135°, 180° par rapport à la ligne des épaules) de pose de balle (Tab. VI). Nous repérons dans quel secteur d'amplitude la balle est déposée ainsi que la quantité de mouvements effectuée en une minute (Photo 20).

TABLEAU VI : ÉVALUATION DES ROTATIONS DU TRONC : RÉPÉRAGE DES SECTEURS DE POSE DE BALLE.

	Amplitude	Vitesse d'exécution
Rotation Gauche	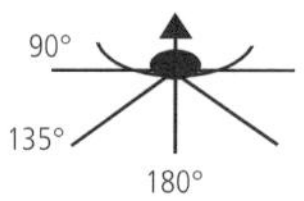	Nb répétitions en 1 min
Rotation Droite	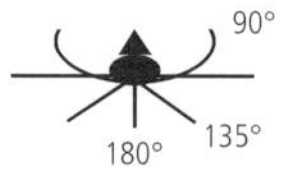	Nb répétitions en 1 min

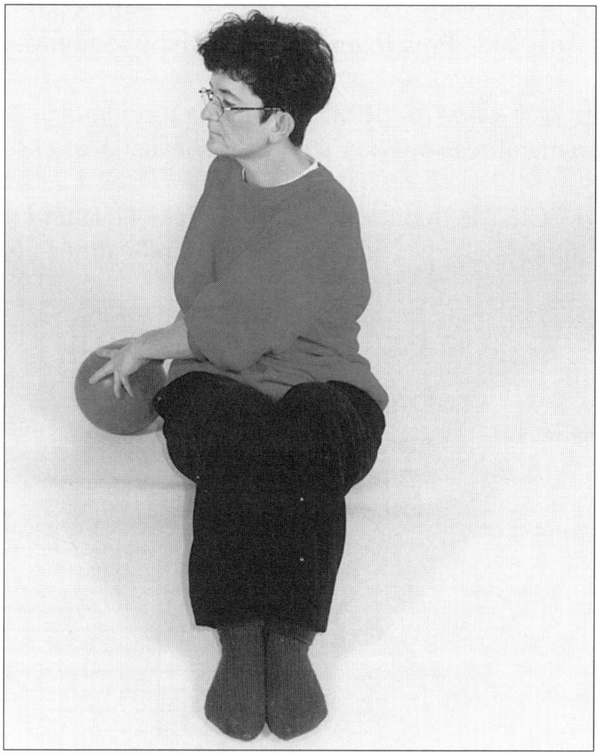

PHOTO 20 : GYMNASTIQUE FONCTIONNELLE DU RACHIS (EXERCICE DE ROTATION).

Les inclinaisons

À partir de la position référencée lors du test de flexibilité dans le plan frontal (debout, pieds écartés de 30 cm), nous apprécions la souplesse lors d'inclinaisons simples dans le plan frontal et combinées à une flexion-rotation. Une grille permet le chiffrage de l'efficacité et de l'amplitude du mouvement. Les points de repère sont donnés par la possibi-lité d'atteindre le sol avec les doigts, la face externe de la cheville, la jambe ou le genou, sans aucun mouvement compensatoire (Photo 21).

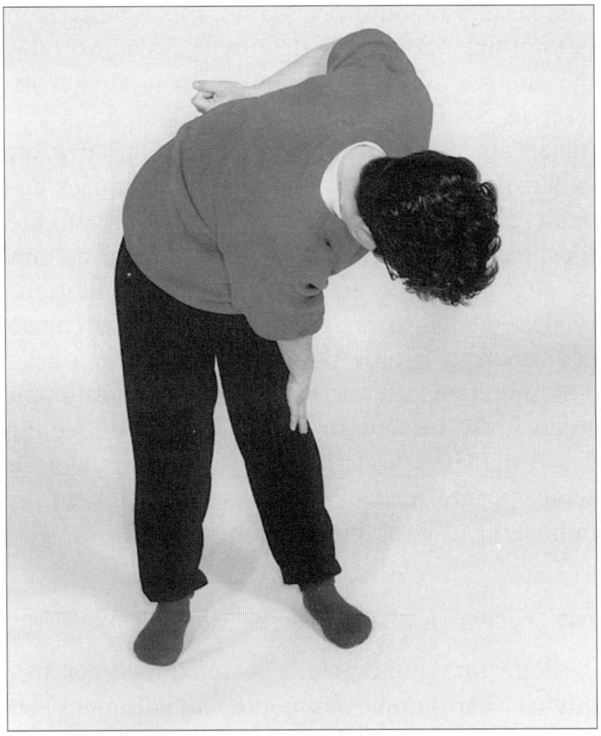

PHOTO 21 : GYMNASTIQUE FONCTIONNELLE DU RACHIS (EXERCICE D'INCLINAISON – ROTATION).

La grille ci-dessous cote le niveau d'efficacité et l'amplitude d'exécution.

Tâches simples et combinées
Efficacité
- Garder les deux jambes tendues.
- Décoller le pied gauche.
- Plier le genou droit.
- Plier les deux genoux.

Amplitude
- Toucher le sol.
- Toucher la cheville.
- Toucher le mollet.
- Toucher le genou.

Le gainage du tronc

Le sujet est en position de pont ventral ou dorsal, en appui sur les mains, coudes tendus et nous mesurons le temps de maintien de la posture.

Évaluation des membres inférieurs

Nous demandons au patient de réaliser le plus grand nombre de flexions complètes de genoux pendant une durée de 45 secondes. Cette épreuve indique au thérapeute les possibilités de coordination du patient ainsi que les adaptations cardio-vasculaires à l'effort. Pour compléter cette épreuve et en nous inspirant du test de Ruffier [326], nous recueillons la fréquence cardiaque du patient au repos, à l'arrêt de l'exercice et 1 minute après. Ces relevés de fréquence cardiaque témoignent des capacités de récupération d'un effort à composante anaérobie. À partir de la grille ci-dessous, nous indiquons le niveau de compensation utilisé par le patient.

- **Sans aucune compensation des mains**
- **Avec appui sur les cuisses**
  - Les deux mains.
  - La main droite.
  - La main gauche.
- **Avec un appui au sol**
  - Les deux mains.
  - La main droite.
  - La main gauche.

Les résultats montrent chez le lombalgique une diminution significative de l'ensemble des paramètres d'amplitude, de vitesse et d'endurance ainsi qu'une augmentation des compensations et des amplitudes cardiaques à l'exercice. Ceci est probablement lié à l'inhibition, la raideur et la faiblesse engendrées par la protection systématique du rachis en verrouillage lombaire et le déconditionnement physique.

Évaluation gestuelle : bilan vidéo

Le bilan vidéo s'intéresse à des gestes fonctionnels de base facilement reproductibles :
- 2 épreuves « Distance Doigts-Sol,

- 2 épreuves de type : « passage debout-couché au sol » et retour sans consigne,
- environ 20 mètres de marche,
- environ 20 mètres de course.

Ce bilan permet de visualiser et d'enregistrer le degré d'inhibition et l'importance de la gêne fonctionnelle. Ces exercices sont le « reflet animé » du handicap de la personne. Ils déterminent précisément le niveau de départ, fixent les objectifs à atteindre et sont le garant aux yeux du patient de la progression obtenue en fin de programme. Réalisé en début et en fin de séjour, l'objet de l'utilisation du bilan vidéo n'est pas l'appréciation chiffrée d'une performance mesurée, mais l'observation qualitative, en présence du patient, de sa gestualité au cours des quatre épreuves. La disparition d'une boiterie, le « gommage » du verrouillage lombaire à chaque changement de position, la fluidité des mouvements, la possibilité de courir à nouveau, sont autant d'éléments qualitatifs mis en évidence au cas par cas.

ÉVALUATION DE LA DÉPENSE ÉNERGÉTIQUE

Toute activité vivante est fondée sur une activité chimique. En présence d'oxygène et d'éléments porteur d'énergie, cette activité libère de l'énergie. Les techniques le plus souvent utilisées pour mesurer la dépense énergétique des sujets sont indirectes et basées sur l'évaluation de la consommation d'oxygène.

La consommation d'oxygène

L'utilisation de la thermochimie respiratoire consiste à mesurer en circuit fermé ou ouvert les échanges gazeux respiratoires. Au cours d'une exploration fonctionnelle respiratoire, le sujet réalise un effort à partir d'un exercice sur ergocycle à membres inférieurs et supérieurs ou sur tapis roulant. Les épreuves sont généralement progressives (dites triangulaires) par paliers successifs de puissance croissante. Ces épreuves en laboratoire permettent de suivre l'évolution des paramètres cardio-respiratoires du sujet et d'obtenir les seuils ventilatoires et les valeurs maximales du $\dot{V}O_2$ et du VE lorsque l'épreuve est exhaustive. Il existe depuis quelques années des analyseurs de gaz portatifs offrant la possibilité d'évaluer les sujets sur le terrain et permettant de se rapprocher au plus près des conditions réelles d'exercice. Cependant, l'utilisation de cette technologie de pointe est coûteuse, lourde à mettre en place et demande une coopération du sujet. En se basant sur l'évolution du $\dot{V}O_2$ pour des intensités sous-maximales d'exercice, la seule mesure de la fréquence cardiaque est un indicateur physiologique intéressant.

La fréquence cardiaque

Pour une puissance sous-maximale, la fréquence cardiaque augmente linéairement en fonction de l'augmentation de la consommation d'oxygène. C'est à partir de cette donnée que de nombreux tests sont basés pour évaluer de manière indirecte le $\dot{V}O_{2max}$ des sujets.

Matériel

Les patients ont une évaluation sur ergocycle à bras et à jambes (Photos 22 & 23) pour mesurer l'adaptation cardio-vasculaire à l'effort.

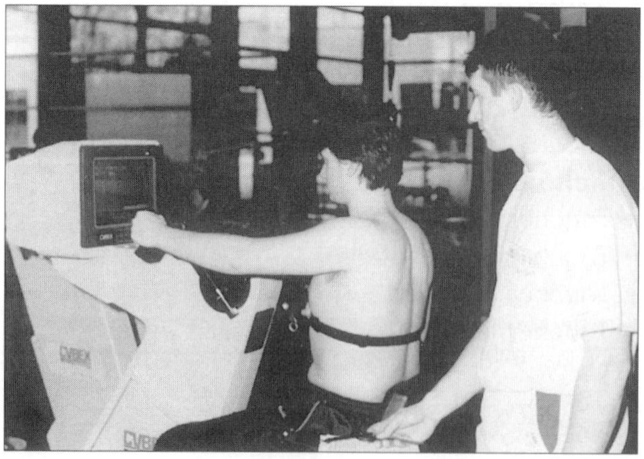

PHOTO 22 : ENREGISTREMENT CARDIO-VASCULAIRE À L'EFFORT SUR ERGOCYCLE À MEMBRES SUPÉRIEURS.

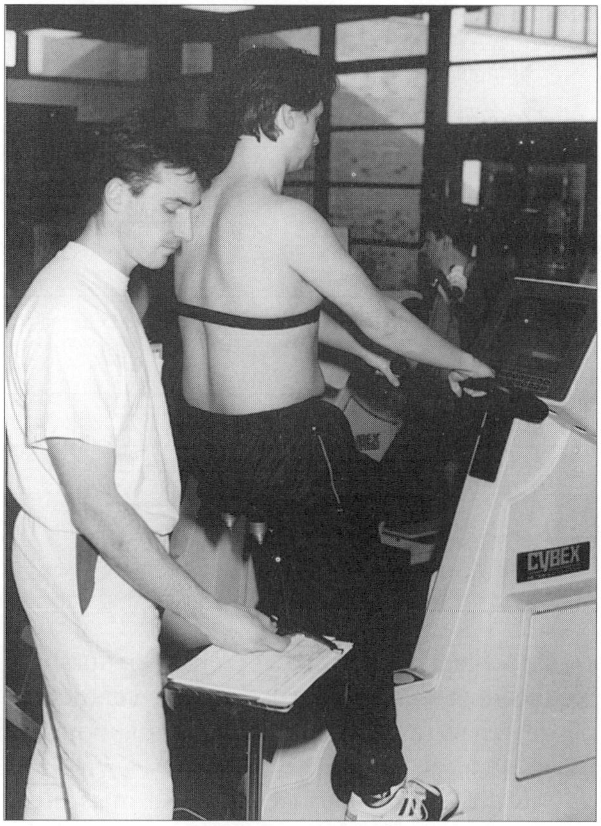

PHOTO 23 : ENREGISTREMENT CARDIO-VASCULAIRE À L'EFFORT SUR ERGOCYCLE À MEMBRES INFÉRIEURS.

La fréquence cardiaque des patients est enregistrée en continu par un cardio-fréquencemètre (Polar PE 4000), de la phase de repos (1 minute avant l'exercice) à la phase de récupération post-exercice (3 minutes après l'arrêt de l'exercice). Cet enregistrement de la fréquence cardiaque permet d'évaluer et de cibler la condition physique du patient en début de prise en charge, à 3 semaines et en bilan de sortie. Avec le logiciel Cardlog, les données du Polar peuvent être stockées dans une base informatique, analysées et superposées aux tests précédents.

Méthode

Ce bilan est réalisé à partir d'épreuves progressives par paliers croissants de puissance inframaximale (Tab. VII). Le critère d'arrêt du test d'effort est fourni par l'atteinte de la valeur correspondante à 85 % de la fréquence cardiaque maximale théorique du patient (soit 220-âge).

Ce protocole réalisé sur ergocycle à membres inférieurs permet d'estimer indirectement la consommation maximale d'oxygène à partir du monogramme d'Astrand [12].

BILAN SOCIOPROFESSIONNEL

Sous l'influence du développement de la médecine moderne et de ce qu'on appelle le modèle médical, la tendance était de considérer santé et maladie comme se réduisant à l'état organique d'un corps individuel, de fait pris en charge dans un univers médical. Cette conception occulte l'autre réalité de cette pathologie qu'est la lombalgie chronique. Elle ne représente pas seulement l'ensemble des symptômes qui conduisent le lombalgique chez son médecin, rhumatologue ou kinésithérapeute. Elle est aussi l'événement malheureux qui menace ou modifie parfois irrémédiablement la vie individuelle du lombalgique, son insertion sociale.

Afin d'éviter cette occultation et face à l'aspect multifactoriel des lombalgies, l'assistant social a tout de suite fait partie intégrante de l'équipe pluridisciplinaire. À charge pour lui d'évaluer ce qui menace la vie individuelle et professionnelle du lombalgique et de l'accompagner vers l'objectif fixé : le retour au travail.

L'intervention peut donc s'articuler autour de 4 points précis. Il est impératif d'appréhender l'environnement professionnel dans lequel baigne le lombalgique. Nous avons généralement à traiter des patients en pleine fleur de l'âge professionnel, à savoir des lombalgiques chroniques âgés de 40 ans en moyenne et possédant une expérience professionnelle significative et pour qui l'arrêt de travail prolongé (8 à 10 mois) constitue une véritable rupture avec l'univers du travail. Cette rupture est renforcée par la chronicisation de la lombalgie et le sentiment pour le patient « d'avoir fait le tour », sans succès, de toutes les solutions thérapeutiques.

TABLEAU VII : LES DIFFÉRENTS PROTOCOLES D'ÉVALUATION DE LA FONCTION CARDIO-VASCULAIRE.

	Protocole	Homme	Femme
Ergocycle à membres supérieurs	Premier palier de puissance	40 watts	25 watts
	Incrémentation	par palier de 20 watts	par palier de 15 watts
	Durée du palier	3 minutes	3 minutes
	Fréquence pédalage	60 rév./min	60 rév./min
Ergocycle à membres inférieurs	Premier palier de puissance	75 watts	50 watts
	Incrémentation	25 en 25 watts	25 en 25 watts
	Durée du palier	4 minutes	4 minutes
	Fréquence pédalage	60 rév./min	60 rév./min
Les deux ergocycles	Arrêt du test	85% de F.C. max. th.	85% de F.C. max. th.

L'entretien avec l'assistant social permet d'établir l'itinéraire de vie professionnelle et surtout de cerner les chances d'un retour à l'activité professionnelle, objectif clairement énoncé par toute l'équipe. Dans la relation rééducative, il existe donc un contrat moral où l'on place le lombalgique chronique dans une position :

- de pouvoir choisir sa venue en rééducation intensive au sein d'une équipe multidisciplinaire ;
- de souscrire à l'objectif fixé et de mettre tout en œuvre (motivation, contacts avec l'employeur) pour l'atteindre et ce dans un temps donné (5 semaines) ;
- d'être donc l'acteur de sa rééducation.

Dans cette perspective, **le contact précoce entre le lombalgique, sa famille et l'assistant social** permet de connaître avec la présence du conjoint(e) :

- la place et le rôle du lombalgique dans la structure familiale,
- sa place et son rôle avant d'être lombalgique et donc ce qu'il devrait retrouver à l'issue de sa rééducation.

Ce contact permettra d'appréhender, durant la rééducation, l'éventuelle nocivité de l'entourage ou de suivre sa déstabilitation face à la nouvelle image du lombalgique.

Vie professionnelle, vie familiale mais aussi vie sociale, en effet, les patients en arrêt maladie prolongée indemnisés au titre de « demi-journée » se retrouvent parfois dans des situations financières relativement paradoxales.

On peut en effet se trouver face à **des lombalgiques en situation financière très précaire**, proches de la marginalisation de la compétition sociale. La motivation à reprendre leur place dans le circuit sera généralement importante afin de devenir à nouveau un agent économique qui permettra de payer son loyer, offrir des études aux enfants...

Ils répondront favorablement à un programme dynamique. Par contre, d'autres patients pris au piège des compensations financières, d'une organisation familiale reconstruite autour du lombalgique, d'une installation administrative dans ce statut seront eux très difficiles à déchroniciser. L'entretien est donc là aussi indispensable pour mesurer l'étendue des bénéfices secondaires éventuels.

Enfin, sur un plan psychologique, l'assistant social peut **évaluer le processus d'installation dans le handicap** du lombalgique réalisé durant tout ce temps de coupures avec la vie sociale et professionnelle. Ce processus peut prendre 2 formes :

- administrative : en intégrant les procédures de demande de reconnaissance de la qualité de travailleur handicapé, de carte d'invalidité, de pension d'invalidité ;
- intégration au monde des handicapés en voulant vivre pour le lombalgique plus avec ce qui lui reste que regagner ce qu'il a perdu.

Professionnel, familial, financier et psychologique sont autant de balises à repérer dans la trajectoire du lombalgique afin que la route d'une rééducation intensive au titre du programme RFR ® n'aboutisse pas à une voie sans issue pour le patient et les thérapeutes.

BILAN PSYCHIQUE

Dans le syndrome de déconditionnement, la dimension psychique ne peut être réduite aux simples conséquences de la lombalgie chronique exprimées en termes de dépression, anxiété, dévalorisation, incidences psychosociales et professionnelles.

Il est certain que ces items existent, modulant l'expression et la perception de la douleur, mais ils ne sont pas en soi déterminants dans la liaison entre simple désadaptation physique, conséquence d'une lombalgie aiguë ou sub-aiguë et l'état chronique objectivé par le syndrome de déconditionnement [305].

Nous utilisons pour l'évaluation de l'état psychique d'un patient deux voies distinctes quant à leurs possibilités de mise en évidence de facteurs psychiques : **l'entretien et la pratique des tests.**

L'entretien

Le premier entretien psychiatrique permet de saisir par quelles modalités singulières ou quelles stratégies spécifiques, un sujet établit, dans sa dynamique personnelle (la plupart du temps à son insu), son symptôme organique, ici en l'occurrence sa lombalgie chronique.

Nous rappellerons brièvement et très schématiquement que le symptôme, pour un individu, est un compromis entre d'inconscients désirs, des nécessités existentielles, des contraintes extérieures avec retentissement interne, voire psychosomatique de ces contraintes [189].

Nous pensons que le **travail du psychiatre** est de comprendre, de **cerner pour dépasser le simple lien de causalité physique** souvent allégué comme *primum movens* de l'invalidité, allégation enfin repérée **dans sa fonction de leurre.**

Or, cette fonction de leurre, encore définie dans certains cas, comme fonction-écran, est en fait **un appel à la communication.** Cette dernière étant bloquée ou impossible, **elle s'organise,** au sens où elle s'incarne dans un organe ou un système d'organes : le système ostéo-musculo-articulaire de la colonne vertébrale est en l'occurrence un lieu dont l'évocation mythique fait surgir des thèmes de support, d'axe, d'armature verticalisée.

Le mythe est, selon Levi Strauss, le système qui **tente** d'établir et de soutenir **des solutions censées résoudre des questions existentielles** collectives et individuelles. Dans le contexte de notre culture judéo-chrétienne, citons à titre d'exemple le mythe d'Atlas portant le monde. Un autre exemple est repérable dans le discours de nos contemporains [381]. Leurs propos ne fleurissent-ils pas couramment de : « j'en ai plein le dos »... « Tout me tombe sur les épaules »... « J'ai les reins brisés »... « Le dos rompu »... etc.

Le rôle du psychiatre est donc de saisir ou de faire saisir au-delà de l'utilisation du symptôme et des causalités de tous ordres, fallacieusement alléguées, au-delà même de la valeur du symptôme, de saisir ce qui, dans la dynamique personnelle du Sujet, peut faire sens et de situer, dans la hiérarchie des valeurs objectales, le symptôme ainsi repéré.

Nous avons des patients qui sont venus à nous proclamant, à haute voix, leur désir de guérison, leur souci de « bien faire » ; or, ce « bien faire », est parfois entaché de manifestations de résistance peu communes au traitement, qui se traduisent alors par des « C'est pire qu'avant » « J'ai encore plus mal » etc.

Connaître la structure psychique d'un individu **oriente la thérapeutique** préconisée en prenant en compte dans sa **globalité le Sujet,** c'est-à-dire la façon qu'il a de gérer, entre autres, les différentes ruptures auxquelles il se trouve confronté (deuil d'un parent... perte d'un lieu de travail investi – fût-ce même au profit d'une mutation professionnelle plus rémunératrice – difficultés conjugales...).

Repérant les répétitions significatives, qui stigmatisent les blocages relationnels, à travers les rechutes somatiques, l'itération des arrêts de travail et les réinterventions chirurgicales, le psychiatre détermine **les stratégies psychiques de la personne** ; ce qui permet d'anticiper certaines impasses rendues prévisibles et de les éviter lors du programme RFR ® [76].

Ainsi, pour certains patients, le psychiatre effectue au décours du traitement RFR ® le soutien psycho-affectif nécessaire et apprécie la manière dont le patient génère ou rétablit de nouveaux branchements avec l'environnement extérieur, lorsqu'il peut accepter enfin d'être dépris de son symptôme. Il est tout autant indispensable, pour décentrer la solution existentielle adoptée par le patient (et que représente entre autres la lombalgie chronique), – sans que toutefois ce support existentiel s'effondre – **d'établir et de maintenir un consensus entre les partenaires de l'équipe soignante,** par le fonctionnement des groupes d'inter-contrôle et de reprises de cas au cours du séjour hospitalier.

C'est à ce prix que le patient réaborde le monde du travail, l'incluant dans un avenir possible, mais on ne peut jouer l'entreprise RFR ® **sur un damier** si le patient mobilise ses pièces **sur un échiquier,** sur un « support - jeu d'échec » ou s'il est simplement **à l'œuvre de construire ou de créer le support de son jeu/Je.**

Notre intervention se situe précisément là, dans l'accompagnement, dans le franchissement de cette passe qui inaugure en substance l'abandon, le renoncement, le dépassement du symptôme.

L'intervention que nous effectuons **réinstaure une qualité de communication** suffisante avec l'extérieur, et pour ce faire, il importe que nous **proposions différents modules** (on pourrait dire à géométrie variable) adaptables et articulables, soit de type groupal, soit de type individuel. Ces différents modules permettent d'éviter, ou de repousser l'échéance d'une mise en invalidité, dont la signification ne serait autre que la conséquence de la perte d'une capacité à communiquer.

Les facteurs psychiques jouent un rôle important dans le processus de perception de la douleur et peuvent également limiter le succès du traitement.

M. M. ou la lecture « psycho-somatique »

M. M. est né en 1954 ; âgé d'une quarantaine d'années, c'est un homme de haute stature et de bonne corpulence, qui s'assied maintenant avec difficulté devant les médecins qui le reçoivent. S'appuyant sur la fesse et la cuisse droites, utilisant un vocabulaire précis avec, à l'évidence, une recherche du mot juste, il annonce d'emblée la couleur : « *difficulté lombaire et ça depuis 10 ans* ». Il y a 10 ans, en effet, il lui avait été dit « *il faut vous faire opérer de ce dos, ce sera une opération bénigne* ». M. M. commente cette injonction médicale et nous informe que bien plus que le fait de ne plus avoir mal, il espérait comme conséquence de l'acte chirurgical, la possibilité de recourir. Il le formulait ainsi « *courir, c'est un ballon d'oxygène* » et ajoutait « *d'autant qu'on n'avait qu'un enfant à l'époque. Pour moi, professionnellement, l'important était de pouvoir maintenir la pression au niveau travail. J'étais dans une société, on se gérait en comité de copains. Moi, je maintenais le contact avec l'extérieur en tant que commercial. La société, on l'a créée en 1983 avec les copains. Enfin, on l'avait créée avec un certain nombre d'amis grossistes en produits de papeterie fantaisie* ».

Avec la méticulosité du discours que l'on rencontre chez les sujets de type obsessionnel, M. M. annonce la survenue de difficultés somatiques et le mode de fonctionnement qui lui est propre. Ce qui fait courir (non pas David) mais M. M., c'est le travail (non pas le travail du grossiste en papeterie comme l'effectuent ses amis) mais le travail en marge du groupe de copains, le travail en dehors du bureau (dont l'assise est maintenue par les autres). Ayant la certitude que le groupe de ses pairs assure la cellule basale dont il dépend, M. M. peut « fonctionner » en dehors du bureau, en dehors des rails, horaires, lieux, habitudes, c'est-à-dire fonctionner essentiellement au contact avec l'extérieur.

Tels sont les nécessités, les prérequis existentiels qui offrent à M. M. la possibilité de gérer son dynamisme, ses motivations, les psychanalystes diraient de gérer **son désir inconscient.**

Voilà ce que recouvrait la périphrase énoncée par M. M. « *pour moi l'important, c'est de maintenir la pression au niveau du travail* ».

Fondée en 1983, cette société de 4 amis voit en 1988 la possibilité de passer à une étape plus importante car dit-il « *sur le plan du fonctionnement général, ça marche bien, on arrive à être à peu près une quinzaine, en 1990, le chiffre d'affaires double et c'est classique, ce qui arrive aux entreprises, on augmente les stocks et comme on n'a pas vraiment les paiements en retour, on manque de capitaux propres. Un des banquiers associé avec nous qui fait partie du groupe, ne nous a pas donné la possibilité d'avoir des fonds de roulement suffisants. Et même ! il s'est retiré en disant « si vous ne voulez pas amputer sur vos biens propres, vous devriez arrêter les comptes* » ». M. M. ajoute « *le dépôt de bilan s'est fait en 1991, on a réussi à sauver nos biens propres et même plus* ».

En évitant de pointer, ce qui se fait souvent, **le hors sujet des propos,** nous avons pris garde de ne pas interrompre le patient ; au contraire, nous l'avons suivi dans l'élaboration de son anamnèse professionnelle car celle-ci lui **corps-respond**. Son corps, son être au monde nous est offert à son insu, **il est dépendant « comme un toxico de sa drogue » de son groupe,** non pas des avoirs financiers mais de la quille, **de l'enveloppe générée par ce groupe,** à la marge duquel il pouvait exister comme un forcené en maintenant la pression. Nous pressentons qu'il va nous révéler le témoignage sous forme d'accident, de **la déchirure de son tissu existentiel.** C'est dans la suite immédiate du dire « *malgré l'équilibre socio-financier et le fait d'être très vite réembauché comme cadre chez une grande marque de stylo et d'y gagner plus avec moins de soucis* », **M. M. déprime.**

Nous nous attendions donc à nous voir communiquer soit l'accident, ou le passage à l'acte suicidaire, soit la somatisation qui découlerait de cette modification d'environnement. Le passage à l'acte suicidaire a eu lieu mais c'est à l'assistant social que M. M. l'a révélé ; à nous psychiatres, il nous l'a tu. Mais quant à l'accident dont nous connaissions la probabilité, l'accident de parcours de vie, c'est l'ami, le meilleur ami qui l'a exprimé dans son corps. M. M. en témoigne de la manière suivante : « *il faut dire qu'à cette même époque, en 1991, le dépôt de bilan a entraîné la mort de mon meilleur ami qui participait à la gestion de la société. Il avait été opéré à l'âge de 18 ans d'une tumeur, un ganglion à la gorge. Il laisse une femme et trois enfants. Vous savez, il s'est laissé aller, il n'en voulait plus* ».

Nous sommes impressionnés de comprendre que **les propos de M. M. tenus sur son ami communiquent** en fait ce qui s'est déroulé **pour une partie de lui-même.**

Il serait, à notre avis, erroné de croire, comme en bonne logique ou bonne orthodoxie psychanalytique on pourrait le déduire, que le dépôt de bilan et la perte de l'ami ont entraîné la dépression nerveuse de M. M. et sa tentative de suicide.

Les jeux sont faits, mais le « Je » n'est pas là. Le Je n'est plus puisqu'il s'évanouit au lieu même où la bipartion structurale s'agite.

Les jeux sont faits, M. M. s'en tire bien objectivement. Cependant que la lombalgie apparaît, M. M. s'en tire bien objectivement selon les normes du **registre de l'avoir**, mais **objectalement et narcissiquement, il est atteint corporellement.** Ce qui le tenait et l'animait, c'est-à-dire le groupe des copains et la vie au contact, le commerce, les échanges avec l'extérieur, tout cela s'est volatilisé. **Cette rupture produit le passage à l'acte suicidaire** et probablement, mais c'est une hypothèse, la reprise, devenue **flambée néoplasique** chez l'ami, le meilleur ami, l'autre lui-même, l'**alter-ego.**

M. M. « *com-prend* » cela si bien qu'il lui faut de toute urgence dans le discours conjurer ce qu'il vient d'évoquer. Il reprend ainsi : « *il laisse une femme et trois enfants, vous savez il s'est laissé aller, il n'en voulait vraiment plus. Ma femme, c'est tout à fait mon opposé, elle est calme, elle est stable, elle tient* ».

La cassure apparente dans le fil du discours, les propositions fournies à l'interlocuteur, tels les simulacres de Lucrèce, tels les attributs qui qualifient l'épouse, lui servent à **tapisser de toute urgence un nid**, la surface d'un nid, **la surface d'un *«Lieu-à-Être»* pour agir**, peu importe qu'elle soit « *intelligente mais il lui manque le CAPES pour la licence d'italien. Peu importe qu'elle soit mon opposé, qu'elle ait arrêté le travail à la naissance de l'aîné des fils, on a 4 enfants* ». L'essentiel là maintenant, à ce point du discours, est pour M. M. l'existence du nid auquel nous donnons notre accord. M. M. s'agite, il ne semble plus percevoir la douleur qu'il a tenu à nous rendre sensible, par sa position sur le fauteuil dès les premiers instants de la rencontre.

L'épouse est stable, l'« ***a-corps*** » **avec elle et avec nous dans le transfert tient**. Le discours peut se produire et dévoiler les insuffisances de son locuteur mais aussi de son environnement. Il est repéré comme « *faiblard sur le plan somatique dans la société où je travaille, on ne m'a pas fait de cadeau. J'ai eu, à cause de la lombalgie, un certain nombre de temps d'arrêt de travail en 1992, j'étais de nouveau alité et licencié économique en 1993* ». « *Ma femme a suivi mes activités professionnelles, elle a été d'un grand appui moral* ».

Nous y voilà, nous sommes **au cœur de la somatisation** qui s'exprime par une **rechute**, notons le terme de rechute qui marque la **répétition** alors que la première somatisation ne nous a pas encore été évoquée. Cette somatisation s'exprime donc par une rechute lombalgique, elle se tient là en 1992 et va s'exacerber jusqu'en 1995, jusqu'à ce jour de consultation.

L'épouse a bien sûr continué ses propres activités mais le lapsus de M. M. « *ma femme a suivi* **mes** *activités professionnelles* » en est-il véritablement un ? M. M. réitère des tentatives tel Sisyphe et son rocher pour que perdure la vocation commerciale qui lui permettait d'exister en marge d'un cocon bien structuré. Or, l'axe même de cette vocation commerciale et professionnelle (que l'existence du groupe des amis pouvait permettre, à défaut d'autres groupes), c'est l'épouse qui est sommée de le soutenir et de le reprendre comme on reprend le flambeau, comme on se passe un témoin. Simultanément, pour M. M., il est nécessaire qu'il concilie deux instances connexes : d'une part que l'épouse soit à la fois la surface nidifiante d'un cocon famille, maison, cocon bien structuré, ce qui déjà existe, qui ne se différencie guère en son fonctionnement du groupe des amis sociétaires, d'autre part qu'elle devienne celle qui fera la relation avec l'extérieur, ce que M. M. ne peut plus assumer, et en fait, ce qu'il ne peut pas vivre : lombalgie oblige.

Cette difficulté existentielle s'exprime dans la suite immédiate du discours : « *moi, je ne profite pas assez du temps présent, il faut toujours que je me projette dans l'avenir, je ne peux pas faire autrement, je ne peux pas rester en place* ». Pour notre patient, la place, le temps sont également distordus, aucun lien ne stabilise M. M. Il lui faut dit-il « *s'extraire de cela* », on l'a vu « **à la marge** » ; de même, le temps se vit pour lui « **à la petite minute** » et non pas dans un vécu de *continuum* temporel. Le seul *continuum* reste imaginaire dans sa projection dans l'avenir. « *Mon dos* *est une corde raide en matière de stress, je suis comme une cocotte minute, en vacances je démarre à plein tube et c'est comme ça que sont arrivés les premiers ennuis*». **La distorsion du vécu temporel** se poursuit dans le discours et en effet, on verra plus loin que ce que M. M. décrit comme ses premiers ennuis n'étaient cependant pas les premiers.

L'anamnèse médicale chronologique de la lombalgie que décline M. M. situe donc, comme circonstances de survenue, les vacances passées en 1985 à Antibes où il faisait de la course à pied et de la planche à voile. N'ayant que 15 jours de vacances, il fallait qu'il en profite au maximum car tel était l'objectif : le profit maximum. Les psychanalystes diraient le plaisir maximum grâce à la course. Courir... M. M. qui n'en est pas à une digression près dans son récit, digression qui distord une fois de plus la linéarité temporelle, rappelle que le kiné lui a dit qu'il remarcherait beaucoup mieux après le programme RFR®. Il cite également son neurochirurgien qui avait présagé en l'opérant en 1985 que cela irait mieux. M. M. ne prend pas conscience des faits ; il « n'entend pas » que les citations et les rappels prédictifs qu'il nous donne contredisent les résultats, la prévision du kiné : en effet, l'opération n'a pas eu de conséquences bénéfiques et le programme RFR® n'est pas commencé ! Nous n'interrompons pas M. M. ce qui lui permet de se redresser devant nous, de s'agiter sans avoir l'air de souffrir et d'arriver enfin à **l'origine alléguée** des troubles : « *10 km de course, j'avais tiré sur la ficelle, je venais juste d'arriver en vacances, là je suis resté bloqué après cette mise à l'eau de la planche à voile* ».

M. M. nous a signifié l'importance de la parole et du regard des autres dans la gestion de sa douleur, il est maintenant à l'aise et souple sur son fauteuil. Mais il nous a également fait passer que **les modifications environnantes**, que **la vacance de la fonction « travail », surface de communication, et l'absence de l'épouse** (partie faire des courses à St Raphaël), **voie d'échanges par rapport à l'extérieur,** ont été **des catalyseurs** dans la survenue du symptôme aigu et tenace. « *Tout le monde a été rapatrié et de fil en aiguille, scanner et sur le billard* ». Ayant à la fois annoncé l'intervention et offert la reglobalisation de son « monde environnemental » : entourage, environnement, famille, copains, ayant fait une fois encore allusion à sa femme et par association à sa famille, il peut advenir à évoquer ses origines et sa place : la femme demeurant le pilier, étant le fil conducteur, l'armature centrale : « *je suis le 3e de 4 garçons, le premier instituteur qui a fait 2 années de CPEM et qui a viré vers l'enseignement, il voulait être médecin, le 2e qui est bibliothécaire dans une municipalité qui a un handicap moteur, probablement de naissance, les parents ont toujours eu beaucoup de problèmes avec Marc-Antoine et puis avant lui, il y a eu le décès d'une fille qui est née en 52, qui est décédée à 8 jours de vie. Puis après, il y a eu un autre qui est né quelque temps après, en 62-63 enfin, je ne sais plus très bien, qui est comptable dans une société de confiserie, lui, ça va, et ensuite une deuxième fille qui est née en 65 et qui n'a vécu que 10 jours. J'admire ma mère, je suis fière de ma mère car elle a toujours tenu la réalité quotidienne, c'est une femme très dynamique, même si elle avait des problèmes de sciatique* ».

Bien que les antécédents familiaux aient déjà été explorés par l'interrogatoire médical avec réponse négative, M. M. fait état des problèmes lombalgiques de sa mère, mais en montrant **sa prise à lui dans un axe mère-femme-épouse.** « *Ma mère par rapport à ça (la sciatique) était toujours présente, mais elle avait une santé fragile, elle est devenue diabétique et juste après la mort de la 2e fille, elle est même devenue aveugle* ». Puis M. M. vient à parler de son père « *un homme très autoritaire et peu présent, il menait une double vie... Il avait également des problèmes au niveau du dos* – est-ce là un trait identificatoire ? – *il faisait du foot... Il mettait encore ses chaussures à 50 ans pour aller faire du foot tous les dimanches* ». M. M. nous a brossé un tableau familial dont **les éléments sont soudés mais « à distance**, *on ne se voit pas beaucoup* ».

En résumé, M. M. **a une structure de personnalité bipartite,** est **obsessionnel,** angoissé d'une part et très en difficulté sur le plan narcissique d'autre part. Dans un rapport de « soumission-admiration aux femmes », il démontre que ce n'est pas la fonction paternelle qui structure symboliquement son monde (ordre de dimension 3) mais la fonction maternelle qui en assure le soutènement... strates à fleur de « terre-mère », à fleur de peau, strates incarnées psychosomatiques.

Le dysfonctionnement psychosomatique s'exprime et se traduit sur le plan professionnel. M. M. qui était en arrêt de travail pendant l'année 1994 demande sa reprise. Il vient de recréer une société « *j'ai monté seul ma propre boîte* », que l'on ne s'y trompe guère, M. M. a retrouvé **un objet narcissique, objet correspondant**, il va mieux. Il peut même assurer l'existence de son Je, en captant des informations sur les lois du code du travail gérant les sociétés, comme on reçoit les cartes à jouer d'une nouvelle donne existentielle.

« *Il y a un délai de carence de 31 jours et un contrat de prévoyance qui ne permettent pas d'arrêter sur le plan matériel* ». Mais une expertise médicale a brouillé la captation au miroir et la réfection narcissique, injonction médicale redoublée de la parole du chirurgien à nouveau consulté. « Mieux vaut vous soigner vraiment plutôt que de générer la possibilité d'un échec ». L'opération est en cours, elle s'actualise ici et maintenant par la consultation. L'opération est en cours, accompagnée maintenant dans le discours de la « description-listing » des antécédents médico-chirurgicaux dont le patient se « souvient » maintenant, qu'il appelle à son souvenir (comme on appelle à la rescousse) : antécédents médico-chirurgicaux qui attestent des tentatives itérativement avortées de castration symbolique, qui attestent également des perturbations précoces du corps archaïque lié au monde maternel : hospitalisé 6 semaines en centre de Rééducation à l'âge de 2 ans pour une raison mal définie de rachitisme, il s'y verra reconduire chaque année de 5 à 7 ans pour cure et post-cure. Le motif allégué en était le suivant « essayer de fortifier un corps qui avait du mal à mûrir ». Ceci va se retrouver au niveau de la génitalité à 7-8 ans : « *on m'a opéré d'un testicule qui n'était pas descendu* ». « *Vers 9-10 ans, on m'a opéré des amygdales. C'est drôle parce que l'appendicite, on me l'a fait sur le tard à 22 ans* ». C'est alors que, après avoir énuméré cette succession d'actes chirugicaux, le patient va associer immédiatement « *l'origine des origines de mon blocage, vous savez la 1re fois, c'est à l'âge de 20 ans, quand je faisais du yoga. Quand il fallait se relaxer, on devait s'introspecter* ». M. M. se voit offrir pour la 1re fois la possibilité, selon lui, de sentir son corps, d'être « un » et viril. Et c'est à ce moment précis, en 1975, au cours de la séance de yoga où il lui est donné de se sentir unifié en tant qu'homme qu'il produit en ce lieu du corps, son « *blocage complet* », sa sciatique et « *qu'il y a eu l'accident de voiture* ». **Les associations que M. M. donne à entendre librement par ses propos sont évocatrices des tentatives d'accès à la castration symbolique et des ratages qui s'en suivent, inéluctables.**

Sciatique en 75 et accident de voiture en 1981, événements distants de 6 ans, sont liés dans le souvenir de M. M. par le rapport inconscient à la castration sous-jacent au souvenir de son mariage et dont l'évocation se poursuit ainsi dans le discours : « *c'est un accident de voiture qui est arrivé en 1981, c'est-à-dire 3 à 4 semaines juste avant mon mariage, la trouille de ma vie* ». Le mariage, au même titre que l'accident, n'est-il pas de toute évidence désigné par M. M. comme « la trouille de sa vie ». « *J'ai eu un délit de fuite, j'ai brûlé un feu rouge et je suis allé cuver dans un parking* ». Cette abondance du flot de paroles scandées et téléscopées rend compte aux travers des signifiants qui courent (délit de fuite, brûlé, feu rouge, cuver) d'un abord de la sexualité fort difficile et des réponses ainsi induites et donnant des éléments de psychosomatisation divers (sciatique) et des passages à l'acte (alcoolisation, poursuite en voiture). Englobant d'un même mouvement : opération des testicules, amygdales, appendicite, sciatique, accident, le coup à gauche, les hématomes à droite, le mariage, le délit de fuite, les 10 jours d'arrêt de travail, M. M. (à notre saisissement tellement c'est criant de réalité et proche de la prise de conscience pour lui mais dont nous nous gardons bien de laisser filtrer quelque chose) déclare alors : « *j'étais un homme normal, rangé mais bordélique* ». *La bipartition structurale de cet homme s'y démontre*... M. M. continue ainsi « *vous comprenez, moi je ne me supporte pas, quelquefois je trouve que je suis vraiment très mauvais pour ma famille, j'ai des enfants de 12 à 2 ans, ça bouge à la maison et quelquefois, j'ai le moral dans les chaussettes* ». Que l'environnement bouge, que M. M. soit mis dans l'impossibilité de « *Se travailler* », de se faire exister, d'opérer sur lui-même, grâce à un objet (le commerce extérieur-intérieur lui-corps-respondant), alors il s'imagine dans l'alternance « lombalgies, dépressions, lombalgies, dépressions » et crie les affres d'un douloureux auto-engendrement-avortement.

Les épisodes psychosomatiques sont de plus en plus fréquents, la caisse de Sécurité Sociale dont il dépend est une caisse « difficile », il « *dépendra à la fois de cette caisse et du planning des admissions. Ici, c'est ma dernière chance, et l'incidence des 5 semaines d'arrêt sur son travail, c'était dans ma tête avant, c'est-à-dire que je ne me donne pas le droit de perdre la possibilité de retravailler correctement* ». Autrement dit, M. M. ressent très confusément, et au plus profond de lui, que « travailler » est vital pour lui, existentiel, et il veut bien affronter sa traversée du désert... le temps du séjour à l'hôpital en RFR® – si au bout, l'existence est au rendez-vous, si également on peut différer cette hospitalisation en la plaçant pendant le mois de juillet (le mois de vacances), mois de juillet où l'activité est la plus faible... Où « *Se travailler* » est moins opérant.

L'utilisation des tests

À côté de l'entretien, le test avec son rituel et la possibilité de figuration du résultat rassure le patient au même titre que toutes les autres évaluations. Ils sont pourtant de natures différentes et le choix de ceux-ci reposera sur les attentes des soignants [299].

« Comme chacun de nous a pu le vivre, une douleur intense et durable désorganise l'appareil psychique, menace l'intégration du psychisme dans le corps, affecte la capacité de désirer et l'activité de penser » [9].

La même affection physique ne crée pas nécessairement des douleurs comparables d'un sujet à l'autre et encore moins de plaintes semblables. Entrent en jeu plusieurs facteurs : l'anamnèse, les traumatismes affectifs plus récents ou l'influence d'un proche parent atteint lui aussi d'une maladie chronique.

Il faut pouvoir repérer les troubles psychiques qui existaient avant ou sont concomitants de la lombalgie et les distinguer de ceux qui lui sont consécutifs.

Parmi les instruments d'observation que sont les tests, certains semblent requis pour estimer certains aspects psychologiques impliqués dans la douleur [139] :

- l'échelle d'appréciation d'anxiété d'Hamilton évalue l'intensité des symptômes anxieux ;
- l'échelle de dépression d'Hamilton est un indicateur sensible de l'intensité globale des symptômes dépressifs.

Après un entretien, espace de paroles, les items, espaces de paraître (pare/être) sont, nous l'avons déjà dit, cotés par le psychologue. Le sujet peut être écouté, ce qui est souvent nouveau pour lui.

Douleur, anxiété, dépression sont souvent mêlés. Le discours de certains patients est éloquent dans ce sens.

M. Y., âgé de 40 ans, envoyé par son réseau soignant au Centre, s'adresse à nous avec un vécu de dernier espoir.

Opéré de deux hernies discales, il ne constate aucune amélioration de son état et se plaint de « *périodes aiguës* » pendant lesquelles la douleur atteint son paroxysme.

Directeur de plusieurs grandes entreprises, il décrit son parcours professionnel comme un « *parcours sans faute* ».

M. Y., après une formation d'ingénieur, passe 4 ans à l'étranger au titre de la coopération puis vient s'installer dans le sud de la France où il commence sa carrière dans une grande entreprise. Après quelques années, il vient occuper la fonction de Directeur dans le nord de la France.

Il observe lui-même une continuité et une progression dans sa carrière qui semble se dérouler sans accrocs. Il dit à ce propos : « *je suis récompensé de mes efforts, j'aime faire les choses jusqu'au bout* ». Il ajoute que ce qui lui importe le plus c'est « *la considération* ».

L'épouse de M. Y. est enseignante à mi-temps. Elle exerce son métier « *sans enthousiasme* ». Son poste lui assure seulement « *une sécurité sociale* ».

M. Y. par son travail, voyage beaucoup.

Depuis ses deux opérations, la première en 1978 et la deuxième en 1986, M. Y. signale une récidive en 1992 et des douleurs permanentes depuis 1994.

Il souffre en position debout, assise. La marche et surtout le piétinement deviennent de plus en plus pénibles.

En fait, ses douleurs lombaires ne datent pas d'aujourd'hui. Elles remontent à l'enfance : « *j'ai toujours eu mal au dos* », « *déjà enfant, j'allais chez le kinésithérapeute* » dit-il.

M. Y. a deux enfants, de 18 et 17 ans. L'aîné, après un an de scolarité aux États-Unis, veut poursuivre ses études dans une faculté en Californie, le deuxième attend de passer son bac pour le suivre. À ce sujet, M. Y. dit : « *cette situation me chagrine un peu mais je ne peux pas les clouer ici* ».

Puis M. Y. va parler de son moral, parfois très bas, de ses difficultés pour travailler : « *je n'ai pas besoin de rendre des comptes mais cependant, je souffre de travailler avec lenteur, je trouve que les choses ne vont pas assez vite* » dit-il.

M. Y. insiste beaucoup sur son détachement par rapport à la douleur pendant le travail mais parle « d'irritabilité ».

Il évoque aussi un sentiment de dérision, une impression de dépenser beaucoup d'énergie pour mener ses affaires à bien.

Dans ses relations sociales, il trouve que les autres « *ergotent trop* ». Pendant les réunions qu'il anime, il observe comme de l'extérieur le jeu « patron-syndicats ». Tout lui semble inutile.

Le paramètre temps prend de l'importance. M. Y. dit : « *j'aime mon travail mais je manque d'efficacité, je mets trop de temps* ».

Les rachats d'usines, d'un grand intérêt autrefois, l'intéressent moins qu'avant. Il dit : « *je suis toujours méticuleux mais je n'ai plus le goût de la réussite, plus le même plaisir de parcours pour atteindre mon objectif. Je manque d'énergie...* »

Les loisirs sont de moins en moins occupés par le jardinage et le sport : vélo, natation, ski, tennis à cause des douleurs lombaires.

M. Y. exprime une grande lassitude : « *je veux terminer avant de commencer ; tout ce temps perdu est gâché* ».

M. Y. termine l'entretien en nous signalant qu'il est dans une situation d'impasse, qu'il n'a pas d'autre alternative que cette rééducation au centre : « *elle est ma dernière chance* » dit-il.

Plainte somatique et fragments biographiques alternent indiquant ainsi le passage du registre somatique à un registre psychique. Dans un premier temps, le patient expose les éléments relatifs à la sphère somatique.

Après une description rapide des douleurs lombaires, apparaissant sans formes aiguës par périodes, le patient donne quelques éléments biographiques (déroulement de carrière, vie familiale) puis les propos révèlent un tableau dépressif d'investissement objectal s'amenuisant, évoluant depuis quelques années.

La plainte somatique instaure un processus d'accès à son histoire. Elle contribue à la verbalisation des affects.

Sans parler de dégoût de la vie, le patient exprime son désintérêt pour ce qui avait de l'importance pour lui autrefois, sa lassitude. Il parle de « *son moral bas* ».

Les opérations de la vie mentale ne sont pas altérées mais ralenties. Leur fonctionnement pénible demande un effort.

Quant il parle de sa vie relationnelle, M. Y. montre qu'il s'isole de plus en plus en affichant un certain détachement. Tout semble « *dérisoire* ».

M. Y., d'autre part, évoque le ralentissement de son activité comme altération de l'écoulement du temps. Ce trouble de la temporalité se traduit par une impression de marcher négativement par rapport au temps. L'entrain, la vitesse, le dépassement, la préparation, la poursuite d'un projet sont désormais impossibles. En revanche existe une impression de stagnation et de piétinement.

La somatisation s'inscrit en négatif de cette élaboration dépressive puisqu'elle rend « impossible » la mise en mots des conflits internes, exprime l' «*Un-Possible* » mais en maux des conflits.

Dans cet exemple clinique, le corporel établit un espace de transition, de transcription, entre « une expression extérieure somatique » (douleurs lombaires) et la verbalisation d'une souffrance psychique.

Les éléments recueillis pendant l'entretien vont permettre de coter les items des tests d'Hamilton destinés à évaluer l'intensité des symptômes anxieux et dépressifs.

Un autre test, le questionnaire de Beck [24] donne également une mesure de l'humeur dépressive mais il a la particularité d'indiquer sa perception sensorielle : c'est-à-dire qu'il apporte une estimation quantitative par le patient lui-même de l'intensité de sa symptomatologie dépressive.

Beck appartient au courant dit de « psychologie cognitive » dont l'objectif est de découvrir l'altération de la logique du sens.

Il considère que le trouble dépend d'un mode de pensée qui est dominé par la règle inflexible selon laquelle toute action serait absolument bonne ou absolument mauvaise. Les préoccupations des déprimés se retrouvent de manière stéréotypée dans la manière dont ils parlent d'eux-mêmes, dans leurs fantasmes et dans leurs rêves. Leurs jugements sont inappropriés à la réalité des situations et reflètent une déformation constamment négative de soi-même, du monde et de l'avenir.

Ces pensées négatives, même de brève durée, entraînent des réactions anormales qui sont perçues comme tristesse, angoisse, culpabilité. Les désirs s'éteignent et laissent place à la passivité et à la résignation.

Souvent, un domaine privilégié est la cible du raisonnement dépressif. Chez l'un, ce sera l'accomplissement des tâches professionnelles qui sera électivement touché. Chez l'autre, ce seront ses rapports familiaux ou sa vie sentimentale [409].

Les items du test sont le reflet de cette théorie. Ce questionnaire permet de mesurer le degré de prise de conscience du patient vis-à-vis de sa symptomatologie dépressive.

La comparaison des résultats de ce test aux informations obtenues à l'échelle d'Hamilton apporte également des éléments significatifs à propos des mécanismes de défense envers l'aspect psychologique de la lombalgie.

L'échelle d'Hopkins (*Hopkins Symptom Check List* -HSCL 90) mesure la pathologie à la fois anxieuse et dépressive mais aussi les somatisations et la sensitivité interpersonnelle [79].

L'objectif est de dégager un ensemble de traits psychologiques définis à partir des critères dérivés de la nosologie psychiatrique.

Cette épreuve peut nous aider à dresser une esquisse du profil de personnalité et est également utile pour mesurer les changements des caractéristiques psychologiques au cours de la rééducation et au fur et à mesure de la restauration physique.

Cette auto-évaluation répétée à 6 mois et à 1 an permet de contrôler la stabilité du profil psychologique.

La troisième semaine d'hospitalisation, les échelles d'Hamilton d'anxiété et de dépression mettent souvent en évidence une amélioration psychologique et une accentuation de la motivation.

La cinquième semaine, les épreuves de l'échelle d'Hopkins et du questionnaire de Beck sont répétées. Les scores obtenus sont comparés à ceux obtenus lors de la première semaine du programme.

Le contrôle régulier de scores de dépression et d'anxiété ainsi que des autres symptômes psychopathologiques permet une prise en charge adéquate de la douleur par l'ensemble de l'équipe pluridisciplinaire.

On peut reprocher aux questionnaires de personnalité de rester sur le plan superficiel, conscient de la personnalité. En effet, ils ne peuvent prendre en compte toutes les nuances des phénomènes cliniques observés ni la variété et la complexité des dépressions. De plus, la singularité du sujet n'est pas respectée, au contraire, elle est gommée dans une visée d'insertion normative.

Les **techniques projectives**, elles, mobilisent l'inconscient et favorisent l'émergence des représentations psychiques inconscientes.

Le terme de techniques projectives a été utilisé pour le première fois par L. K. Franck en 1939 dans un article intitulé « Méthodes projectives pour l'étude de la personnalité ».

Dans son essence, écrit-il, une technique projective est une méthode d'étude de la personnalité qui confronte le sujet avec une situation à laquelle il répondra suivant le sens que cette situation a pour lui et suivant ce qu'il ressent au cours de cette réponse. Par la suite, tout peut être utilisé comme technique projective, y compris les tests d'intelligence, à condition que les examinateurs considèrent par quel moyen idiomatique le sujet a répondu au test, au lieu d'utiliser les habituelles mesures normatives de comparaison. Le caractère essentiel d'une technique projective est qu'elle évoque du sujet ce qui est, de différentes manières, l'expression de son monde personnel et des processus de sa personnalité.

Cette notion est appliquée par L. Franck au test d'association de mots de C. G. Jung, aux planches de TAT (*Thematic Apperception Test*) et aux tâches d'encre de H. Rorschach [323].

Jung construit son épreuve sur un mode expérimental mais l'interprétation du matériel obtenu se fait dans le sens de la démarche psychanalytique : les associations verbales dites libres sont révélatrices des tendances et des conflits inconscients du sujet.

Le TAT (1931) de Murray et Morgan vise aussi par l'intermédiaire de percepts, d'images et des réactions qu'ils suscitent chez le sujet, la révélation de son monde personnel et sa compréhension.

Rorschach considère la perception non comme un phénomène passif mais comme une activité dans laquelle interviennent la sensation, le souvenir et l'association. L'approche de la personnalité se réaliserait dans les variations propres à cette activité.

Ce qui caractérise alors la psychologie à partir de laquelle prend naissance la technique projective, c'est la notion de sens. Pour Michel Foucault [110], c'est la découverte du sens et l'étude des significations qui est propre au courant de pensée de 1850 à 1950. Il s'agit de prendre l'homme, non pas au niveau de ce dénominateur commun qui l'assimile à tout être vivant – objet d'une recherche scientifique ou expérimentale –, mais à son propre niveau, dans les conduites où il s'exprime, dans la conscience où il se reconnaît, dans l'histoire personnelle à travers laquelle il s'est constitué.

La conception de la personnalité est supposée apporter la raison des comportements individuels et permettre une prédiction de ces comportements. Si la projection n'est pas une notion étrangère à la psychologie, c'est Freud néanmoins qui lui a donné la place qu'elle occupe.

La notion de projection dans les techniques projectives déborde largement le cadre notionnel défini par Freud [113, 114].

Ce concept psychologique ne figure pas dans la terminologie freudienne usuelle. Il n'est utilisé que de rares fois et tardivement.

D'après K.C. Nguyen, le point fondamental adopté par la psychologie projective est celui d'une « géométrie projective ». L'organisation de la création du sujet correspond réseau par réseau à la structure de personnalité du sujet.

La production projective du sujet testé peut laisser transparaître son élaboration concernant son propre corps et ses perturbations.

La situation de tests mobilise les craintes profondes, anciennes, et réveille des représentations archaïques de l'image du corps où le dedans est opposé au dehors.

D'après F. Dolto [86], l'image du corps est la trace structurale de l'histoire émotionnelle d'un être humain. Elle est le lien inconscient d'où s'élabore toute expression du sujet : lieu d'émission et de réception des émois interhumains langagiers et non-langagiers (corps fantasmé ≠ corps imaginisé c'est-à-dire rendre perceptible par des images et des tests).

L'image du corps n'est pas une donnée anatomique naturelle, elle s'élabore avec l'histoire du sujet.

Les techniques d'entretien permettent d'appréhender les caractéristiques spécifiques de la personnalité du sujet testé et d'approfondir sa structure psychique.

Les questionnaires de personnalité utilisés actuellement, moins précis, offrent cependant un cadre rassurant permettant la prise de parole, comme tout le monde, le monde des pareils et de l'écart et non de la différence. En effet, certains patients, qui pendant le premier entretien ont beaucoup de mal à verbaliser leurs affects, sont rassurés par le cadre de la passation de tests. En commentant le questionnaire qu'ils doivent remplir, là s'expose leur appartenance au registre psychosomatique.

CHAPITRE II

Évaluations physique et psychosociale d'inclusion

BUTS ET PRINCIPES

La bonne conduite du traitement et les chances de succès sont conditionnés par une approche approfondie des sujets qui vont être inclus dans le programme RFR ®.

Les patients doivent accepter des objectifs proposés par l'équipe et participer pleinement au programme :

- le retour à une activité fonctionnelle normale ;
- le retour à une activité professionnelle si possible au même poste et sans aménagement ;
- la restitution d'activités physiques qui ne sont plus entravées par la douleur ou l'anxiété contenue dans la lombalgie chronique ;
- l'élimination ou l'abandon des bénéfices secondaires dont le lombalgique s'entoure habituellement pour se défendre des difficultés socio-familiales et professionnelles liées à son état ;
- l'aptitude à élaborer un projet d'avenir, une stratégie pour surmonter les obstacles de la réadaptation fonctionnelle.

Cela suppose :

- de quantifier les paramètres physiques les plus discriminants et qui caractérisent le syndrome physique de déconditionnement ;
- d'évaluer la personnalité du patient pour mieux cerner sa motivation et son adhésion aux objectifs du programme ;
- de cerner les conditions socio-familiales et économiques qui entourent le lombalgique.

Ces différentes investigations ont lieu au cours de l'Évaluation Physique d'Inclusion (EPI) et de l'Évaluation PsychoSociale (EPS).

Toutefois, il ne faut pas perdre de vue que les évaluations physique et psychosociale des patients sont un moment insérées, rappelons-le, dans une dynamique globale.

Il est important de les dégager d'une visée purement diagnostique pour les envisager dans plusieurs dimensions : la constitution d'une base de données physiques et psychosociales, comme premier contact avec l'ambiance du programme, la finalité en étant la prise d'une image basale qui lui servira lors de sa reconstruction et sa restauration.

Le lombalgique nous consulte directement, à sa demande ou bien il nous est adressé par l'un des correspondants qui adhèrent à la philosophie de notre réseau, réseau vivant toujours en train de se construire, de s'étendre au vu et au su de ceux qui en usent.

Au cours de cette première consultation, le médecin établit l'anamnèse de lombalgie et examine le patient sur les plans :

- orthopédique,
- musculaire,
- neurologique,
- général (en particulier cardio-vasculaire et vésico-sphinctérien).

Au terme de cette première consultation, se distinguent deux conduites à tenir :

- **La prise en charge rééducative du lombalgique chronique doit se faire en dehors du protocole RFR ® si :**

- les critères de chronicité ne sont pas retrouvés ;

- le caractère de la lombalgie est modéré ou bénin ne requérant ainsi pas tout l'arsenal thérapeutique du Centre. Des mesures plus simples (Kinésithérapie libérale avec conduites à tenir basées sur une Rééducation Active), moins coûteuses, moins intensives et efficaces sont alors proposées ;
- la motivation, rapportée à la lourdeur du programme, semble pauvre ;
- des troubles « périphériques » (incontinence urinaire d'effort, pathologie scapulaire) viennent interférer avec le traitement de la lombalgie (le traitement de ces lésions restant ainsi un préalable au programme).

L'équipe reste dans ce cas à la disposition du patient pour toute information à donner aux intervenants extérieurs qui les prendront en charge, pour les revoir en consultation et reconsidérer les problèmes si cette forme de prise en charge s'avérait être inefficace.

► **La prise en charge rééducative du lombalgique chronique peut se concevoir dans le cadre d'un programme RFR ® si :**

- la chronicité est reconnue ;
- le déconditionnement est supposé (raideur et incompétence musculaire évaluées cliniquement).

Le patient est alors convoqué pour une série d'évaluations s'étalant au total sur une journée. Il s'agit de l'EPI et de l'EPS.

NB : pour toute personne ayant des facteurs de risque cardio-vasculaires (antécédents personnels ou familiaux) ou un âge supérieur ou égal à 40 ans, une épreuve d'effort chez un cardiologue est demandée avant la convocation à la série d'évaluations.

ÉVALUATION PHYSIQUE

Après un court interrogatoire sur l'histoire de la maladie, la gêne fonctionnelle, les activités sportives et/ou de loisirs et l'évaluation de la douleur (Échelle Visuelle Analogique), nous évaluons la flexibilité, l'endurance et la force musculaires ainsi que la capacité de soulèvement par :

► le test de distance doigts-sol (DDS) ;

► le test de distance doigts-pieds (DDP) ;

► le test d'inclinométrie lombo-pelvienne réalisé debout, dans le plan sagittal et dans le sens de la flexion ;

► le test de Ito *et al.* pour l'enregistrement de la résistance à la fatigue des muscles des plans antérieur et postérieur du tronc ;

► l'évaluation isocinétique en flexion-extension lombo-pelvienne. Les malades ont pour la plupart (soit par appréhension, soit sur indication médicale) soustrait leur région lombo-pelvienne de tout mouvement d'antéflexion. C'est pourquoi pour ce test, et après échauffement sur rameur, nous accordons une place importante à la phase d'apprentissage de l'enchaînement flexion/redressement et aux explications sur les consignes d'effort, de répétitions et de ventilation. Le test est réalisé aux deux vitesses de 30°/s et 120°/s. L'amplitude du mouvement est personnalisée par le thérapeute en fonction du bilan de la flexibilité, du degré d'inhibition et du confort du mouvement après échauffement ;

► le test de soulever de charges (TSC) s'inscrit, après l'évaluation analytique, dans une logique de test fonctionnel.

L'ensemble des résultats de ces épreuves sont comparés à ceux d'une population témoin indemne de pathologie rachidienne. On relève ainsi chez les lombalgiques chroniques un certain nombre de déficits objectifs plus ou moins marqués :

► un défaut de souplesse, essentiellement sous-pelvienne postérieure,

► une perte de résistance à la fatique des muscles du tronc,

► une incompétence neuro-musculaire lors des exercises isocinétiques à vitesse rapide,

► une faiblesse marquée sur le groupe des muscles extenseurs lombo-pelviens,

► une inhibition et un déconditionnement aux efforts.

Cette évaluation retrouve les stigmates des caractéristiques physiques du syndrome de déconditionnement.

ÉVALUATION DE LA SITUATION SOCIOPROFESSIONNELLE

L'assistant social intervient donc dès la procédure d'admission d'un patient. Les objectifs fixés par un entretien avec le lombalgique et sa famille sont au nombre de 3 :

- recueillir les informations sur les domaines professionnels, familiaux et financiers en démédicalisant le phénomène lombalgique ;
- évaluer les possibilités d'un retour à l'activité professionnelle en contractualisant cet objectif et en abordant les modalités pratiques afin d'y parvenir ;
- confronter cet entretien social avec les thérapeutes lors de la réunion de synthèse d'inclusion.

Le recueil d'informations sur les domaines professionnel, familial et financier se déroule à partir d'une grille d'entretien (Tab. VIII). Il apparaît toujours surprenant d'entendre la quantité d'éléments fournis par le lombalgique lors de cet entretien. La surprise existe également chez le lombalgique puisque, pour une fois, on ne lui demande pas seulement d'évoquer son « histoire médicale » mais également les conséquences liées à son problème lombaire.

Un certain nombre de points reviennent très fréquemment et permettent presque d'établir un parcours initiatique du lombalgique chronique :

- la dévalorisation de l'image de soi,
- la perte de confiance dans le monde du travail,
- l'image paternelle ou maternelle qu'il renvoie et qui n'est pas du tout en rapport avec ce qu'il se disait être avant le problème de dos,
- la peur de retourner sur le lieu de travail et de se confronter au regard des collègues ou supérieurs,
- l'isolement qu'ils se construisent au fil du temps en perdant peu à peu toutes les activités qui leur permettaient d'être : activité professionnelle évidemment, activités de loisirs, activité associative, vie de famille (repas, aide aux parents...),
- l'irritabilité du caractère,
- l'image négative renvoyée sur la lombalgie : « je vais finir en fauteuil roulant », « je ne peux plus travailler », « je suis handicapé du dos ».

L'entretien se déroule après les épreuves physiques d'inclusion et cette phase d'évaluation a déjà fait naître un espoir. Espoir renforcé par le sentiment qu'ils peuvent plus que ce qu'ils ne pensaient et ceci sans se mettre en danger, qu'un objectif enfin positif soit posé et ce dans un cadre de temps relativement bien délimité.

Enfin, durant ces évaluations, ils ont la chance de côtoyer d'autres malades bien souvent plus handicapés et donc de confronter leur souffrance personnelle avec celle d'un paraplégique ou tétraplégique.

La contractualisation des modalités de retour à l'activité professionnelle s'effectue évidemment oralement mais en y impliquant déjà de manière dynamique le patient lombalgique qui devra avant sa rééducation :

- s'organiser familialement pour séjourner 5 semaines dans notre établissement en hospitalisation complète,
- contacter son médecin traitant afin qu'il appuie notre demande d'admission auprès de la CPAM,
- contacter ses employeurs et collègues afin de l'informer, d'évoquer sa rééducation intensive dans notre établissement et un probable retour dans l'entreprise à une date déterminée.

Dernier point important relevé lors de cet entretien d'inclusion : il permet d'informer les thérapeutes qui participent à la réunion de synthèse d'inclusion, de connaître le profil de personnalité du patient lombalgique et de cerner aussi la nature du chemin à parcourir avec celui-ci avant le retour à l'activité professionnelle.

TABLEAU VIII : GRILLE D'ENTRETIEN D'ÉVALUATION SOCIOPROFESSIONNELLE.

FAMILIAL	Situation : marié, célibataire, veuf
	Enfants : nombre, âge
	Parents (père, mère, frère...) avec une pathologie identique
	Place de l'intéressé dans la fratrie
	Loisirs, sports ...
PROFESSIONNEL	Fin de scolarité
	Diplômes obtenus
	Travail précédent
	Taille de l'entreprise
	Ancienneté dans l'entreprise
	Plaisir dans son travail (côté négatif, côté positif)
	Description de son métier
	Travail de l'époux
	Situation vis-à-vis de l'employeur : arrêt maladie, arrêt de travail, depuis quand ?
	Climat de l'entreprise (familial...)
	Nom du responsable du personnel
	Nom du médecin du travail
	Convention collective : licenciements prévus ?
FINANCIER	Ressources actuelles
	Salaire de Monsieur, Madame
	Accession à la propriété, location
	Autres crédits
	Rôle de l'assurance : crédits pris en charge ?
MÉDICAL	Passé médical
	Douleur : description
	Gêne dans le travail
	Santé de la famille (épouse, parent...)

En résumé donc, l'évaluation socioprofessionnelle, impérative avant toute inclusion, permet de récolter des éléments socioprofessionnels qui ne doivent pas contre-indiquer un programme RFR ® (bénéfices secondaires et/ou difficultés familiales trop importantes), d'informer le patient de l'objectif du programme et contractualiser le retour à l'activité professionnelle, enfin de confronter l'entretien social avec l'avis des autres thérapeutes lors de la réunion de synthèse d'inclusion.

ÉVALUATION DE LA STRUCTURE DE PERSONNALITÉ

Notre participation au travail d'EPI consiste à repérer d'une part ceux qui auraient trop de difficultés à se prendre dans le défilé du programme. Les raisons en sont multiples : impossibilité dans la réalité de dépasser les contraintes de durée du programme, de quitter l'environnement familial, structure de personnalité dont l'aspect névrotique ne semble pas pouvoir être compatible avec les règles de fonctionnement sous peine de mettre en péril les caractéristiques même du programme et de renforcer la nécessité de la plainte somatique.

À ce titre, la composante alcoolique mérite que l'on s'y attarde. Si l'alcoolisme chronique est majeur et se présente comme l'expression la plus importante de la fragilité narcissique, il apparaît plus judicieux d'envisager une cure de sevrage qui peut constituer un préalable au programme.

D'autre part, il s'agit de repérer les caractéristiques de personnalité qui peuvent conditionner quelques aménagements : choix du sexe des thérapeutes, nécessité de favoriser le contact avec un autre pareil, etc.

L'équilibre de vie d'un individu tient à la façon dont son narcissisme est alimenté dans le tissu d'expérience de la vie courante, qu'elle soit professionnelle ou extra-professionnelle.

Un changement dans cette situation est susceptible de créer un état de rupture. Si cet état de rupture comporte un risque existentiel sur le plan narcissique, il peut être stigmatisé par un symptôme. Pour apprécier la profondeur du symptôme, il faut discerner si cette difficulté existentielle se situe à un niveau de narcissisme primaire ou secondaire ; or il est impossible de le discerner *a priori*. L'évocation d'autres situations de rupture donne accès à cette détermination.

RÉUNION DE SYNTHÈSE D'INCLUSION

Les différentes évaluations physiques et psychosociales se déroulent pendant une journée complète. Leur synthèse est discutée en équipe qui décide l'indication de prise en charge du patient dans le programme RFR ®.

Les facteurs déterminants sont :

- **la présence du syndrome de déconditionnement (raideur et déficits significatifs par rapport aux valeurs de Référence et caractéristiques du syndrome),**
- **une personnalité, un vécu et une situation qui ne sont pas incompatibles avec le projet de reprise d'activité physique et/ou professionnelle.**

Les données physiques évaluent le retentissement du syndrome de déconditionnement sur les paramètres musculaires et fonctionnels du tronc. Ce retentissement est évident dans la plupart des cas. Il est parfois masqué par un profil physique préalablement développé et faussement normalisé par le déconditionnement. En effet, certains morphotypes et des activités physiques lourdes déterminent des qualités musculaires en force et en endurance proches de conditions athlétiques, dont les paramètres se situent au-delà des valeurs de référence.

Le syndrome de déconditionnement débutant sur une lombalgie au seuil du stade chronique ou dont le retentissement commence à apparaître, mérite aussi d'être discuté au même titre que les autres cas.

Les contre-indications sur le plan physique sont :

- toute atteinte musculo-squelettique des membres supérieurs ou membres inférieurs incompatible avec le développement physique du programme RFR®,
- toute atteinte cardio-vasculaire préexistante ou dépistée par épreuve d'effort également incompatible avec l'intensité du programme,
- les troubles vésico-sphinctériens à type d'incontinence urinaire d'effort,
- les fragilisations des parois antérieures telles les hernies inguinales, crurales ou les éventrations ; les antécédents de traitements chirurgicaux de ces fragilisations seront envisagés au cas par cas.

Les données sociales reconnaissent au travers de l'évaluation un « parcours » du lombalgique jalonné parfois d'obstacles, de ruptures ou de bifurcations qui sont explicités par le bilan psychologique et qui sont caractéristiques du contexte de lombalgique. L'absentéisme professionnel est quantifié ; la chronicité se surperpose souvent aux temps d'arrêt de travail, soit de 3 mois en continu, soit de 3 mois cumulés sur l'année.

Parfois, il n'y a pas d'absentéisme, notamment si la situation professionnelle ou les demandes sur le plan physique permettent la poursuite du travail. Cette évaluation permet d'établir l'état des lieux des compensations et bénéfices secondaires ; des situations « d'équilibre » sont parfois dépistées, dans lesquelles les protections sociales vis-à-vis d'une position précaire sur le marché du travail influenceront la décision.

L'existence d'une invalidité reconnue, d'une reconnaissance travailleur handicapé ou d'un dossier COTOREP en cours ne constitue pas une contre-indication formelle au programme mais exige à court terme un choix de la part du patient.

Sur le plan psychologique, le but est de dépister les contre-indications à la prise en charge.

Certains patients développent des stratégies utilisant comme outil le comportement douloureux, ciblé sur des objectifs qui n'ont aucun rapport avec la lombalgie chronique.

D'autres cas révèlent les traits de personnalité pathologiques s'exprimant par des caractéristiques névrotiques ou psychotiques. Ces cas ne sont pas une contre-indication absolue mais nécessitent certaines précautions :

- si la pathologie psychiatrique est prévalente, le programme ne sera pas efficace,
- s'il s'agit de traits psychiatriques, il faut déterminer avec soin le type de groupe dans lequel le patient sera inclu et désigner les thérapeutes adéquats. L'intérêt de cette démarche est d'éviter que l'effet de groupe ne disparaisse au détriment des autres patients qui y sont inclus, et que les thérapeutes soient piégés dans le jeu de l'intéressé.

Dans la grande majorité des cas, le profil fragile et accidentable du lombalgique, lié à son historicité et son vécu, apparaît clairement.

La discussion de ces différents paramètres, physiques, psychologiques, sociaux et professionnels argumente l'indication d'une prise en charge intensive en Centre au sein d'une équipe multidisciplinaire.

La prise en charge en hospitalisation complète est alors demandée auprès des organismes de Sécurité Sociale, argumentée des comptes rendus des consultations et évaluations (Fig. 23).

En résumé, chaque membre de l'équipe confronte les éléments diagnostiques que sa technique spécifique lui a permis de recueillir. Ce qui donne lieu à des discussions lors de la réunion de synthèse de pré-admission, le problème étant de donner une sanction positive :

- le patient n'est pas retenu pour le programme : il s'agit alors de gérer cette situation et de proposer une alternative en terme de traitement ;
- le patient est retenu et il importe alors, à la lueur des enseignements du bilan, d'aménager au mieux les modalités du programme afin de permettre une « restauration narcissique ».

Dans l'optique de la mise en place du programme RFR®, il importe de bien repérer la fonction de cette réunion de synthèse :

- elle conclut la phase d'EPI et EPS où, rappelons-le, les thérapeutes ont aidé le patient à entrer dans un autre rapport avec la qualité d'image que génèrent habituellement les explorations. Il est nécessaire de faire en sorte que les résultats concourent à reglobaliser les patients dans une image qui sera la motrice de leur travail actif de restauration ;
- elle est un des lieux de régulation de l'équipe multidisciplinaire où se confrontent et s'échangent les *a priori* de chaque participant ;

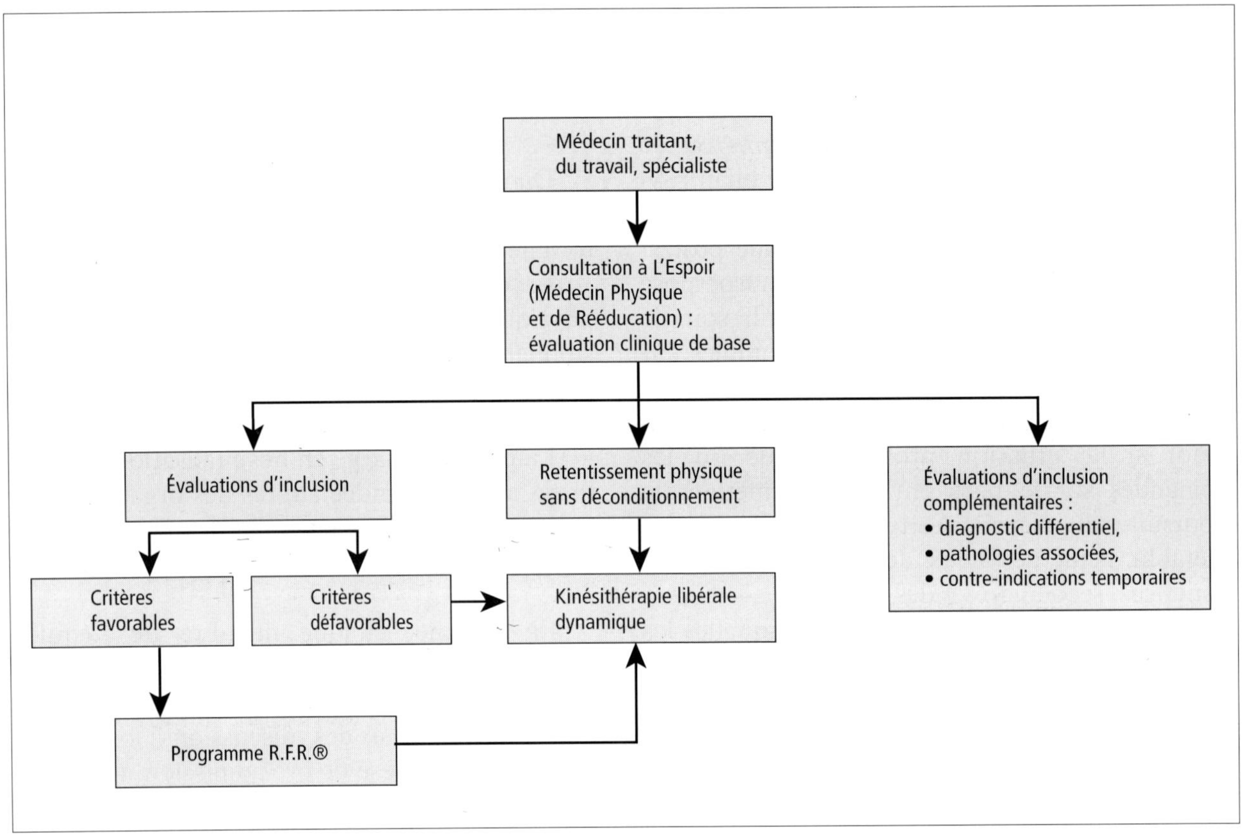

Figure 23 : Évaluations physique et psychosociale d'inclusion.

- elle est un lieu de repérage du fonctionnement du réseau en amont du programme. À ce titre, la communication avec les intervenants (médecins généralistes, du travail…) dépasse largement la simple information mais s'oriente vers une nécessaire explicitation dès ce stade des caractéristiques du programme : communication se faisant par plusieurs canaux : courriers, contacts téléphoniques, réunions au Centre, au niveau des entreprises…

On ne peut dire au plan théorique le rapport particulier de certains lombalgiques chroniques avec leur environnement sans informer les représentants de leur entourage (familial, professionnel…) de la fonction qu'ils exercent auprès d'eux.

CHAPITRE III

Les bases du programme

Le traitement RFR® diffère fondamentalement de la prise en charge conventionnelle de la lombalgie chronique. Ici, la douleur n'est plus l'objet du traitement ni le guide de l'efficacité de ce dernier.

L'objectif est de récupérer une capacité, une aptitude à réaliser les performances imposées par la vie courante et notamment professionnelle.

Si cette capacité fait l'objet d'évaluations objectives, elle reflète tout autant l'aptitude physiologique que l'aptitude psychologique à réaliser une tâche, à répondre à une motivation.

Cela signifie que les versants physique et psychique sont indissociables et que l'amélioration d'un de ces versants a un impact sur l'autre.

L'évaluation de base, la répétition de ces évaluations, la mise en évidence des progrès, la rythmicité imposée par la prise en charge, l'immersion dans un groupe de traitement multidisciplinaire, la prise en compte en un seul lieu et un seul temps des différents paramètres se traduiront en termes de progrès physiques mais aussi en restauration psychique et relativisation de la douleur (Fig. 24). La récupération de l'aptitude physique, la certitude d'une amélioration durable authentifiée par les tests, la perception que la lombalgie peut être un phénomène bénin réversible, efface l'anxiété, la peur de se blesser, la réticence à fournir un effort et l'incapacité à réagir.

L'interprétation des ingrédients du programme et des résultats qu'on doit en attendre doit tenir compte de cette intrication intime.

- **Tests : guides objectifs**
- **Douleur : enseignement**
- **Médecine du sport**
- **Application au rachis**
- **Multidisciplinarité**

Figure 24 : Les 4 principes fondamentaux du programme RFR®

LA FONCTION DES TESTS

Les bilans pendant le programme

Les objectifs à atteindre sont fixés à partir d'une quantification de l'ensemble des désordres révélés par la batterie de tests qui sont réalisés au début, en cours et en fin de programme. L'ensemble des bilans de flexibilité lombo-pelvienne, d'extensibilité musculo-tendineuse, de force musculaire analytique du tronc et des membres, d'évaluation fonctionnelle, de la dépense énergétique et des tests psychologiques liés à l'appréciation de la douleur sont répétés chaque semaine de l'entrée à la sortie.

Ces tests servent de guide tout au long du séjour et sont suffisamment parlants pour mettre en évidence la progression et la récupération fonctionnelle. Vis-à-vis de la douleur, ils constituent une évaluation objective dont l'effet rétroactif a un impact nécessaire et bénéfique sur le versant psychologique.

Avant l'entrée dans le programme, le lombalgique considère bien généralement le mouvement et l'effort physique comme source de douleur, parfois renforcé dans cette conviction par les consignes d'économie rachidienne.

Un des objectifs de la prise en charge et des évaluations objectives est de lui montrer l'impact bénéfique de la restauration du mouvement (gains de souplesse, de force, d'endurance...) sans aggravation de la perception douloureuse. Rapidement, le patient remarque la distinction entre l'amélioration des tests et la douleur qui reste pour compte ou qui diminue.

Ainsi, chaque semaine a lieu une séance de synthèse qui rassemble l'équipe qui se charge du lombalgique et le lombalgique lui-même (Photo 24). Les résultats des tests sont montrés sur des graphiques qui visualisent les progrès. La signification des tests lui est expliquée. Ensuite l'analyse est faite du vécu de cette progression et de son incidence sur l'activité spontanée du lombalgique. Cette réunion est enfin, en dehors du patient cette fois, l'occasion d'éclaircir, pour tel ou tel thérapeute, le pourquoi de certains comportements ou certaines réactions de ce patient notamment sur le plan psychologique, et la conduite à tenir pour y pallier.

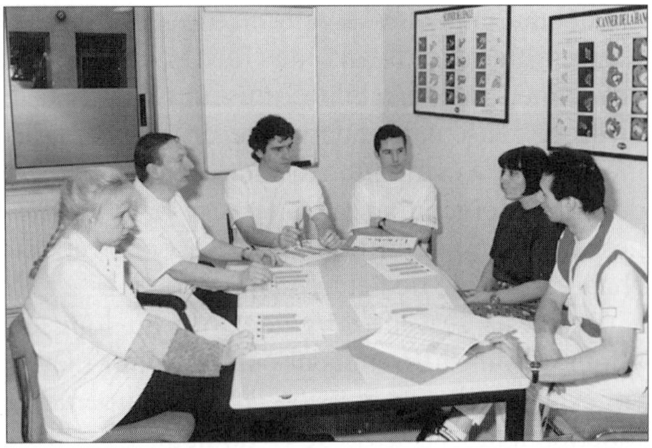

PHOTO 24 : RÉUNION MULTIDISCIPLINAIRE DE SYNTHÈSE.

Au total la synthèse permet de :

- mettre en évidence les déficits et faire reconnaître la diminution fonctionnelle,
- fixer les grandes lignes du traitement en se fiant à des critères objectifs,
- guider la progression en contrôlant les paramètres qui évoluent,
- renforcer la connaissance du fonctionnement optimal du corps,
- valider le rapport coût physique/bénéfices physiques,
- faire ressortir les critères pertinents pour permettre une éducation à des exercices d'autoentretien après la sortie.

Les bilans de la douleur et de la gestualité fonctionnelle en vidéo sont refaits au moment de la sortie et permettent de nourrir l'argumentation des progrès à verbaliser sur un plan analytique (la plainte douloureuse) et fonctionnel (l'utilisation du corps pour des gestes simples).

La dramatisation de la réunion de synthèse est un moment important pour le patient. Il sait qu'il est avec d'autres-pareils inscrit dans le rituel du programme. Il vient chercher une attestation des résultats qu'il connaît puisque la communication étroite avec les différents thérapeutes l'en a informé. Le vécu par le patient de cette synthèse donne des éléments importants au cheminement du patient dans le temps du programme. C'est là également que se défèrent les axes de travail en qualité et en intensité pour la semaine à venir.

Les bilans après le programme

Le patient est reconvoqué trois semaines après sa sortie. Il faut donner à cette rencontre la valeur d'un 3e temps du traitement après l'EPI et les 5 semaines. En surface, elle permet :

- de vérifier le maintien des acquis fonctionnels,
- d'apprécier les conditions de reprise de l'activité professionnelle ou de recherche d'emploi,
- de répondre à des interrogations.

Une journée de reconvocation est programmée à six mois, à un an et à deux ans de la sortie. Les bilans physiques de flexibilité (distance doigts-sol, inclinométrie), de force musculaire du tronc (Ito, flexion-extension et rotation en isocinétisme), d'évaluation fonctionnelle (test TSC), de qualité de vie, ainsi qu'un point sur le plan social permettent de confirmer les acquis à court et moyen termes. La reconvocation au-delà de deux ans, compte tenu du caractère éminemment aléatoire des mesures préventives de récidive passé ce délai, nous semble à l'heure actuelle manquer d'intérêt.

Le contraste entre l'intensité du programme et la reprise des activités professionnelles et de la vie courante font craindre chez de nombreux patients une chute de leurs performances chiffrées par les tests, l'image de l'arrêt de l'entraînement chez le sportif. Or, il n'en est rien. Le maintien des valeurs acquises prouve que le programme induit la récupération des capacités physiques et fonctionnelles propre à chaque patient et non pas une athlétisation artificielle. Les activités courantes (vie quotidienne, professionnelle, de loisirs, sportive) garantissent ce maintien qui reflète l'adaptation de l'individu à son environnement.

LA TONALITÉ ET L'AMBIANCE DE TRAVAIL

L'ambiance de travail est résolument dynamique, autant qu'elle pourrait l'être en situation d'entraînement sportif (Fig. 25). La façon dont le sujet évolue sur le plateau technique, de station de travail en station de travail, renseigne sur son évolution psychologique et sur sa prise en charge personnelle.

Le traitement est délibérément actif. Il est basé sur la fonction et il ne fait pas appel aux méthodes passives de traitement physique (chaleur, massage, électrothérapie, immobilisation, traction etc.) qui

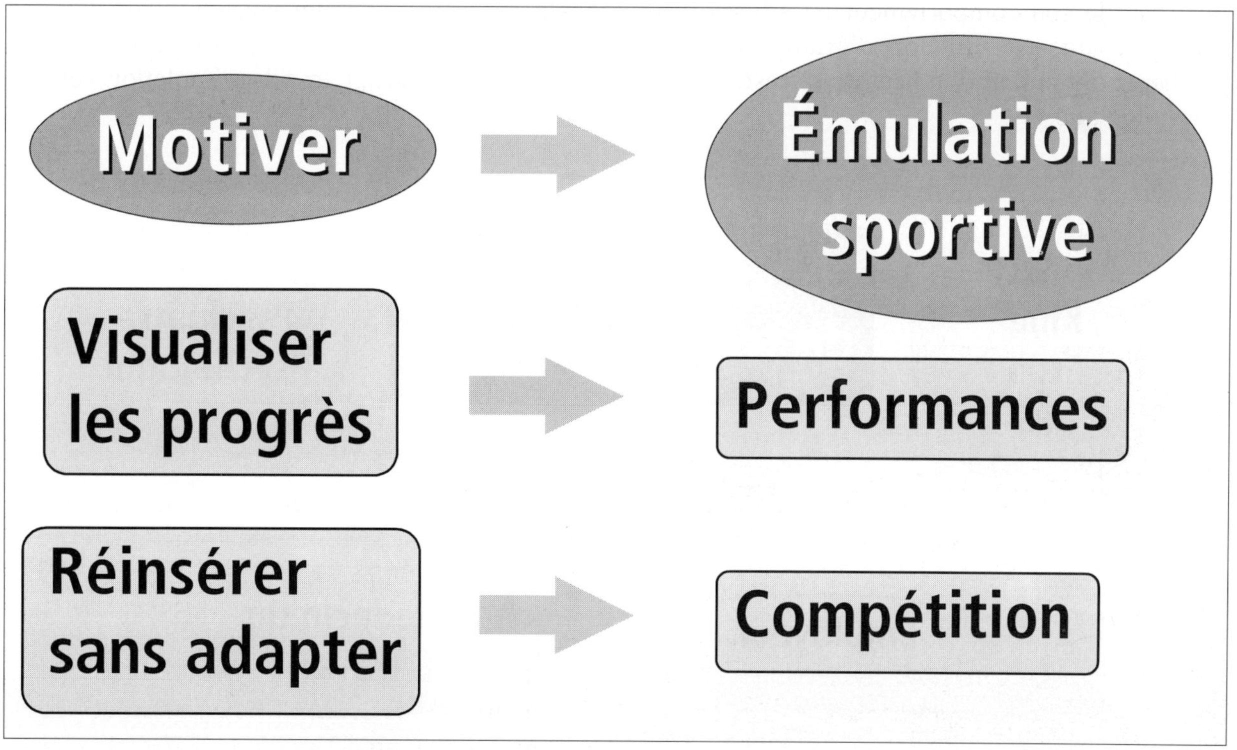

FIGURE 25 : AMBIANCE DE TRAVAIL DANS LE PROGRAMME RFR ®.

n'ont qu'une efficacité transitoire sur la lombalgie chronique et dont l'utilisation prolongée peut conduire à un certain degré de dépendance vis-à-vis du thérapeute. Ponctuellement, la cryothérapie peut avoir sa place pour favoriser la récupération passive en fin d'exercice intensif.

Ces objectifs de restauration sont atteints grâce au concours d'une véritable équipe multidisciplinaire (kinésithérapeute, ergothérapeute, professeur d'éducation physique, psychologue, assistant social et personnel soignant). Cette équipe est orchestrée par le médecin MPR et le psychiatre qui coordonnent la prise en charge. Le lombalgique chronique n'est ainsi plus soigné au travers de la relation duelle habituelle, mais par la conjonction des thérapeutiques de différents soignants (ayant une formation diversifiée) parlant un langage commun tout en ayant un objectif identique (*unité d'action*) et en agissant sur un même lieu de soins (*unité de lieu*).

La clé du succès est d'obtenir que le patient soit acteur de sa propre récupération. Les modifications de son comportement en situation de travail comme en situation d'évaluation et de synthèse sont autant d'indices de sa restauration psychologique.

La bonne coordination de l'équipe et les réunions hebdomadaires de synthèse participent à l'harmonisation nécessaire autour du malade. L'équipe sécurise le malade par les informations et la technique qu'elle apporte mais dans laquelle le seul lien direct est la mise en évidence de la progression sous toutes ses formes.

La prise en charge dure invariablement 5 semaines en hospitalisation (*unité de temps*). Il s'agit d'un véritable contrat passé entre le malade et l'institution (Fig. 26). Ce contrat ne se conçoit qu'au décours d'une réflexion sur les indications et contre-indications (voir réunion d'inclusion). Le lombalgique chronique est ainsi volontairement déconnecté de son environnement socio-familial, lui permettant ainsi un meilleur investissement personnel (Fig. 27).

La rencontre avec d'autres patients participe à l'émulation qu'on retrouve habituellement dans un groupe. L'aspect groupe joue un rôle d'émulation : certaines séances sont collectives (balnéothérapie, activités physiques adaptées) et lors des évaluations, il n'est pas rare de voir certains patients participer à la stimulation verbale lors des tests.

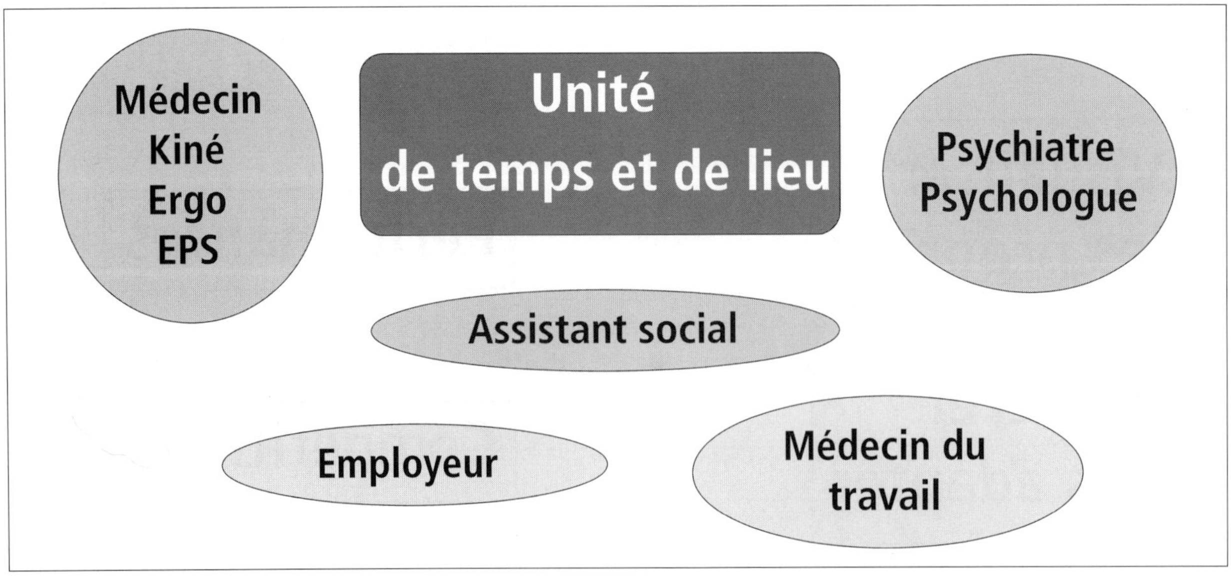

FIGURE 26 : UN DES PRINCIPES GÉNÉRAUX DU PROGRAMME RFR ® : MISE EN COMMUN D'UNITÉS D'ACTION, DE TEMPS ET DE LIEU.

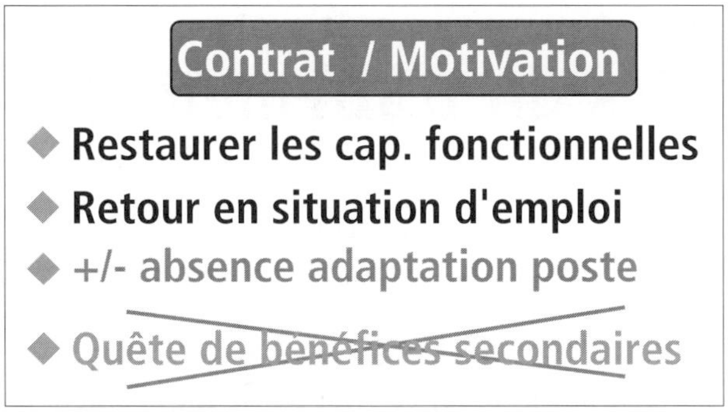

Figure 27 : Investissement personnel du patient dans la prise en charge.

La journée thérapeutique est découpée en rendez-vous fixés avec les différents services (salles de travail, réunions de synthèses, point avec l'assistant social ou le psychologue), la semaine de rééducation s'étalant du lundi au vendredi. Le patient retrouve dans cette organisation les contraintes habituelles de la vie professionnelle et ceci contribue à redonner au lombalgique un rôle social dans un groupe et par rapport à une institution.

L'ASPECT ÉDUCATIF

Information et éducation du patient sont comme un « fil rouge » du programme de Restauration Fonctionnelle du Rachis®. Avant le programme (consultation médicale initiale, évaluations d'inclusion), pendant, voire après (suivi post-programme), le patient est informé des résultats des tests et de ses progrès ; par ailleurs, des éléments d'anatomie fonctionnelle, de physiopathologie, les fondements *princeps* du programme lui sont enseignés.

Il s'agit, pour une part, de dédramatiser le phénomène lombalgique, la mauvaise connaissance de ses origines et de ses conséquences étant anxiogène (Fig. 28). D'autre part, une meilleure compréhension du programme amène les patients à mieux s'investir et les mettent en confiance. Quand on leur explique comment est fait le dos, comment il fonctionne, pourquoi ils ont mal, les principes et les buts du programme, ces patients, parfois sceptiques et dubitatifs à leur arrivée, y croient plus et adhèrent davantage.

Un maximum d'informations et d'explications sont ainsi fournies au patient. Elles ont trait à :

- l'anatomie fonctionnelle : la colonne vertébrale, la vertèbre-type, les articulations intervertébrales, l'appareil ligamentaire, l'appareil musculaire, les racines nerveuses ;
- la statique et la dynamique rachidiennes ;
- la douleur : causes et facteurs de modulation ;
- les conséquences de l'immobilité et de l'inactivité, le cercle vicieux de la lombalgie chronique ;
- les bases du programme RFR® ;
- les principes de l'entraînement du sportif ;
- des conseils d'hygiène de vie ;
- l'après-programme.

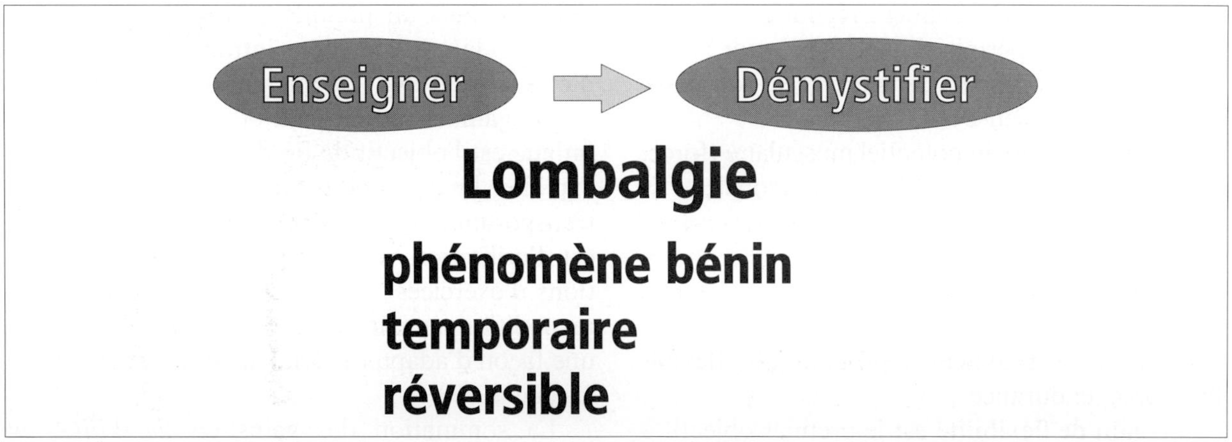

Figure 28 : Enseignement et dédramatisation du phénomène lombalgie.

CHAPITRE IV

Les moyens et modalités du traitement

RESTAURATION PHYSIQUE

Principes de l'entraînement physique

Les trois temps : flexibilité, force, endurance

Un sportif blessé pendant plusieurs mois voit ses capacités physiques s'effondrer. À la lésion locale se greffe une désadaptation loco-régionale et générale. La reprise du sport va passer par des étapes de récupération planifiée de l'ensemble de ces troubles.

Le patient lombalgique chronique qui a réduit considérablement son activité quotidienne et professionnelle n'échappe pas aux lois de la désadaptation du sportif blessé. Le programme RFR® est construit sur les mêmes principes généraux habituellement utilisés dans la Rééducation Fonctionnelle des lésions de l'appareil locomoteur. Le rachis et la région sous-pelvienne sont ainsi globalement rééduqués comme une articulation périphérique à savoir par :

- un gain d'amplitude articulaire et de souplesse musculo-tendineuse ;
- une récupération du potentiel musculaire (force, vitesse et endurance) analytique et global ;
- une rééducation proprioceptive ;
- une récupération fonctionnelle ;
- une réadaptation cardiaque.

Trois temps rythment le programme : flexibilité, force, endurance.

Le **gain de flexibilité** est le premier objectif à atteindre dans les premiers jours. Le programme est basé sur la récupération par le mouvement et il est donc logique de s'attacher à retrouver rapidement les qualités de souplesse articulaire et musculo-tendineuse. Ce travail est obtenu par des exercices sans contraintes, à faible coût énergétique et par des gestes conduits c'est-à-dire dans la sécurité. Cette première étape participe largement à la désinhibition et au retour à la confiance en soi. Ce gain doit permettre de mieux exploiter le renforcement musculaire qui va suivre.

Le **gain de force** se conçoit ensuite par la nécessité de solidifier un ou plusieurs maillons d'une chaîne biomécanique qui vient de gagner en mobilité. Ce renforcement musculaire est réalisé en analytique puis en fonctionnel et suivant différents modes de contraction. Il s'agit de restaurer des paramètres de force déficitaires en étant guidé par les évaluations. Un geste qui est devenu plus ample doit être également plus stable ; le renforcement musculaire permet de retrouver cette stabilité. L'augmentation de la force est souvent obtenue dans un premier temps par l'amélioration de la coordination intramusculaire avant d'être le fruit d'une augmentation du volume.

Le **gain en endurance** et de résistance à la fatigue est l'objectif de fin de programme. Il faut exploiter les gains de flexibilité et de force en les transposant dans un plan de travail où le principe est l'utilisation d'un grand nombre de répétitions d'exercices ; ce travail aérobie est la clé du reconditionnement cardio-vasculaire. C'est ainsi une façon d'adapter le lombalgique aux efforts de longue durée.

La sommation des gains en *flexibilité*, en *force* et en *endurance* permet au lombalgique chronique de lever ses appréhensions et de préparer l'organisme à des contraintes de charges de travail importantes (la quantité des efforts cumulés dans la journée à la fin de la cinquième semaine dépasse en réalité largement ce qui peut être imposé dans la vie courante).

Cette standardisation des objectifs suggère néanmoins que la mise en application des moyens soit individualisée.

La philosophie est commune à tous les malades mais le programme est personnalisé.

Adaptation physiologique à l'entraînement

L'objectif principal de l'entraînement est d'amener une adaptation physiologique pour que la performance dans la réalisation d'une tâche soit améliorée. Pour atteindre cet objectif, il devient alors fondamental de s'inscrire dans un processus rigoureux où les stimuli sont programmés en tenant compte de différents principes de base.

Le principe de surcharge

Pour induire un progrès (Tab. IX), il faut appliquer à l'organisme une surcharge spécifique à l'entraînement.

On peut de façon adéquate surcharger un groupe musculaire, un système cardio-vasculaire en faisant varier la fréquence, la durée ou l'intensité de la contrainte pendant la séance d'entraînement.

Le principe de spécificité

Il est reconnu aujourd'hui que les exercices de force et de puissance engendrent des adaptations spécifiques des qualités de force et de puissance. Il en est de même pour les exercices d'endurance qui améliorent le système vasculaire, le transport d'oxygène ainsi que des modifications de l'équipement enzymatique cellulaire. Malheureusement, il y a peu de transfert entre ces deux types d'entraînement [89, 134, 315, 356]. Il est important, avant de programmer un cycle d'entraînement, de définir les modifications désirées pour bien cibler le type de stimulus à administrer à l'entraînement.

Le principe d'individualité

C'est parce que le niveau de départ de chaque individu est différent (excellence physiologique, vécu sportif, etc.) qu'une planification spécifique en fonction des besoins et des capacités physiologiques propres à chaque individu est nécessaire. Les processus d'adaptation et de restauration ont une cinétique propre à chaque individu et demandent un dialogue étroit au sein du couple athlète-entraîneur (ou dans notre cas patient-enseignant EPS) pour planifier correctement les exercices.

Le principe de réversibilité

De nombreuses semaines d'entraînement en endurance sont nécessaires pour augmenter le métabolisme aérobie (multiplication du nombre

TABLEAU IX : QUALITÉS PHYSIQUES ET LIMITES D'ADAPTATION DE L'ORGANISME SOUMIS À UN ENTRAÎNEMENT INTENSIF [270].

QUALITÉS PHYSIQUES	GAINS exprimés en pourcentages
Endurance aérobie dynamique générale (VO_2max)	Augmentation de 40% [23]
Endurance aérobie dynamique locale	Augmentée de 100 à plus de 1000 % [23]
Force maximale	Augmentation de 40 % par rapport au niveau initial [23]
La vitesse : qualité physique la plus dépendante du facteur génétique [24]	Amélioration de 15 à 20 % [23]
La souplesse	Niveau optimal nécessaire à l'activité sportive [21]

de capillaires musculaires, sélectivité des fibres musculaires, amélioration de la capacité oxydative de ces fibres), pour améliorer le système cardio-vasculaire et respiratoire (augmentation du débit cardiaque, du volume d'éjection systolique, du volume sanguin, de l'extraction d'oxygène, de l'économie respiratoire). L'arrêt complet de l'exercice provoque une régression importante et très rapide de ces mécanismes d'adaptation (disparition complète de 4 à 8 semaines après la fin de l'entraînement) [13, 127, 136].

Les effets d'un entraînement en force (modifications musculaires par l'augmentation de la surface des fibres IIa au détriment des fibres IIb, meilleur contrôle neuromusculaire, prolifération capillaire) disparaissent également rapidement dès l'arrêt complet de l'exercice [16, 320, 247].

L'entraînement : procédé structuré

Les processus d'adaptation de l'organisme sont déterminés par la nature, la grandeur et l'orientation des charges de travail [22]. La charge constitue le stimulus d'entraînement et comporte des aspects qualitatifs et quantitatifs déterminant la spécificité de l'entraînement considéré [21].

On distingue :

- l'intensité du stimulus (pourcentage de la force maximale),
- la densité des stimuli (rapport temporel entre les phases de travail et les phases de repos),
- la durée du stimulus,
- le volume des stimuli (durée et nombre des stimuli par séances),
- la fréquence des séances d'entraînement.

L'entraînement produit une amélioration de la performance suivant le mécanisme de la surcompensation. En effet, après l'application d'une charge d'entraînement, on observe une diminution provisoire de la performance (**1** : diminution du potentiel énergétique) puis, durant la phase de récupération, un retour progressif au niveau d'avant la séance (**2**) et finalement une amélioration de la performance au-delà du niveau initial (**3** : surcompensation).

Si aucun nouveau stimulus n'est administré, un retour au niveau initial d'avant la séance s'amorce graduellement. Par contre, si d'autres stimuli surviennent à des moments adéquats, une amélioration continue est constatée. Si les stimuli sont trop nombreux et administrés trop précocement, la cinétique inverse peut apparaître, conduisant l'individu à une mésadaptation, à l'épuisement, voire au surentraînement.

Gain de flexibilité

L'amélioration de l'amplitude est le préalable à l'amélioration de la fonction. Cet objectif prévaut sur le gain de force musculaire et l'endurance, il est l'élément caractérisant les deux premières semaines de traitement. Aussi, dès le premier jour de prise en charge, le sujet améliore la mobilité articulaire, l'extensibilité musculaire, et la souplesse qui peut désigner un « savoir-faire » du corps [94] mêlant mobilité et coordination neuromusculaire.

Les exercices de flexibilité vont agir sur :

- **la peau** car ils vont y exercer des tractions, des pressions. La peau insuffisamment mobilisée ou siège de tissus cicatriciels peut influencer les résultats du test de Schober [202]. Elle peut être le siège de tensions douloureuses. Cette mobilisation du tissu cutané est donc davantage nécessaire si la région lombaire a été opérée. L'évolution du tissu cicatriciel consécutif à l'intervention s'est naturellement faite vers la fibrose. Ce tissu épaissi se comporte à son tour comme un corps étranger. Les mises en tension des tissus cicatriciels permettent l'orientation des fibres de collagène et ce en profondeur lorsque l'articulation sous-jacente est mobilisée ;
- **les structures nerveuses** ; en effet, les racines nerveuses sont mobilisables par rapport aux trous de conjugaison. La manœuvre de Lasègue met en tension la racine nerveuse à son émergence au niveau du trou de conjugaison par la mise en flexion rachidienne [74]. La mobilisation rachidienne permet de

solliciter le coulissage des structures nerveuses à leur émergence du rachis ;

- **le cartilage et les disques intervertébraux** : le mouvement est la base de la nutrition de ces éléments. L'exercice régulier comportant des exercices de flexibilité (3 fois une heure par semaine pendant 12 mois) stabilise la densité osseuse vertébrale ;
- **les structures capsulo-ligamentaires** [90] : la capsule articulaire et les formations ligamentaires de renfort quasi inextensibles participent au guidage et à la limitation des mouvements. La capsule articulaire est vascularisée, les ligaments ne le sont pas. Ces deux structures sont richement innervées. Ces éléments conservent leurs propriétés mécaniques lorsqu'on les mobilise régulièrement. La capsule et les ligaments des articulations zygapophysaires ne peuvent s'entretenir que par sollicitation dynamique du rachis ;
- **les plans de glissement** entre ligaments et capsules articulaires, entre plans cutané et sous-cutané ainsi qu'entre loges musculaires sont entretenus par la mobilisation des tissus. Les structures ligamentaires et capsulaires sont mises en tension lorsque l'articulation est en position maximale. En pratique, l'étirement raisonné enseigné au patient recrée ces plans de glissements et sollicitent les ligaments et capsule [95] ;
- **le système musculaire** : l'éloignement des insertions musculaires permet l'allongement du muscle. Quand un muscle est immobilisé en position courte, il y a une réduction de la longueur de la fibre musculaire (par perte d'un certain nombre de sarcomères et une augmentation de la proportion de tissu conjonctif). La mise en tension passive du système musculaire permet le relâchement de la composante contractile. 15 à 30 minutes de tension passive (1 heure par jour semble avoir l'effet optimal) appliquée tous les jours sur le soléaire de souris prévient les changements du tissu conjonctif, prévient la réduction de la longueur de la fibre musculaire et augmente même le nombre de sarcomère en séries [413]. La mise en tension permet également un échauffement local qui justifie ainsi sa place dans l'échauffement. En outre, l'entretien de l'image motrice du mouvement et du schéma corporel est stimulée. La mise en tension active du muscle participe efficacement à l'amélioration de l'image motrice d'où l'intérêt des techniques actives d'étirement [53, 90]. En plus des effets mécaniques et neuro-moteurs, les exercices de flexibilité vont agir sur les grandes fonctions circulatoire [131], respiratoire et digestive.

Les étirements myo-tendineux

Rappels théoriques concernant les étirements musculaires

Une des conséquences de l'immobilisation d'un muscle est son raccourcissement par diminution du nombre de sarcomères.

Toute posture éphémère n'aurait aucun effet sur la longueur du muscle et c'est plusieurs heures de postures quotidiennes qui sont nécessaires au maintien de la longueur initiale. Il faut s'inspirer de cette donnée et proposer des temps longs ou très souvent répétés de mise en tension des différents muscles hypoextensibles. Le temps de maintien de la posture d'étirement est le plus long possible en stretching global ou de quelques secondes [392] selon la nature de l'étirement. La mobilisation va intéresser différents constituants de l'appareil locomoteur qui pourront être mis en tension :

- le fascia [40] : il est par définition inextensible, on peut le mettre en tension mais on ne peut pas l'allonger ;
- les structures ligamentaires et capsulaires : on peut les allonger pourvu que le temps de maintien de la mise en tension soit suffisant (plusieurs minutes sont nécessaires pour allonger une capsule articulaire). L'étirement des structures de stabilisation passive de l'ar-

ticulation a un impact sur la protection active de celle-ci par les muscles [93]. Cette donnée incite à utiliser avec précaution les étirements de grande amplitude avant l'effort ;

- le muscle : la structure contractile est plastique [151]. Pour que la tension soit appréciable, le muscle doit être amené à une longueur supérieure à celle qu'il occupe habituellement. L'élasticité du muscle relâché doit donc être attribuée à d'autres éléments élastiques ;
- le tendon et sa gaine (éléments élastiques séries) ainsi que les cross-bridges [164] et les aponévroses superficielles et profondes (éléments élastiques parallèles) sont concernés par la mise en tension.

Tous les muscles ne se laissent pas étirer de la même façon : il y a un comportement différentiel du muscle en fonction de sa forme (fusiforme, penné, bi-penné) et du pourcentage de tissu fibreux qu'il contient (aponévroses, sarcolemme et gaines de faisceaux musculaires). Ces éléments élastiques parallèles ont un faible degré d'extensibilité allant de 4 % à 9 % de leur longueur de repos. La charpente conjonctive du muscle ainsi que la concentration en cloisons interfasciculaires varient avec le type de muscle considéré, d'où la notion de raideur.

L'**étirement** passif **lent** du muscle entraîne une réduction de l'excitabilité du pool des motoneurones du muscle étiré par activation des organes tendineux de Golgi [199]. L'augmentation d'amplitude est liée à la multiplication des sarcomères (« plasticité musculaire »), à l'augmentation de la compliance (il n'y a pas d'allongement véritable du muscle [137]), au couplage sensitivo-moteur (les mécanorécepteurs sollicités lors de l'étirement envoient des messages informateurs sur la position et la tension). Après plusieurs séances, les informations et l'acte moteur s'inscrivent durablement. Les gestes quotidiens se modifient, deviennent plus amples [26].

Les différents types d'étirement musculaires analytiques [353]

- les étirements en tension passive : le sujet place lui-même la musculature en position d'insuffisance fonctionnelle passive (6 secondes de mise en tension, 6 à 30 secondes de tenu, relâchement sur 6 secondes). Dans cette technique, les gains en amplitude peuvent être importants [126] vis-à-vis de la technique de contracter-relâcher ;
- les étirements avec contraction du muscle antagoniste au muscle étiré [361]. C'est la technique la plus durable dans le temps. En situation de tension maximum, le sujet doit réaliser une contraction du ou des muscles antagonistes au muscle étiré. Cette technique a été comparée au stretching statique (maintien de la tension passive durant 30 secondes), elle fournit des gains significatifs et plus importants [406] ;
- les étirements avec contraction préalable du muscle à étirer. À cette mise en tension du muscle (sans excès) fait suite une décontraction totale précédant le gain d'amplitude [362]. Ce gain d'amplitude peut se faire auto-passivement par le sujet ou activement par une contraction du ou des muscles antagonistes au muscle étiré. Dans ce dernier cas de figure, deux effets neurophysiologiques sont associés. Cette technique donne les meilleurs résultats et a les effets les plus durables [383] ;
- les étirements couplés à une mise en tension active maximale du groupe musculaire étiré ou étirements en « tension active » [96] s'apparentant à un exercice excentrique du groupe musculaire ciblé particulièrement adapté à l'étirement des ischio-jambiers. C'est la technique la plus difficile à enseigner ;
- les étirements balistiques. Quoique décrié, ce type d'étirements prend place dans la restauration fonctionnelle du rachis sous la forme de répétition de ramasser d'objets légers recréant une répétition de distance

doigts-sol. Ce type d'exercices doit être fait après un échauffement soigné de la musculature étirée ;

- Éléments didactiques ;
- Lors de l'enseignement de l'auto-étirement, il faut vérifier :
  - le positionnement des segments en position de départ,
  - le report de poids dans le polygone de sustentation (notamment dans le cas du stretching en position debout),
  - le positionnement des points fixes,
  - le positionnement des articulations croisées par les systèmes mis en tension,
  - le rythme des mises en tension, des tenus, des relâchements,
  - la respiration en s'assurant qu'elle soit adaptée.

Principes et modalités pratiques des étirements musculaires analytiques [97, 353-85)

Les auto-étirements myo-tendineux sont conformes aux principes du programme de Restauration Fonctionnelle du Rachis® car [168] :

- le stretching est une technique active. Les étirements n'allongent pas les muscles dits courts ou raides mais influencent la tolérance à la mise en tension [137]. Ainsi, en réglant les étirements sur la sensation, le lombalgique relativise sa plainte à d'autres sensations douloureuses qu'il crée intentionnellement. Réglé par le sujet lui-même, l'auto-étirement ne présente aucun danger ;
- le stretching est une technique utilisée en médecine du sport [101] et ses principes s'appliquent à la Restauration Fonctionnelle du Rachis® ;
- le stretching est une technique curative [94] mais aussi préventive des accidents musculo-tendineux. L'apprentissage des techniques d'étirement doit permettre au sujet d'entretenir par la suite sa flexibilité et de l'initier à une « forme d'hygiène musculaire ».

Le patient effectue deux séances quotidiennes d'environ 30 minutes d'étirements analytiques ou globaux en respectant les principes d'échauffement préalable, de relâchement, de lenteur dans l'exécution de l'étirement. L'enseignement, la démonstration pratique et la correction par le thérapeute sont les garants de l'efficacité des techniques.

Par principe, l'auto-grandissement est associé aux techniques d'étirement (notamment des membres inférieurs). Dans la station érigée maximum, le transversaire épineux est recruté pour un travail constant afin d'assurer la bonne coaptation des surfaces articulaires alors que l'équilibre est précaire [40].

Le travail global permet d'obtenir un étirement complet du plan postérieur par travail intense des muscles du plan antérieur et de symétriser l'étirement.

Pour les muscles ischio-jambiers, la rétroversion et l'antéversion du bassin sont nécessaires [354]. Cet enseignement doit se faire, le sujet dans différentes positions (couché, assis, debout contre un mur par exemple).

Ils intéressent la globalité du corps mais l'accent est mis sur la réalisation des étirements des muscles particulièrement hypoextensibles.

Il faut faire prendre conscience au patient de la tension passive (TP) et de la tension active (TA).

La TP_1 est ressentie quand la musculature concernée est placée en position d'insuffisance fonctionnelle passive. Sur cette position, le sujet réalise une contraction auto-résistée de 6 secondes (TA), puis un relâchement suivi d'un étirement (TP_2) avec maintien de 30 secondes.

Les exercices sont toujours réalisés de façon bilatérale et sur 3 séries.

En décubitus dorsal

En coucher dorsal, la position est stable et la recherche de l'équilibre n'est pas une préoccupation. Cette position est à privilégier lors de l'apprentissage car le placement de segments est dicté par la recherche de la mise en tension sans notion d'équilibration.

On réalise des étirements globaux des muscles de la chaîne postérieure (Photo 25), des muscles du plan antérieur (hanches, thorax), des muscles adducteurs et des muscles fessiers.

En décubitus ventral

Les étirements dans cette position peuvent concerner les muscles abdominaux et fléchisseurs de hanche (Photo 26). On peut également solliciter l'extensibilité des muscles de la face antérieure de la cuisse par une auto-mise en tension passive par rapprochement du talon vers la fesse.

En position assise

Les conditions d'équilibre sont moins favorables qu'en position couchée. La position assise est toutefois plus « fonctionnelle » (elle est très facilement utilisée dans la journée). Tous les groupes musculaires peuvent être étirés dans cette position.

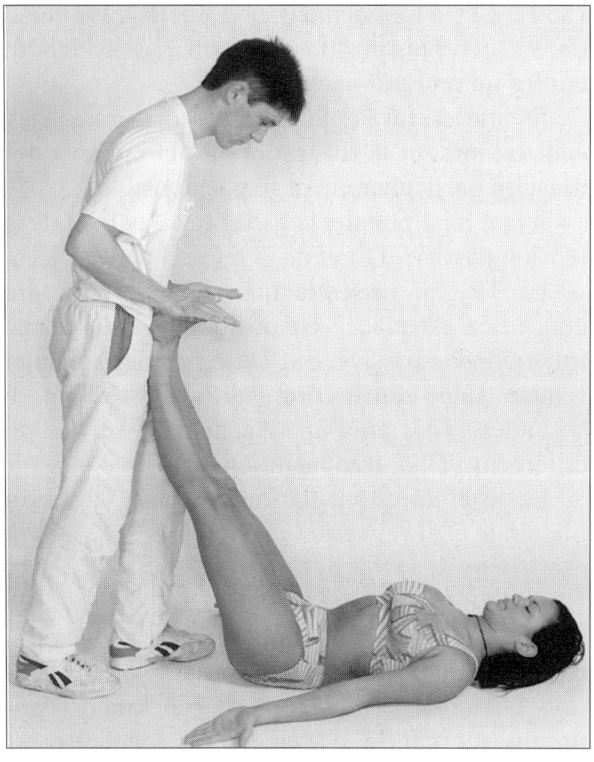

PHOTO 25 : POSITION DE MISE EN TENSION GLOBALE DE LA CHAÎNE MUSCULAIRE POSTÉRIEURE.

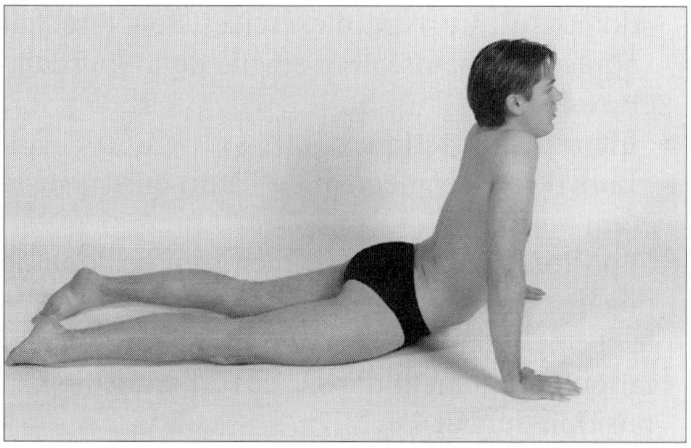

PHOTO 26 : POSITION D'ÉTIREMENT ANALYTIQUE DES MUSCLES ABDOMINAUX ET FLÉCHISSEURS DE HANCHE.

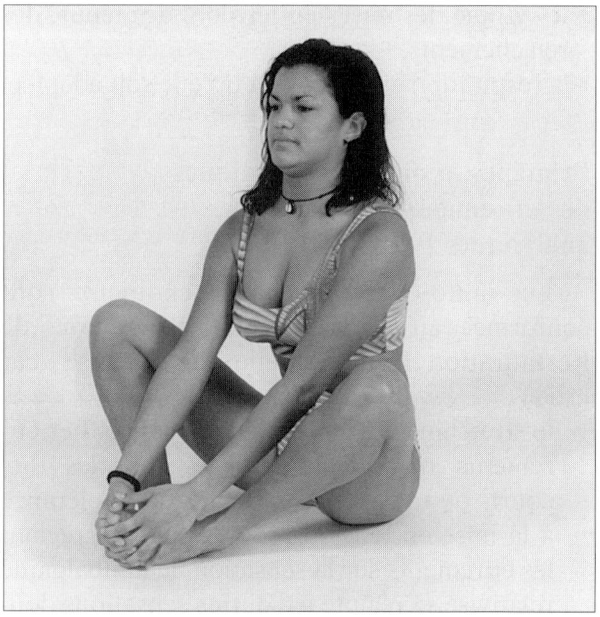

PHOTO 27 : POSITION D'ÉTIREMENT ANALYTIQUE DES MUSCLES ADDUCTEURS DE HANCHE.

Les muscles adducteurs sont mis en tension sur un auto-grandissement (Photo 27). On exploite aussi cette position pour les étirements des muscles ischio-jambiers et du muscle droit antérieur.

En position « chevalier servant »

Les muscles fléchisseurs de hanche sont étirés en position chevalier servant (Photo 28). L'avancée du bassin du côté hanche fléchie

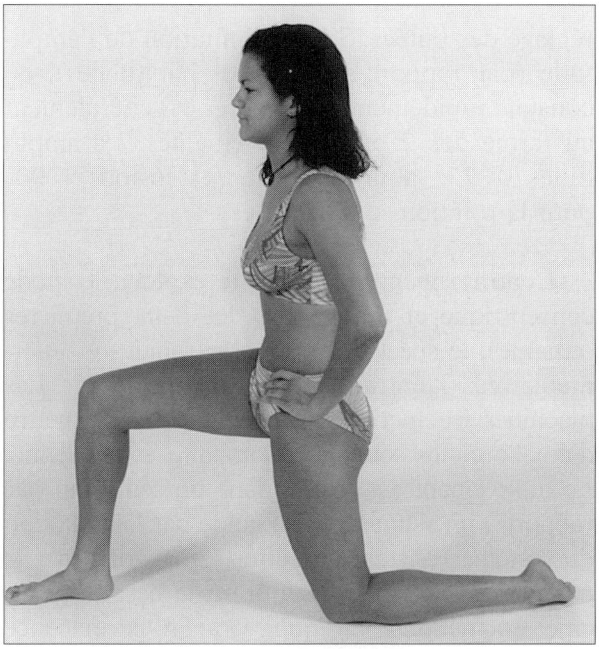

PHOTO 28 : POSITION D'ÉTIREMENT ANALYTIQUE DES MUSCLES FLÉCHISSEURS DE LA HANCHE GAUCHE.

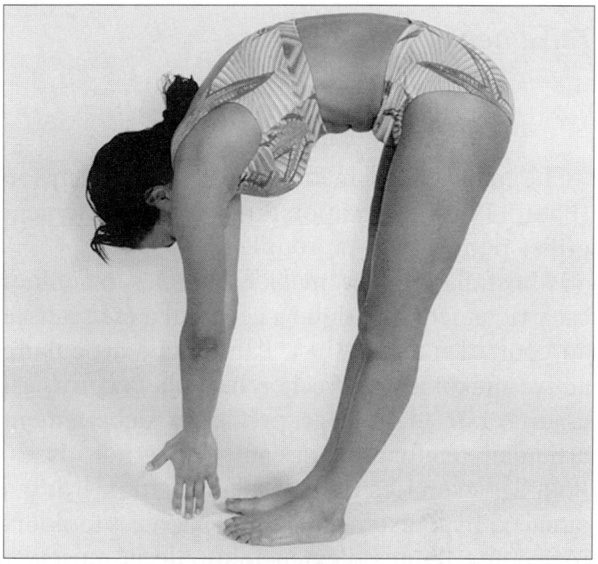

PHOTO 29 : POSITION D'ÉTIREMENT GLOBAL DES MUSCLES POSTÉRIEURS DORSO-LOMBO-PELVIENS.

entraîne une extension de hanche controlatérale. La délordose par contraction abdomino-fessière doit être maintenue et les mains contrôlent le déplacement du bassin dans le plan sagittal.

En position debout

Dans cette position, le maintien de l'équilibre et la fixité du point d'appui inférieur nécessitent d'élargir la base de sustentation.

Pour les étirements de la chaîne postérieure lombo-pelvienne, on peut reprendre les modalités de l'épreuve distance doigts-sol avec mise en tension lente et progressive (Photo 29).

Les muscles ischio-jambiers sont mis en tension (Photo 30), sur auto-grandissement, par une traction de l'ischion vers l'arrière, ce qui ferme l'angle coxo-fémoral. L'antéversion du bassin augmente la tension passive.

On peut également, en position debout, solliciter en étirement le muscle droit antérieur, le muscle triceps sural, la chaîne postérieure du tronc et les muscles grands pectoraux, le muscle grand dorsal et le muscle carré des lombes.

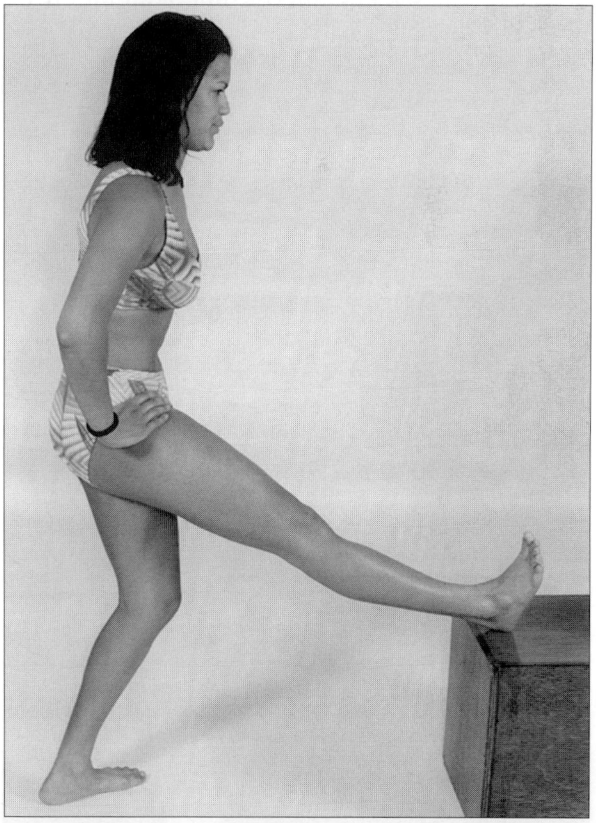

PHOTO 30 : POSITION D'ÉTIREMENT ANALYTIQUE DES MUSCLES ISCHIO-JAMBIERS.

Étirements dynamiques

Sur machines isocinétiques

Le matériel isocinétique de flexion/extension (Photo 31) et de rotation du tronc est également utilisé pour le gain de souplesse.

L'installation des malades sur les machines est strictement identique à celle qui a été réalisée au cours des tests. Ainsi, l'amplitude articulaire active maximale est recherchée : la sécurité est assurée par un réglage précis du débattement articulaire en fonction des amplitudes autorisées. Pour les exercices dans le plan sagittal, il n'y a jamais d'hyperextension et la flexion est toujours réglée aux limites d'extensibilité de la musculature lombo-pelvi-fémorale et de tolérance à la gêne au mouvement. La progression dans le sens de l'assouplissement impose une adaptation du réglage des butées. S'il y a limitation de l'amplitude (par rapport aux normes habituelles), on constate rapidement des progrès et généralement au terme des 2 premières semaines, les amplitudes 0°-75° pour la flexion/extension et 90° pour la rotation sont acquises.

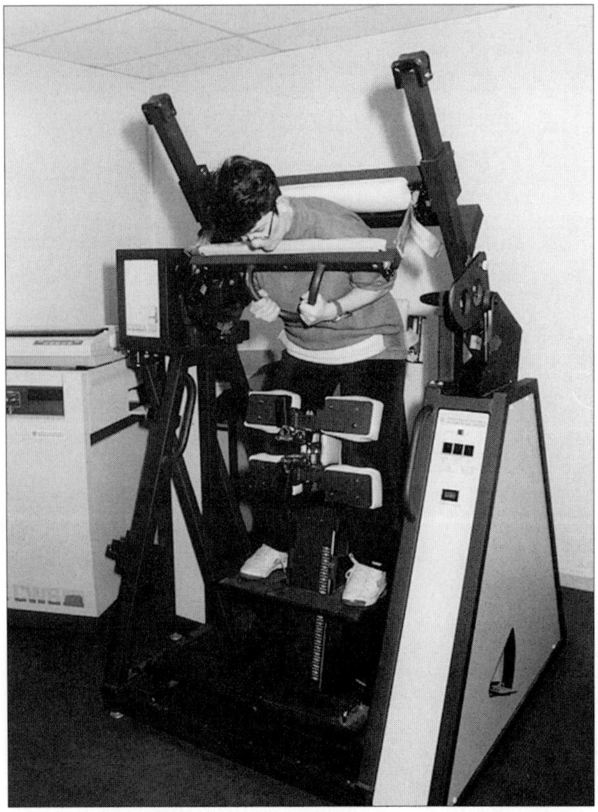

PHOTO 31 : OUTIL ISOCINÉTIQUE D'ENTRAÎNEMENT EN FLEXION-EXTENSION LOMBO-PELVIENNE.

L'entraînement en flexibilité exploite le mode concentrique et utilise, lors des deux premières semaines, le spectre des vitesses rapides et intermédiaires. L'entraînement est quotidien. Les machines isocinétiques du tronc vont permettre d'améliorer les souplesses lombaire et pelvienne. Le mouvement est réalisé dans un seul plan par rapport à un seul axe et est guidé par l'adaptation du système résistant aux efforts engendrés par le malade. L'asservissement qui est la base du principe isocinétique fait qu'il y a en permanence équilibre entre l'action et la réaction. Pendant la première semaine, nous nous servons des enregistrements réalisés au cours des tests et nous demandons de réaliser des efforts inframaximaux. Les efforts maximaux sur le spectre d'entraînement sont engagés en 2e semaine. Le recrutement musculaire pour ce type de vitesses est réalisé à moindre contrainte et c'est l'étirement musculaire et l'assouplissement ostéo-articulaire qui tirent bénéfice de cette mobilisation active. Il s'agit d'un étirement musculaire balistique contrôlé.

Ce type de travail permet également :
- de faciliter la désinhibition,
- de participer à l'antalgie par l'hyperhémie consécutive à la contraction musculaire et la baisse du niveau de sensations douloureuses par l'utilisation du mouvement lui-même.

Un certain nombre de patients peuvent présenter des difficultés lors du redressement à partir de la position d'antéflexion. Dans ce cas, une aide passive au redressement est possible grâce à un dispositif mécanique ou électronique.

Le matériel isocinétique de flexion-extension peut être utilisé dans la modalité Mobilisation Passive Continue (MPC) à vitesse lente. On recherche par la mobilisation passive instrumentale un étirement des structures musculo-tendineuses postérieures. Ce type de sollicitation est maintenant bien reconnu dans les pathologies de l'appareil locomoteur [331]. Cette modalité offre, outre l'avantage de faciliter une recorticalisation d'un mouvement lombo-pelvien parfois oublié, d'avoir des effets antalgiques liés à la mobilisation des tissus [396].

Le principe du travail en pyramide inversée se situe à l'opposé du travail en pyramide proposé par Davies pour la rééducation des extrémités [73]. L'idée est de balayer un spectre donné en fixant la première partie du programme sur les vitesses les plus élevées (où l'effort est moindre) pour un échauffement, puis les vitesses les plus lentes (où l'effort est plus important) puis de nouveau les vitesses les plus élevées. Cet enchaînement des vitesses nous semble ainsi mieux correspondre à l'adaptation physiologique à l'effort.

Nous utilisons à ce stade un spectre de vitesses dans la gamme vitesses rapides-vitesses intermédiaires (150-105 °. s^{-1} pour la rotation et 120-90°. s^{-1} pour la flexion-extension). Le nombre de répétitions (12 à 5 et 10 à 4) est proportionnel à la vitesse. Le temps de repos accordé entre les séries est de 120 secondes.

Le mode excentrique est utilisé pour obtenir un recrutement des seuls muscles extenseurs (fessiers et spinaux) dans leur fonction de freinateurs de l'antéflexion. Dans le plan sagittal et lors du mouvement de flexion, l'appareil mobilise le train supérieur vers l'avant et le sujet doit résister au mouvement en cherchant à résister au déplacement. Le mouvement retour vers le redressement est réalisé soit en concentrique mais sans effort, soit en passif par la machine elle-même. Ce type de recrutement musculaire participe pour une bonne part à la désinhibition qui est recherchée au début du programme [400]. Les muscles lombo-pelviens sont largement sollicités dans cette épreuve avec une sensation d'un travail bien localisée aux muscles de la région lombaire. Le recrutement musculaire apparaît au patient plus physiologique mais nécessite une phase d'apprentissage. Nous prenons comme base de travail des séries de 10 répétitions avec un couple maximum de recrutement des extenseurs en mode excentrique ne dépassant pas 100 % du couple obtenu lors de l'évaluation en mode concentrique (ce couple étant réévalué chaque semaine). L'entraînement est fait à la vitesse de 30°. s^{-1} et un jour sur deux. La sollicitation musculaire peut être responsable d'une impression d'endolorissement, de raideur, d'hypo-extensibilité lombo-pelvienne et de courbature. Les étirements myo-tendineux sont de règle. Il n'est ainsi pas rare, au cours de ces 2 premières semaines de sollicitation musculaire de réveiller chez ces patients un certain nombre de douleurs d'origine musculaire qu'il faut expliquer comme étant normales et passagères Ces douleurs d'origine musculo-squelettiques (DOMS) se superposent souvent aux plaintes initiales des patients. Ainsi la douleur des exercices se révèle, et la plainte chronique passe en arrière plan.

Les muscles du plan antérieur moins affectés par le déconditionnement et habituellement peu sollicités en excentrique ne sont pas renforcés en contraction-étirement.

En fonctionnel

La flexibilité est travaillée par des exercices dynamiques et répétitifs de ramassages et de dépôts de petits cubes de 2,5 cm de côté sur un plateau avec des ajustements progressifs de la hauteur par rapport au sol (Photos 32 & 33). Cette hauteur est déterminée à partir du test journalier de distance doigts-sol (genoux tendus).

Dans un premier temps, le sujet travaille dans un plan sagittal en effectuant une flexion/extension lombo-pelvienne, pieds serrés et genoux tendus.

Pour chaque hauteur déterminée, la moitié des cubes située à gauche du plateau est ramassée (un à un) avec la main gauche, le bras droit est mis derrière le dos accompagnant le mouvement; l'autre moitié placée à droite du plateau est ramassée de la même manière avec la main droite, le bras controlatéral est à son tour derrière le dos.

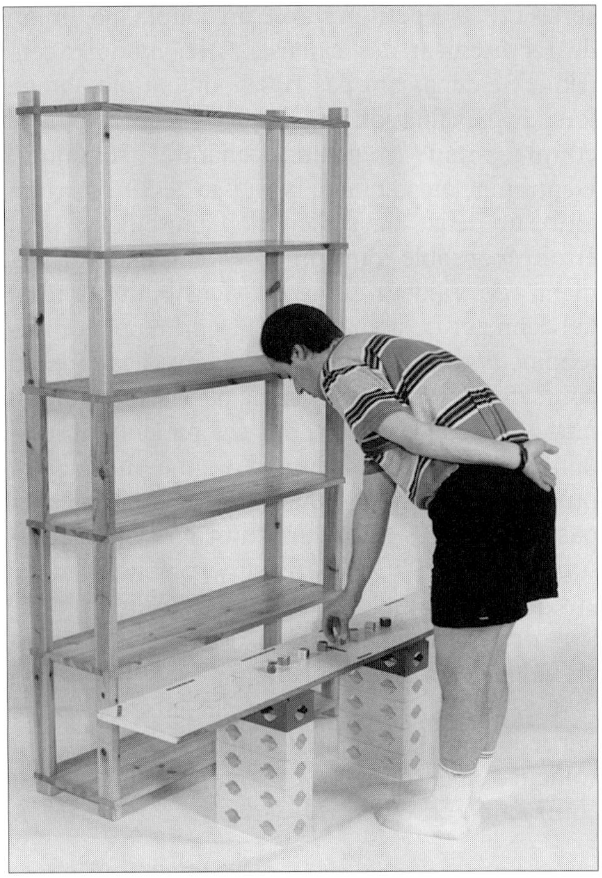

Photo 32 : Exercices dynamiques de gain de souplesse lombo-pelvienne en flexion (position penchée).

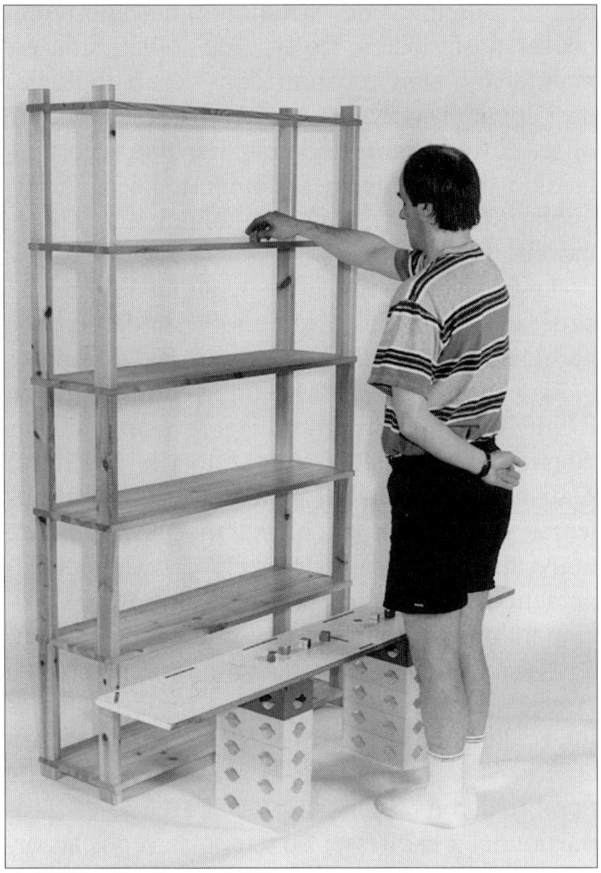

Photo 33 : Exercices dynamiques de gain de souplesse lombo-pelvienne en flexion (position redressée).

Après une bonne adaptation du mouvement, les exercices de flexibilité se poursuivent de façon symétrique.

L'intérêt de l'exercice proprement dit est dans la recherche d'une répartition harmonieuse entre les deux mouvements lombaire et pelvien dépendant des extensibilités musculo-tendineuses du tronc et des membres inférieurs et de la qualité de leur contrôle moteur.

Dans un deuxième temps, le sujet travaille toujours dans un plan sagittal en effectuant une flexion/extension associée à une rotation du tronc ; dans ce cas, ses pieds sont écartés à environ 20 cm et lors du mouvement s'associe une flexion de son genou controlatéral à la rotation alors que son autre jambe reste tendue.

Au cours des exercices est associé l'usage d'un métronome qui fera varier la vitesse et le rythme du mouvement. Le nombre de mouvements demandés au sujet est variable en fonction de ses performances et de sa fatigabilité.

Cette mobilité permet :

- une meilleure fluidité articulaire,
- un déverrouillage de l'ensemble du complexe lombo-pelvien,
- une extensibilité musculaire de toute la chaîne postérieure, en particulier des muscles ischio-jambiers,
- une désinhibition neuromusculaire.

Cette période de flexibilité dure 2 semaines, soit 10 séances de 30 à 45 minutes à l'issue desquelles plus de 80 % des sujets atteignent une distance doigts-sol (DDS) égale à 0.

Cette phase de flexibilité est déterminante pour aborder les autres étapes du programme, pour évaluer la motivation des personnes et diminuer l'inhibition neuromusculaire.

Autres techniques visant à améliorer la flexibilité

La balnéothérapie chaude à visée relaxante vise la détente globale en fin de journée de travail. L'effet décontracturant de l'eau chaude est utilisé pour favoriser la fluidité du mouvement sans contrainte.

Les techniques de relaxation (voir chapitre relaxation) sont basées sur la perception d'une région musculaire hypoextensible. L'objectif étant de faire chuter l'état de tension musculaire, il faut chercher à le faire percevoir par le malade (si besoin à l'aide d'une instrumentation de type biofeedback).

Entraînement musculaire

Analytique

Nous proposons aux patients un cycle de **développement général** où tous les groupes musculaires vont être sollicités : groupes musculaires des membres inférieurs, supérieurs et du tronc.

Sur machines à charges

Principes généraux

Nous recherchons le développement de la qualité physique d'**endurance-force**.

Les charges utilisées sont faibles (de 40 à 60 % du maximum) mais le volume est important. Il faut par exemple réaliser des séries de 10 mouvements pendant 10 minutes (à cadence stable) avec une pause de 20 secondes entre chaque série. L'exercice est réalisé en mode concentrique puis en mode excentrique dans le sens retour du mouvement.

Quels sont les principes de cette forme de travail ?

Chez le débutant, un travail avec de faibles charges est suffisant pour obtenir une amélioration sensible de la force sans surcharge sur le plan physique et psychique.

Cet entraînement concerne principalement le métabolisme aérobie privilégiant les modifications métaboliques (surcompensation par épuisement des réserves de glycogène) et permettant une amélioration de la vascularisation du muscle concerné.

Ce type de travail ne contrarie pas ce qui est réalisé dans le domaine du réentraînement à l'effort.

Il représente une bonne alternative au travail réalisé en isocinétisme (où les consignes d'effort sont maximales et où le mode de contraction est principalement concentrique). Cela constitue une variation dans les méthodes d'entraînement bénéfique pour le développement de la force. La récupération physiologique est meilleure.

Il permet d'envisager une meilleure stabilisation des performances dans le temps.

Modalités pratiques

L'entraînement sur machines à charges est mis en place dans la journée en fonction des créneaux horaires réservés au travail isocinétique de tronc (Photos 34, 35 & 36). Le travail musculaire sur machines à charges du tronc s'effectue ainsi par exemple l'après-midi si le renforcement isocinétique a été réalisé le matin. L'organisation se fait sous forme de circuits par série de 5 à 6 postes (45 minutes à 1h de travail en continu).

Sur chaque machine, on évalue la charge maximale que la personne est capable de déplacer 3 fois de suite sans compensations. Ces évaluations répétées permettent une remise à jour des charges de travail. Pour obtenir des valeurs maximales cohérentes, les tests sont répartis sur 2 ou 3 journées.

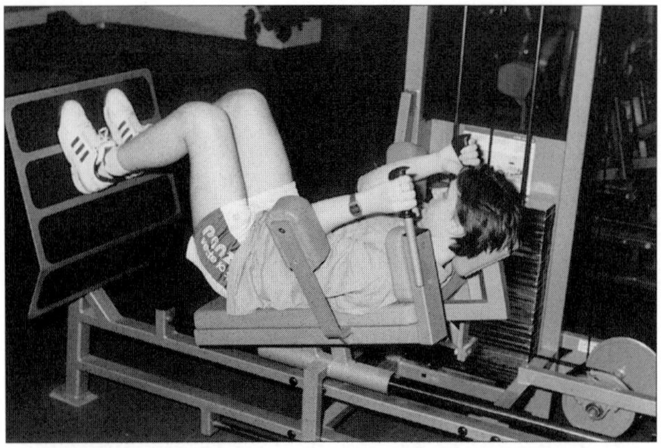

Photo 34 : Machine à charges d'entraînement de la chaîne musculaire d'extension des deux membres inférieurs.

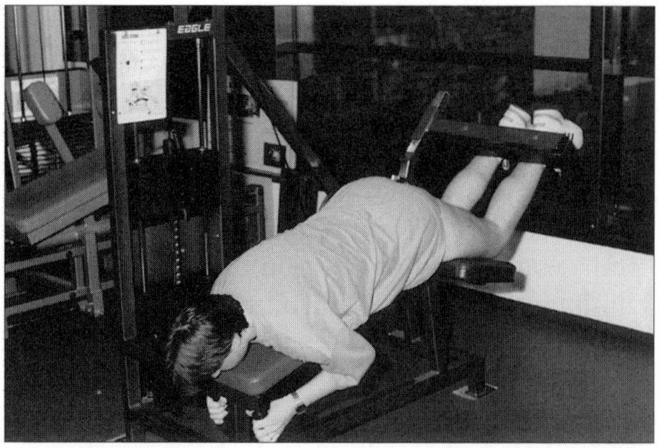

Photo 35 : Machine à charges d'entraînement des muscles ischio-jambiers.

Au cours du programme, nous constatons s'il existe une marge de progression dans le mode endurance-force. Si le nombre de séries continue à augmenter, nous gardons ce type de travail. Si le nombre de séries stagne, nous pouvons alors augmenter l'intensité (60 % à 70 %) ou bien évoluer vers des méthodes de renforcement mixtes (de type pyramidal). La méthodologie varie d'un sujet à l'autre en fonction de l'état initial de déconditionnement. Le nouveau programme est installé sur 2 jours, permettant ainsi une adaptation progressive du patient aux nouvelles exigences.

Sur machines isocinétiques

Le travail isocinétique est toujours précédé d'une phase d'échauffement (sur ergocycle ou par un petit circuit membres supérieurs). Les machines isocinétiques de flexion/extension et de rotation du tronc sont utilisées pour le renforcement musculaire proprement dit. Les principes généraux sont : amplitude de travail, installation, échauffement, stimulation, suivi de la séance, récupération, travail en pyramide inversé etc. Les machines isocinétiques du tronc permettent l'entraînement de la musculature en force et en endurance.

La recherche du gain de force passe par l'utilisation des vitesses intermédiaires et lentes (120 à 60°/s en rotation et 90 à 30°/s en flexion-extension). La contrainte musculaire est ici plus importante et le nombre de répétitions est souvent moindre (10 à 3 et 7 à 2). Il faut au cours de ces efforts, là-aussi, bien surveiller la tolérance cardiaque et éviter les blo-

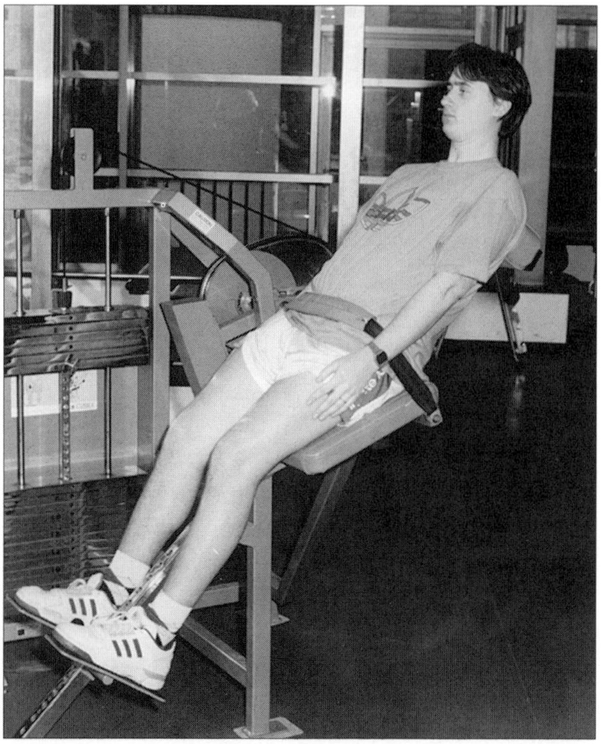

Photo 36 : Machine à charges d'entraînement des muscles extenseurs lombo-pelviens.

cages respiratoires. Les gains de force sont souvent spectaculaires par rapport aux tests initiaux et le malade doit en avoir la confirmation. Pour ce faire, il doit chaque jour et après chaque séance, noter sur une fiche les résultats de la séance affichés sur l'écran des machines. Ce contrôle par le patient rend la séance plus active et plus motivante. C'est également pour les thérapeutes une preuve du degré de participation.

L'entraînement isocinétique concentrique est quotidien.

Si le mode excentrique en flexion-extension est utilisé, nous alternons un jour sur deux avec l'entraînement en mode concentrique [398]. Le niveau de couple maximum à atteindre en excentrique oblige à une réévaluation hebdomadaire de façon à actualiser le programme. Après chaque séance d'excentrique, les patients doivent pratiquer des étirement lombo-pelviens.

Enfin, dans les dernières semaines, on exploite les qualités de souplesse et de force musculaires en engageant le patient dans des exercices d'endurance. On cherche alors à panacher les vitesses lentes et intermédiaires en respectant le travail en pyramide inversé : au cours de la même séance, on trouve des vitesses lentes et peu de répétitions, et des vitesses rapides et un nombre important de répétitions.

Au cours du séjour, certains patients peuvent présenter une fatigue anormale. Ceci peut se produire vers la troisième ou la quatrième semaine. On doit dans ce cas adapter le programme et moduler les entraînements : augmenter les temps de récupération, travail en sub-maximum quelques jours, hydratation etc.

Fonctionnel

La prise en charge doit déboucher au cours du programme sur un entraînement musculaire fonctionnel. On met en place des exercices fonctionnels en mode isocinétique de la 3e à la 5e semaine et des exercices de port de charges à la 4e et 5e semaine.

Les objectifs de ce travail sont :

- un renforcement et un rééquilibrage de toute la chaîne biomécanique intégrant le rachis dans l'ensemble des maillons du corps humain ;
- une coordination musculo-ligamentaire ;
- une perception et une gestion des relais musculo-articulaires ;
- une liaison fonctionnelle des forces ;
- une adaptation du mouvement et de la charge en fonction de l'activité de la personne dans le but d'une bonne intégration du geste, sans toutefois qu'il y ait apprentissage de celui-ci, mais avec le respect impératif de 3 consignes :
  - être le plus près possible de la charge,
  - bien se positionner en utilisant ses appuis (importance de la stabilité),
  - ne pas effectuer de rotations avec des charges lourdes ;
- des mises en situation se rapprochant des exigences du travail.

Mode isocinétique

La Liftask™ est utilisée en mode exercice à partir de la troisième semaine (Tab. X).

1er programme : phase d'apprentissage

Il démarre à la 3e semaine à raison de 4 séances au cours desquelles les mouvements sont exécutés avec un effort inframaximal pour deux vitesses rapides (90 cm/sec et 75 cm/sec), deux vitesses moyennes (60 cm/sec et 45 cm/sec), une vitesse lente (30 cm/sec) et seulement dans un plan sagittal.

Cette phase d'apprentissage est importante car l'absence d'effort maximal permet au sujet de recouvrer une coordination musculaire souvent mauvaise, en particulier s'il y a eu adoption de stratégies motrices palliatives antérieures visant à contourner la douleur. En intégrant toutes les composantes d'un geste certes spécifique, la Liftask™ favorise la restauration des boucles sensitivo-motrices, en les sollicitant au maximum, et le réveil de schémas moteurs naturels toujours engrammés au niveau des centres supérieurs.

TABLEAU X : PROGRAMME D'ENTRAÎNEMENT SUR LIFTASK™.

Périodes	1re semaine	2e semaine	3e semaine	4e semaine	5e semaine
Objectifs	Flexibilité		Force / Coordination		Endurance
Vitesses			Toutes les vitesses	Toutes les vitesses	Toutes les vitesses
Entraînement Plan sagittal			Effort infra-maximal	Effort maximal	Effort maximal
Entraînement Plan latéral				Effort infra-maximal	Effort maximal

2e programme

Il démarre à la 4e semaine, à raison de 4 séances au cours desquelles les mouvements sont exécutés avec davantage de répétitions et sur toutes les vitesses. Ils sont effectués dans un plan sagittal avec un effort maximal à 90 cm/s, 45 cm/s et 30 cm/s et dans un plan latéral avec un effort inframaximal à 75 cm/s et 60 cm/s.

3e programme

Il démarre à la 5e semaine, à raison de 4 séances au cours desquelles les mouvements sont exécutés sur toutes les vitesses. Ils sont tous effectués avec un effort maximal dans un plan sagittal à 90 cm/s, 45 cm/sec et 30 cm/s et dans un plan latéral (Photo 37) avec un effort maximal à 75 cm/s et 60 cm/s.

Remarques importantes

- En plan sagittal, le sujet se baisse pour saisir la poignée en associant une flexion lombo-pelvienne et une flexion des genoux. Puis, il déroule verticalement le filin de bas en haut depuis le niveau de la plate-forme jusqu'à sa hauteur totale, bras tendus vers le haut.
- En plan latéral, le sujet se baisse pour attraper la poignée en associant une flexion-inclinaison lombo-pelvienne et une flexion des genoux. Puis, il déroule le câble en dessinant une diagonale de bas en haut depuis le niveau de la plate-forme jusqu'à sa hauteur totale, bras tendus vers le haut.
- Quel que soit le programme, le sujet effectue une pause de 120 secondes entre chaque série.
- À la fin de chaque séance, le thérapeute note sur une feuille journalière le pic de force maxi-

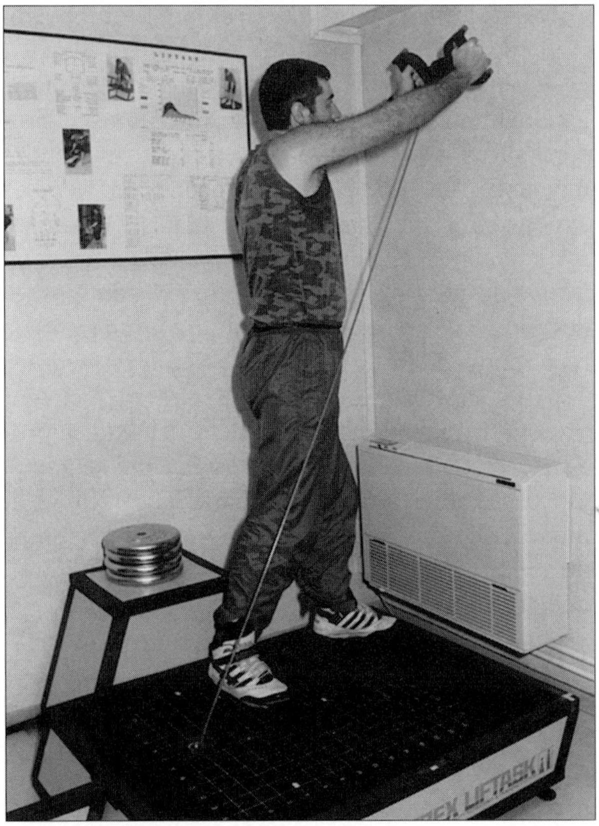

PHOTO 37 : OUTIL ISOCINÉTIQUE D'ENTRAÎNEMENT EN SIMULATION DE SOULEVER DE CHARGES (POSITION D'ARRIVÉE – PLAN LATÉRAL)

mum des mouvements effectués à une vitesse donnée, le travail total réalisé par l'ensemble des mouvements et la puissance moyenne. Cette feuille quotidienne constitue un guide de progression très motivant pour le patient.

Mode iso-inertial : les exercices de ports de charges et le rôle du TSC

Ces exercices sont importants car ils permettent de valider les performances acquises par toute la chaîne fonctionnelle et d'établir des mises en situation se rapprochant des exigences de la vie quotidienne et de l'activité professionnelle du sujet.

Ils sont effectués à la 4e et à la 5e semaine du programme.

À la 4e semaine, ces exercices consistent en des levées et des déposes répétitives de charges dont le poids maximum correspond à celui de la charge limite du test T.S.C. réalisé en fin de 3e semaine.

Les mouvements sont réalisés dans un plan sagittal et dans un plan latéral (Photos 38 & 39) sur différentes hauteurs, mettant en jeu soit le secteur lombaire, soit le secteur lombaire et le secteur cervico-dorsal.

Le nombre de mouvements effectués et la progression en kilogrammes des charges soulevées au cours des séances sont variables et fonction des performances et de la fatigabilité du sujet.

Un second test TSC est effectué à la fin de cette 4e semaine. La charge limite nous renseigne sur le potentiel physique et fonctionnel de la personne. C'est cette charge qui est utilisée pour l'entraînement de la 5e semaine.

Le fréquence des mouvements et la progression en kilogrammes dépendent de la capacité physique, de l'endurance à l'effort ainsi que des contraintes de la vie quotidienne et professionnelle.

À l'issue du séjour, le sujet effectue un dernier test TSC validant le protocole iso-inertial.

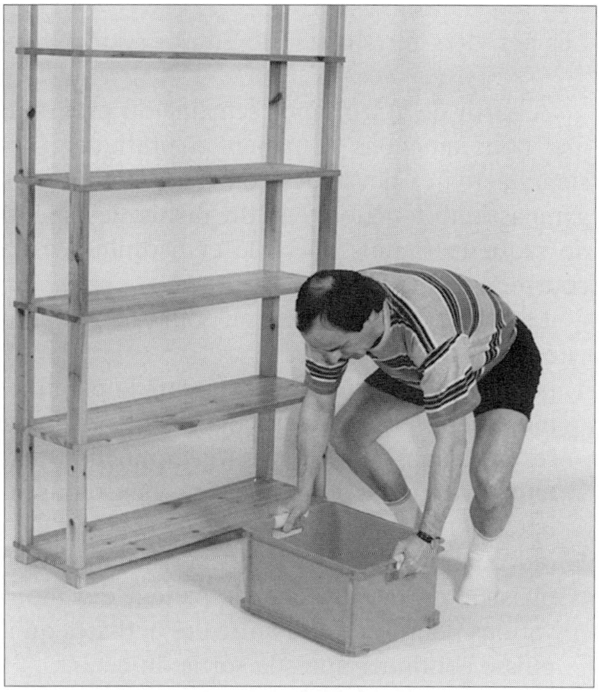

Photo 38 : Exercice de port de charges (position de départ – plan latéral).

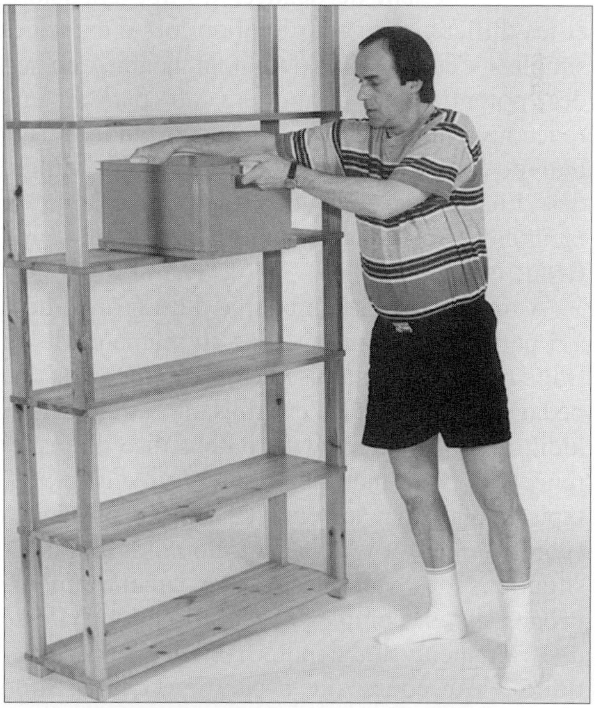

Photo 39 : Exercice de port de charges (position d'arrivée – plan latéral).

Les activités physiques adaptées et sportives

À partir de la troisième semaine du programme, nous amenons le patient à pratiquer plusieurs activités physiques comme la natation, la gymnastique fonctionnelle du rachis, les sports de raquette (tennis de table et badminton), la course à pied et le tir à l'arc.

Les objectifs poursuivis au cours de ces activités sont de deux ordres :

1. permettre au patient de réinvestir le potentiel musculaire et cardio-vasculaire nouvellement restauré dans les activités fonctionnelles mettant en jeu des coordinations neuromusculaires complexes ;
2. redécouvrir son corps et des sensations de plaisir pour éveiller chez le patient des motivations pour l'une ou l'autre des activités qu'il puisse continuer après la sortie du centre.

Les différentes situations proposées au sein de la Gymnastique Fonctionnelle du Rachis [407] permettent de dégager les appréhensions et les difficultés de coordination lors d'exercices simples. Ces exercices facilitent la mise en jeu des potentialités, permettant au patient une redécouverte du corps, sans aucun guide ni secteur de protection. Certains exercices simulent des situations usuelles de la vie quotidienne et facilitent la mise en jeu de la totalité du corps (tronc et membres).

À travers la prise en charge d'un groupe de 2 à 5 patients (n'étant pas tous au même stade du traitement), on dynamise le lombalgique par une pédagogie différenciée en utilisant des situations ludiques et orientées. L'activité utilise de préférence du petit matériel (balles, *medicine-ball*, tapis, plots) dont les caractéristiques physiques (poids, taille, forme) varient, donnant alors aux situations des variantes et des aménagements progressifs en complexité (coordination, vitesse de traitement du signal, habiletés et énergétique). Au cours du cycle de Gymnastique Fonctionnelle du Rachis, le patient lombalgique acquiert des outils (exercices ciblés et adaptables) facilement utilisables au domicile avec peu de matériel.

Ce type d'entraînement fonctionnel fournit des indicateurs fonctionnels pertinents ainsi qu'un moyen de pratiquer une activité dynamique s'intégrant dans la continuité du programme où la notion d'entretien et de stabilisation des acquis a une dimension éducationnelle.

Les résultats des différentes évaluations témoignent des progrès significatifs de cette gymnastique réalisée en 8 séances (soit 30 à 45 minutes par séance), fruits de l'activité mais aussi de la continuité des objectifs du programme et des exercices fonctionnels tels que le port de charge, la simulation isocinétique de soulever de charge et les activités adaptées comme la natation et le badminton.

La natation est réalisée en grand bassin à l'extérieur du centre (Photo 40). Nous faisons le point sur les différents problèmes rencontrés chez le nageur occasionnel et dans la plupart des cas nous apportons des éléments de techniques pour le crawl et le dos crawlé.

Les sports de raquette comme le badminton et la course à pied nous permettent d'évaluer le degré de désinhibition du patient ainsi que sa tolérance aux chocs, aux accélérations et aux changements brusques de direction.

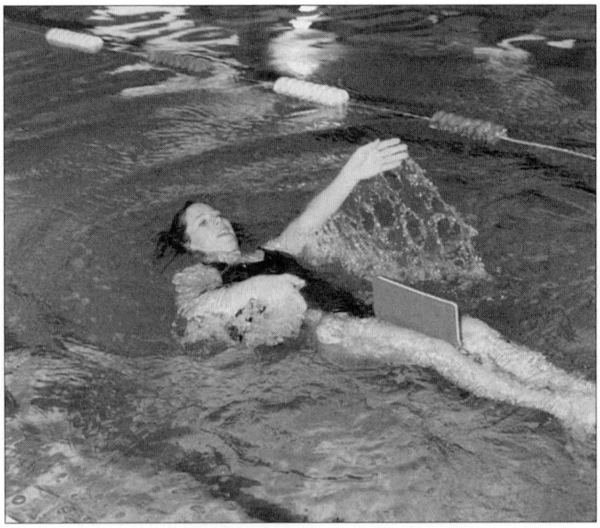

PHOTO 40 : NATATION EN PISCINE.

Le tir à l'arc est souvent réalisé dès la deuxième semaine car cette pratique sportive est peu exigeante sur le plan moteur et cardiaque. Par contre, il nécessite un bon contrôle isométrique du tronc ainsi qu'un gainage musculaire pelvien.

Le réentraînement à l'effort

Les effets de l'entraînement sur le développement de la capacité aérobie

Selon la loi de FICK :

$\dot{V}O_2 = Qc\ (CaO_2\text{-}CvO_2)$

Qc = débit cardiaque

$CaO_2\text{-}CvO_2$ = différence artérioveineuse en O_2 au niveau du sang mêlé.

L'entraînement en endurance va provoquer une augmentation du $\dot{V}O_{2max}$ en jouant sur les différents paramètres de cette équation.

Amélioration du débit cardiaque (Qc)

Qc = Vs x FC

Vs = volume d'éjection systolique

FC = fréquence cardiaque

L'augmentation de Qc maximal n'est pas due à l'augmentation de FC_{max} qui, rapportée à l'âge, reste égale chez les sujets entraînés. Par contre, Vs s'accroît sous l'influence de plusieurs facteurs :

- la diminution des résistances périphériques totales,
- l'augmentation du volume des cavités cardiaques (très discutable lors d'un entraînement de courte durée),
- l'amélioration du retour veineux.

Un entraînement mené à partir d'exercices sous-maximaux ne change pas le Qc pour une même puissance d'effort mais modifie la valeur respective de ses deux composantes : l'élévation moindre de FC pour une même puissance d'effort au profit d'une augmentation du Vs.

Amélioration de la différence artério-veineuse

Elle est réalisée par :

- l'augmentation du débit sanguin au niveau des muscles en activité (lié à l'accroissement de la densité capillaire observée au niveau des fibres musculaires) ;
- la multiplication des mitochondries et des enzymes du cycle de Krebs.

Les bases de l'entraînement à l'effort au cours du programme

La forme d'entraînement

Elle est sous la forme intermittente (*interval-training*) ou continue sur ergocycles du type rameur (Photo 41), bicyclette à membres inférieurs et supérieurs, simulateur de montée d'escalier ou tapis roulant. Le choix de l'une ou l'autre méthode nous est dicté par le niveau de départ du patient. Ces deux formes d'entraînement ont des répercussions différentes sur le métabolisme aérobie.

L'intensité de l'effort

Elle se situe entre 70 % et 85 % de la FCmax. À cette intensité, la sollicitation privilégie le métabolisme aérobie.

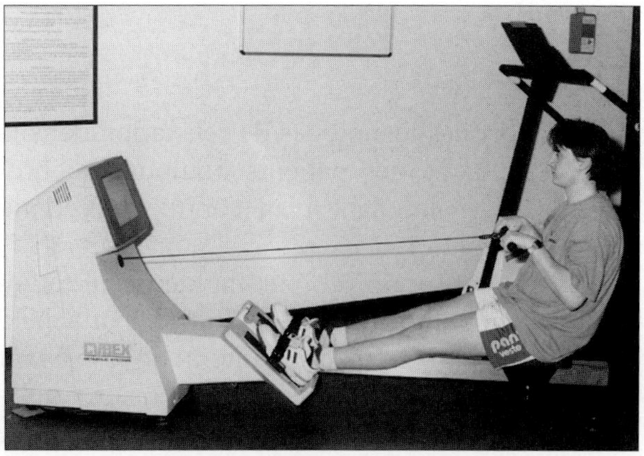

PHOTO 41 : ENTRAÎNEMENT SUR RAMEUR.

La durée de l'effort

Une durée de 20 minutes (sur chaque appareil) est nécessaire pour engager des processus d'endurance. En totalisant les différents ergocycles, les patients réalisent 60 minutes d'exercices sur la journée dont 40 à des seuils de fréquence cardiaque ciblés.

L'évaluation

Elle est réalisée suivant un protocole triangulaire inframaximal par paliers de 4 à 5 minutes. Le critère d'arrêt du test nous est fourni par l'atteinte des 85 % de la FCmax théorique. Cette précaution est prise pour éviter des contraintes cardio-vasculaires trop importantes et parce que au-delà de 85 % il y a une sollicitation mixte des métabolismes aérobie et anaérobie. Les tests sont réalisés au début du séjour, en milieu de séjour et en fin de séjour.

En fonction de la progression, les charges de travail sont réactualisées. Cela peut se traduire pour certains patients par une modification de la forme d'entraînement.

Remarque : compte tenu de la durée brève du séjour et des objectifs multiples que l'on poursuit, il est difficile de parvenir à une amélioration marquée et durable dans le temps. Cela dit, le choix de la forme de travail utilisée pour le renforcement musculaire généralisé permet de compléter favorablement le travail réalisé sur cycloergomètre.

La relaxation

L'apport des techniques de relaxation dans la prise en charge des patients douloureux chroniques est maintenant bien connu et reconnu [274, 358].

Dans le cadre du programme de restauration fonctionnelle du rachis, la relaxation s'attache à briser le cercle vicieux et les interactions existant entre douleur, stress, anxiété et tensions musculaires. Elle reste cependant une technique « adjuvante » : la douleur chronique étant un phénomène complexe et pluricausal, il ne faut pas attendre de la relaxation qu'elle soulage à elle seule le patient. Dans tous les cas, elle doit être active, s'inscrivant dans la même dynamique que l'ensemble du programme RFR ®, exigeant la participation optimale du patient. Elle doit viser l'autonomie de celui-ci, afin qu'il puisse appliquer la technique en dehors de la présence d'un thérapeute, et notamment dans les activités de sa vie quotidienne et professionnelle à l'issue du programme de rééducation.

Les objectifs de la relaxation sont nombreux et divers :

- ► développer la gestion volontaire du tonus musculaire et notamment apprendre au patient à relâcher ses muscles tendus, contracturés, douloureux ;
- ► apprendre au patient à respirer correctement et efficacement ;
- ► favoriser la prise de conscience et l'intégration du schéma corporel ;
- ► favoriser la récupération musculaire par l'apprentissage du relâchement et la lutte contre les troubles du sommeil ;
- ► entraîner le patient à mieux gérer les stress et leurs conséquences (insomnies, nervosité, fragilité émotionnelle, etc.) ;
- ► améliorer la capacité des patients à se relâcher mentalement, leur apprendre à contrôler leurs pensées négatives ;
- ► valoriser le positif ;
- ► permettre au patient de pouvoir exercer un certain contrôle sur sa douleur, afin qu'il puisse s'en décentrer ;
- ► contribuer à mieux maîtriser les états de stress et d'anxiété.

Parmi les différentes méthodes de relaxation décrites en thérapie cognitivo-comportementale des syndromes douloureux chroniques, nous utilisons dans le cadre du programme de Restauration Fonctionnelle du Rachis® et selon les patients :

- la relaxation générale progressive,
- la rétroaction biologique musculaire,
- la sophrologie.

Décrite en 1938 par Jacobson [173], la **relaxation générale progressive** vise en première intention le relâchement physique. Mais Jacobson démontre, à l'aide de tracés électromyographiques, que cet état entraîne une détente mentale. D'un point de vue pratique, le thérapeute propose au patient d'alterner des phases de contraction et des phases de relâchement musculaire, ceci dans le but d'une prise de conscience des différents états de tension musculaire. Il est tout particulièrement suggéré au patient d'être attentif et de ressentir le relâchement, la décontraction, la détente qui suivent le temps de contraction. Six étapes sont proposées en progression : décontraction des membres supérieurs, puis des membres inférieurs, respiration, détente du visage, détente des yeux, enfin détente des muscles de la sphère vocale. Les quatre premières nous semblent facilement applicables et bien adaptées au programme de Restauration Fonctionnelle du Rachis ®.

Utilisée depuis environ 25 ans aux États-Unis dans le cadre de la prise en charge des syndromes douloureux chroniques (migraines, céphalées, rachialgies, douleurs temporo-mandibulaires) [32], la **rétroaction biologique musculaire**, ou biofeedback, peut être utilisée de manière isolée, ou associée à la relaxation générale progressive de Jacobson. Elle permet d'objectiver le degré de relâchement atteint. Différents sites sont décrits pour le placement des électrodes : la région anté-brachiale, en regard des muscles radiaux ou palmaires (détente des membres supérieurs : première étape de la méthode de Jacobson) ; la région cervicale, en regard des muscles trapèzes supérieurs ; les muscles paravertébraux dorso-lombaires ; la région frontale (détente du visage : quatrième étape de la méthode de Jacobson). Les « feedbacks » sont visuels ou auditifs.

Méthode de relaxation « inventée » dans les années 60 par Caycedo, la **sophrologie** se propose « d'étudier la conscience humaine, ses modifications et les moyens de la faire varier dans un but thérapeutique, prophylactique ou pédagogique, pour permettre à l'homme d'être en harmonie avec lui-même et son environnement » [334].

Tous les exercices se déroulent dans un état de vigilance minimal, à la limite du sommeil (niveau sophro-liminal), atteint grâce au ton monocorde employé par le thérapeute (*terpnos logos*).

La première étape vise la prise de conscience du corps, l'intégration du schéma corporel (Photo 42). Par l'intermédiaire d'exercices de décontraction des différentes parties du corps et d'exercices de respiration, il s'agit d'isoler le patient de son environnement et de ses préoccupations habituelles, pour lui faire recueillir des sensations corporelles agréables.

Dans cet état de relâchement physique progressivement acquis, il s'agit ensuite, deuxième étape, d'activer le mental, au moyen de la suggestion, avec pour objectifs le renforcement de ce qui va bien, la valorisation du positif. Des images mentales belles – paysages naturels par exemple – sont choisies par le patient. En progression, il est proposé au patient de travailler sa capacité de s'investir dans le futur de manière confiante. On lui suggère d'imaginer une situation personnelle future, la reprise du travail par exemple, dans laquelle il s'engage positivement et en confiance. Des éléments stressants peuvent également être amenés afin de travailler sur la gestion du stress.

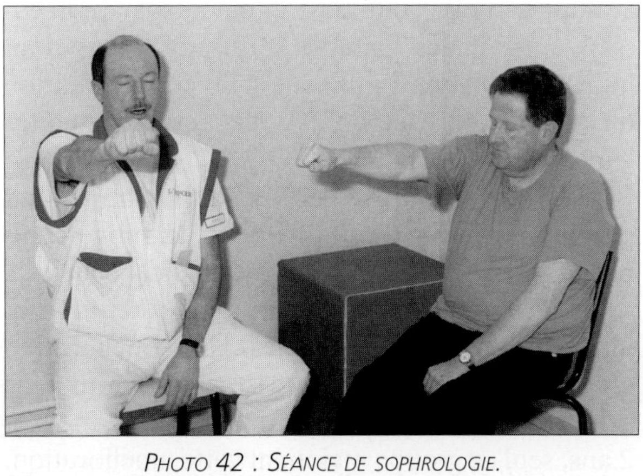

PHOTO 42 : SÉANCE DE SOPHROLOGIE.

Ainsi, de la même façon que le lombalgique s'engage dans son programme de reconditionnement physique, la sophrologie lui propose de s'investir, de se projeter de manière positive et confiante dans « l'après-programme ». Rien n'est imposé au patient : toutes les sensations physiques sont bienvenues et c'est lui-même qui choisit les images mentales, en fonction de ce qui lui convient le mieux.

Avant et après la séance, le dialogue patient-thérapeute permet d'accueillir le vécu du patient et de construire des séances personnalisées. L'autonomie du patient est recherchée : il lui est proposé de pratiquer en dehors des séances.

Il est retrouvé dans la littérature un certain nombre d'études concernant l'efficacité des techniques de relaxation chez les patients lombalgiques chroniques.

Turner [380] compare un groupe de patients non traités à deux groupes traités, l'un par relaxation générale progressive de Jacobson, l'autre par relaxation générale progressive et thérapie cognitivo-comportementale. Les deux groupes traités sont améliorés tant au niveau douleur qu'au niveau handicap fonctionnel et cette amélioration se maintient dans les deux années de suivi.

Mac Cauley [217] compare un traitement par hypnose à un traitement par relaxation générale progressive : les deux techniques sont efficaces et supérieures à un traitement par placebo.

Dans un groupe comportant 111 patients, mais sans groupe-témoin, Keefe [177] contribue à montrer l'efficacité du traitement par biofeedback : 29 % des patients se disent moins douloureux, 49,2 % diminuent leur consommation médicamenteuse et 63,2 % peuvent augmenter leur niveau d'activité.

Flor [107] compare l'efficacité d'un traitement par biofeedback, d'une thérapie cognitivo-comportementale et d'un traitement médical classique sur 3 groupes de 78 patients douloureux chroniques, dont 57 rachialgiques. Une amélioration est observée dans les 3 groupes, mais surtout dans celui traité par biofeedback. De plus, à 6 mois et 2 ans, seul ce groupe maintient cette amélioration.

Concernant la sophrologie, Forissier et Gonard [109] contribuent à montrer son intérêt en rapportant ses effets positifs sur une population de patients douloureux chroniques.

D'autres études, avec populations nombreuses et groupes-témoins, sont encore nécessaires pour confirmer l'intérêt et l'efficacité des différentes techniques de relaxation. Néanmoins, ces premiers travaux suggèrent combien elles peuvent contribuer à améliorer le vécu douloureux des lombalgiques chroniques.

Diététique

Grâce au confort moderne, nous n'avons plus à nous fatiguer. Le cœur, les muscles, les articulations, la tête ont besoin d'un entretien régulier. Notre corps est une machine qui tourne au ralenti. L'exercice pendant toute la vie le stimule et l'aide à fonctionner à son meilleur régime.

Que l'on soit sportif occasionnel ou non, une alimentation variée et équilibrée constitue une aide indispensable pour exploiter au mieux ses ressources. L'effort que doit fournir le patient pendant son séjour s'inscrit dans une logique de programmation d'entraînement physique. Nous devons adapter l'alimentation aux exigences de cet entraînement.

En matière d'alimentation au cours de l'entraînement physique, nous devons retenir que :

- la physiologie de « l'homme à l'effort » est une science en plein développement. Il faut être pleinement conscient que les connaissances évoluent en fonction des travaux de recherche en cours dans le domaine ;
- l'alimentation d'un sujet en entraînement physique peut varier en fonction de ses besoins, de sa condition physique et psychologique, du type d'effort à fournir, de sa durée, de son intensité et des muscles utilisés.

Parler d'alimentation en période d'entraînement physique ne signifie pas avoir un régime rigide, mais savoir si les grandes bases physiologiques sont correctes afin de les adapter à chaque individu.

Les bases physiologiques

Comme une voiture, l'organisme a besoin de carburant et d'eau.

Qualité du carburant

- glycogène (surtout musculaire) ou « super » utilisés de préférence lors des efforts intenses (supérieurs à 70-75 % de la capacité maximum) ;
- graisses (en réserve dans les tissus adipeux) ou « ordinaire » utilisés en complément dans les efforts intenses ou préférentiellement lors de nos activités normales et d'efforts modérés usuels.

Capacité du réservoir

- super ou glycogène : très faible et pratiquement épuisé au bout de 90 min d'effort type course à pied ;
- ordinaire ou graisse : très important (épuisé après plusieurs jours d'effort) mais avec un rendement plus faible qui oblige (dans le même exemple de la course à pied) à réduire sa vitesse.

Eau pour le refroidissement

Le travail musculaire nécessite de grandes quantités d'énergie. Le moteur humain n'a qu'un rendement de 20 à 25 %, le solde de l'énergie produite se libère sous forme de chaleur. Il est primordial d'éliminer cette chaleur : l'évaporation de la sueur est l'élément indispensable à la défense de l'organisme.

Pour que les mécanismes de refroidissement fonctionnent, il faut d'une part boire suffisamment pour compenser les pertes, d'autre part que l'air ne soit pas saturé d'eau.

Nutrition et effort soutenu

Il faut considérer à la fois l'alimentation et le stock des réserves énergétiques de l'organisme.

Les aliments

Les lipides

C'est le grand fournisseur d'énergie. Ils interviennent dans la perméabilité des membranes cellulaires, dans la myélinisation des cellules nerveuses et également dans le processus enzymatique (Fig. 30).

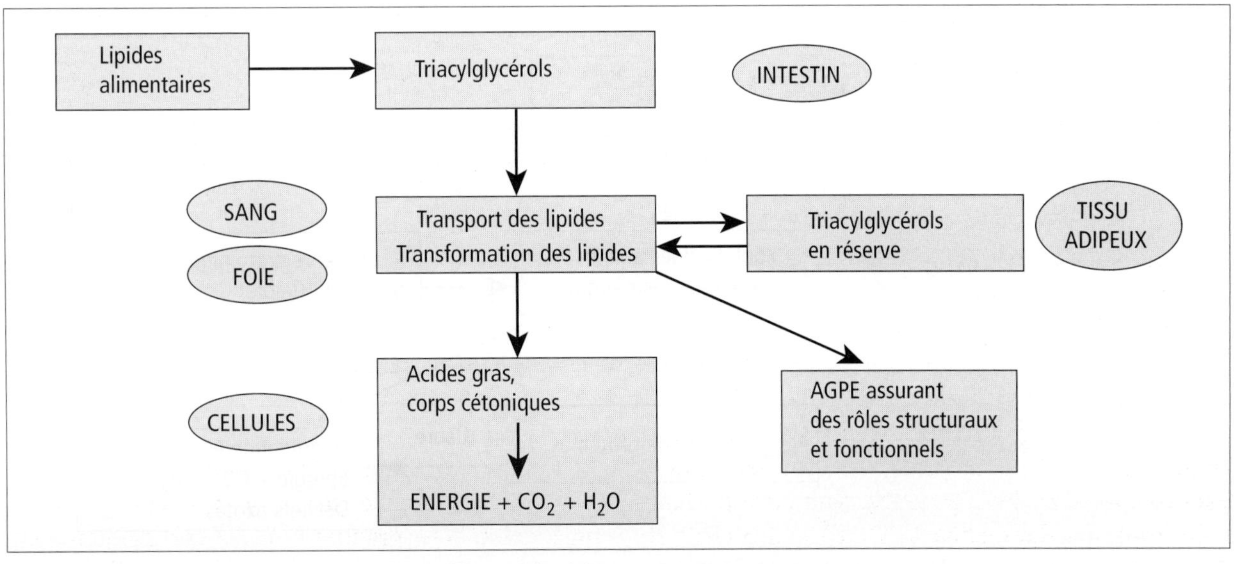

FIGURE 30 : MÉTABOLISME DES LIPIDES.

Il est conseillé une consommation à hauteur de 30 à 35 % de la ration calorique totale par jour. Attention également à la quantité de ces lipides : il existe des acides gras essentiels.

Les protéines

Les protéines ont surtout un rôle dans le renouvellement tissulaire et dans l'ensemble des fonctions métaboliques (enzymes, hormones, récepteurs, anticorps) (Fig. 31).

Il est conseillé une consommation de 55 g/jour chez la femme et 70 g/jour chez l'homme, soit 10 à 15 % de la ration calorique totale/jour. Il est important de veiller à la qualité de ces protéines (tous les acides aminés indispensables présents pour permettre une synthèse protéique correcte).

Les glucides

Leur rôle principal est de fournir l'énergie. Il existe deux sortes de glucides : ceux dits d'absorption lente et les autres d'absorption rapide (Fig. 32).

Il est conseillé une consommation de 50 à 55 % de la ration calorique totale par jour. La qualité des sucres réside dans la longueur de leurs chaînes (ex : glucose chaîne courte, sucre d'absorption rapide).

Dépense énergétique-activité physique-sport

L'énergie : définition, unités de mesure

L'énergie est, par définition, la capacité d'effectuer un travail ou d'opérer un changement dans la matière.

L'énergie peut prendre les formes suivantes :
- énergie thermique (calorifique) : chaleur,
- énergie mécanique et cinétique : forces et mouvements,
- énergie chimique : maintien de liaisons chimiques,
- énergie électrique : déplacement d'électrons.

L'unité de mesure d'énergie est, dans le système international, le kilojoule ou kJ.

L'ancienne unité était la kilocalorie ou kcal. La calorie est une unité de chaleur équivalant à la quantité de chaleur nécessaire pour élever de 1°C la température d'un gramme d'eau.

1 kJ = 0,239 kcal.

1kcal = 4,184 kJ.

Le kilojoule est donc une unité de 4,18 fois plus petite que la kilocalorie : les valeurs exprimées en kilocalories doivent dorénavant être multipliées par 4,18 pour obtenir la valeur énergétique en kilojoules.

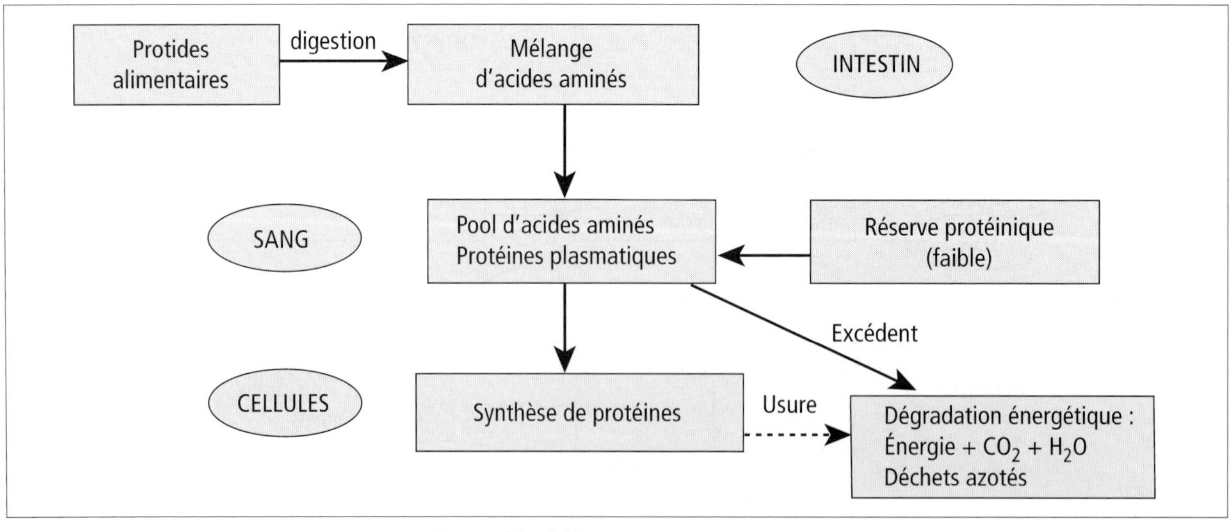

Figure 31 : Métabolisme des protides.

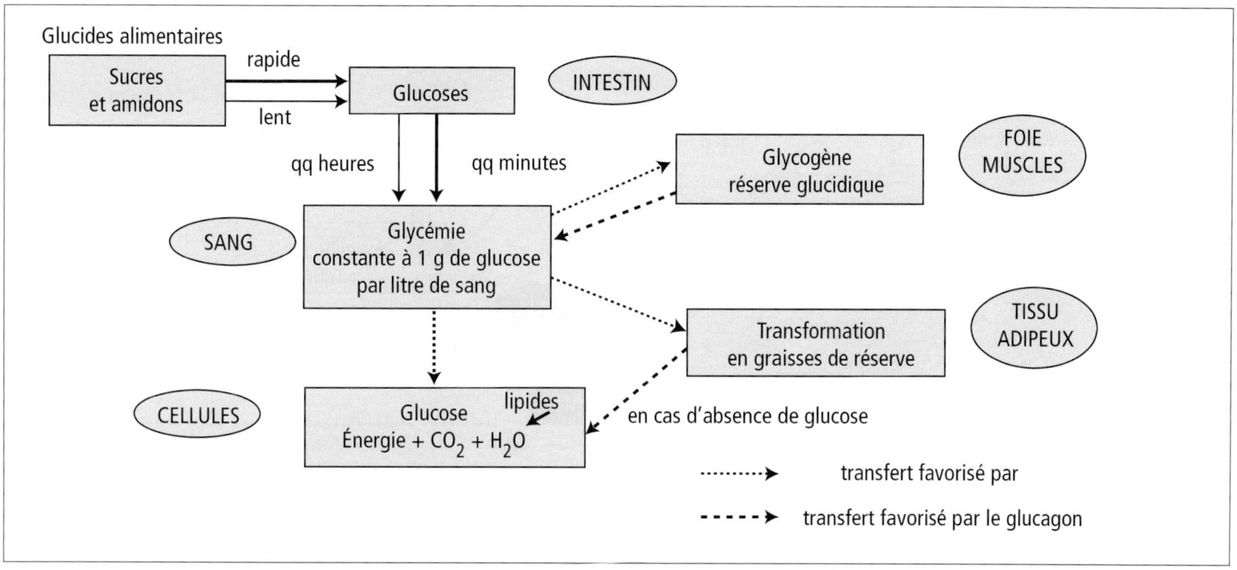

FIGURE 32 : MÉTABOLISME DES GLUCIDES.

Les besoins énergétiques

Les nutriments énergétiques possèdent tous une énergie chimique potentielle (ECP). Cette énergie chimique est appelée « potentielle » car elle n'est libérée qu'après la dégradation du nutriment dans les cellules et selon leurs besoins. Les réactions de dégradation font généralement intervenir l'oxygène, d'où le nom d'oxydations cellulaires. Les déchets qui en résultent doivent ensuite être éliminés (Fig. 33).

L'ensemble de ces processus complexes fait intervenir les grandes « fonctions » suivantes :

- la digestion : simplification de nutriments plus ou moins complexes pour qu'ils puissent passer de l'intestin dans le sang ;
- l'assimilation : passage des nutriments dans le sang, puis dans les cellules où ils seront transformés ;
- la respiration : apport d'oxygène nécessaire aux oxydations cellulaires et élimination de gaz carbonique (CO_2), déchet résultant de ces oxydations ;
- la circulation sanguine : transport des divers nutriments, de l'oxygène et des déchets ;
- l'excrétion : élimination de divers déchets.

L'Énergie Chimique Potentielle (ECP).

Grandeur de l'ECP des nutriments énergétiques :

- 1 g de glucides a une ECP de 17 kJ ou 4 kcal ;
- 1 g de lipides a une ECP de 38 kJ ou 9 kcal ;
- 1 g de protides a une ECP de 17 kJ ou 4 kcal.

Généralités sur les besoins de l'organisme

L'étude des besoins de l'organisme est complexe pour les raisons suivantes :

- les besoins doivent être envisagés sur des plans quantitatifs et qualitatifs intimement liés ;
- les besoins ne peuvent être exprimés que de façon approximative et ils sont variables selon chaque individu.

Modification de la dépense énergétique

L'organisme va brûler des molécules de glucose et acides gras pour les transformer en énergie mécanique et chaleur. Les besoins en glucides vont augmenter : exercice d'intensité élevée. Les besoins en lipides vont augmenter : exercice de faible intensité.

La ration calorique normale est de 2 500 Kcal par 24 heures pour un individu de 70 kg. Pour les patients en rééducation dans le programme, l'activité physique régulière journalière

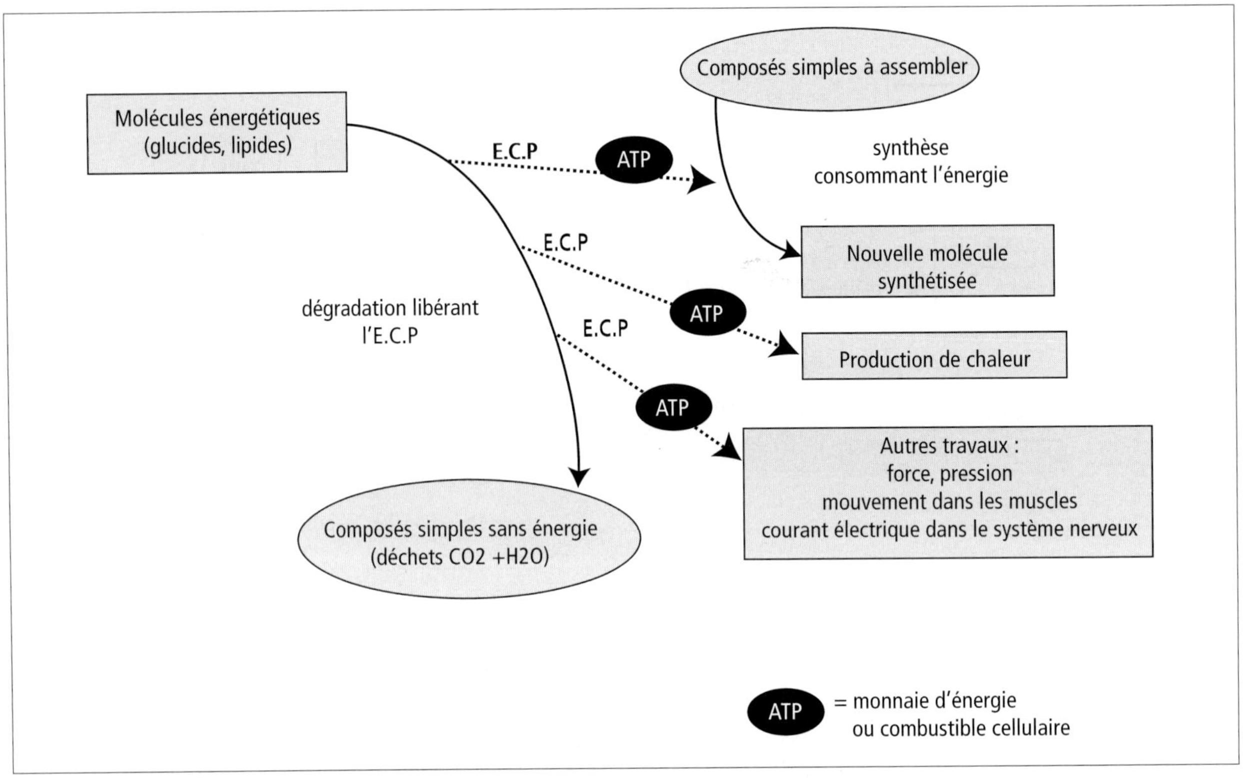

FIGURE 33 : MÉTABOLISME ÉNERGÉTIQUE DES CELLULES.

demande de 2 800 à 3 500 kcal en moyenne (3 h métabolisme aérobie, 1 h métabolisme anaérobie).

Cette ration doit rester équilibrée : 55 % de glucides, 30 % de lipides et 15 % de protides.

Dans le cas d'une modification de cette répartition :
- incidents néfastes sur l'effort à fournir,
- déséquilibres métaboliques avec risques de surcharge urique et triglycérique,
- modification du poids,
- troubles psychiques.

Perte calorique

L'augmentation de la dépense énergétique entraîne une élévation de la température corporelle. Pendant l'exercice, l'organisme répond par une évaporation (sueur) plus élevée. La déperdition d'eau est de 1 à 1,5 L par heure pour une activité soutenue.

Si la perte hydrique n'est pas conpensée :
- il y a augmentation de la température, les possibilités physiques diminuent et le rythme cardiaque augmente ;
- il y a perte ionique (sodium, potassium, magnésium).

Les pertes hydriques doivent être compensées pendant et après l'effort, par une eau normalement minéralisée, par apports réguliers, en petite quantité (50 mL) à température agréable mais non froide.

Effort musculaire

Chez les personnes pratiquant activité physique (efforts sous-maximaux de longue durée), le métabolisme devient aérobie. Il en résulte une oxydation complète du glycogène musculaire et hépatique ainsi que des acides gras libres plasmatiques provenant des tissus graisseux du tissu adipeux.

Les réserves de glycogène s'épuisent progressivement en fonction de la durée de l'exercice quelle que soit l'intensité de celui-ci. La gluconéogenèse hépatique devient importante au-delà de 40 minutes d'effort, mais n'assure pas un débit suffisant et sans apport d'oxygène, la glycémie diminue au cours de l'effort.

Pour un effort modéré, la contribution des lipides passe d'environ 50 % au cours de la 1re heure à environ 80 % à la fin d'un exercice de 4 heures.

Il faut tenir compte que le rendement de la contraction musculaire est faible de 10 % pour les efforts en anaérobie (sprint) et atteint un maximum de 22 % en conditions aérobies (endurance). Ce qui veut dire qu'il faut fournir 5 calories pour 1 seule transformée en travail, les 4 autres étant perdues en chaleur.

Diététique – Menu

Alimentation - Généralités

On considère que quelqu'un qui s'entraîne sur le plan physique est convenablement alimenté lorsque son poids reste stable, une fois la masse musculaire constituée et un certain degré d'entraînement acquis.

L'alimentation ne diffère alors pas fondamentalement de celle du sujet sédentaire. À poids constant, elle doit respecter les apports conseillés :

- 10 à 15 % en protides,)
- 30 à 35 % en lipides,) pour 3 000 à 3 500 kcal/jour.
- 50 à 60 % en glucides,)

Dans le cadre du programme RFR®, il faut avant tout une alimentation bien comprise et adaptée à chaque personne. Il faut ainsi :

- une visite à l'entrée du patient,
- un bilan calorique et une enquête alimentaire avec correction des erreurs alimentaires,
- une explication du menu RFR®,
- une remise du régime conseillé.

Il est nécessaire de tenir compte :

- de l'âge,
- du poids,
- du facteur de croissance ou non,
- des habitudes alimentaires,
- du psychisme.

Règles hygiéno-diététiques

Il faut :

- ► un repas équilibré avec une augmentation modérée de la ration calorique ;
- ► une augmentation importante de la ration hydrique (3 L minimum par jour) ;
- ► éviter toute surcharge abusive, surtout au repas du midi ;
- ► un repas facile à digérer, pas trop gras et riche en glucides d'absorption lente ;
- ► un petit-déjeuner copieux et si possible avec céréales ;
- ► deux collations par jour : fruits et céréales ou pain et laitage ;
- ► éviter les glucides à digestion rapide (hypoglycémie réactionnelle avec impossibilité de continuer l'effort) ;
- ► grignoter des sucres lents pour calmer éventuellement une fringale émotionnelle ou une nervosité ;
- ► repas du soir à ne pas négliger : c'est la ration de récupération ;
- ► ne pas augmenter la ration de viande car augmentation des toxines.

RESTAURATIONS STRUCTURALE ET PSYCHIQUE

L'effet narcissisant du programme

Il est important de saisir que c'est la prise dans l'ensemble globalisant des moments du programme qui en constitue l'élément primordial. C'est l'éprouvé d'être tenu dans un groupe de pareils, entouré d'un groupe de soignants qui aura un effet restructurant au niveau narcissique. Toutes les modifications de ce cadre pour des raisons personnelles (problèmes familiaux...) sont à envisager avec beaucoup de prudence car susceptibles de compromettre les conditions d'une bonne réfection.

Le fonctionnement de l'équipe est donc un facteur décisif. Il ne doit pas exister de discours trop personnalisants des différents participants, ni la perception par le patient de failles dans le groupe soignant ; ceci altérerait les conditions d'environnement et générerait des inquiétudes dans le groupe des soignés, ce qui aurait pour effet de les démotiver et de les placer dans la nécessité de remettre en avant les plaintes somatiques.

Sur le plan psychique, chaque intervenant, chaque exercice, chaque étape alimentent cette restauration narcissique. Une dynamique de groupe est en place à plusieurs niveaux : groupe constitué des thérapeutes, groupe des patients lombalgiques entre eux, groupe de synthèse où les résultats sont analysés, groupe de reconvocation où les résultats sont suivis à distance, ce groupe ayant alors un rôle de réseau.

Cette dynamique de groupe a plusieurs fonctions :

- quand la lombalgie est vécue comme un moyen de communiquer, le groupe est un support narcissisant ;
- quand la lombalgie est un outil existentiel indispensable au jeu relationnel, il serait dangereux de le traiter dans des relations individuelles ; le groupe constitue un environnement dans lequel le jeu relationnel peut s'établir et l'outil peut être ainsi transformé de façon plus neutre et moins risquée.

Le groupe intervient toujours comme un environnement dans lequel l'activité du lombalgique a plus de chance de restaurer les possibilités narcissiques existentielles, qu'elles soient fondamentales et très archaïques, souvent en décalage avec le langage, ou plus élaborées, plus accessibles à l'analyse.

Du côté des soignants, il est important de repérer la finalité de régulation que peuvent assumer les différentes rencontres des thérapeutes (synthèses...).

Du côté des soignés, toutes les activités adjuvantes en groupe sont intéressantes en ce sens qu'elles renforcent le sentiment d'appartenance à un « corps » groupal. Ces groupes peuvent avoir comme support de multiples objets :

- soit des techniques « psychomotrices » à type de relaxation ;
- soit des pratiques sportives.

L'accompagnement des patients

Tous les patients ont trois rencontres programmées avec le psychologue. C'est l'occasion de faire le point sur le déroulement du programme.

Si le repérage au cours du bilan d'entrée met en évidence une structure bipartite de la personnalité, il peut, par rapport au secteur névrotique, être mis en place soit une psychothérapie à l'extérieur, soit être proposé d'emblée d'autres rencontres. Il s'agira alors d'ouvrir un espace hors-programme.

Cet « espace de paroles » va permettre de travailler la mythologie du récit, de mettre en mots l'angoisse et par là même, comprendre comment l'événement qu'est la maladie est l'occasion de réactualiser cette angoisse.

Respecter les rythmes d'élaboration mentale et l'aménagement des défenses du patient se révèle indispensable.

Il s'agit donc, au cours de ces séances, d'interroger ce qui émerge à la fois du vécu des symptômes, de l'histoire du sujet, de l'environnement et de trouver le sens de l'atteinte somatique dans l'économie psychique.

D'autres techniques peuvent être adjointes comme adjuvant avec toujours pour préoccupation la possibilité d'être continuées à l'extérieur si nécessaire. Parmi elles, on utilise volontiers la relaxation.

RÉINSERTION PROFESSIONNELLE

Le rôle de l'assistant social durant le programme

La définition fournie par l'équipe de rééducation est celle « d'un médiateur entre le Centre de Rééducation et le milieu professionnel, social et familial ».

La volonté est d'établir rapidement une approche multidimensionnelle sur la situation du lombalgique chronique afin de la confronter avec les réalités d'un programme spécifique de rééducation et des résultats attendus à savoir :

- la récupération et le gain sur le plan physique,
- la reprise des activités : professionnelles, sportives, familiales.

En pratique, l'assistant social intervient dès l'Évaluation d'Inclusion. Cette intervention précoce de l'assistant social présente au moins 2 avantages :

- elle renforce auprès du patient la notion de prise en charge multidisciplinaire,
- elle éclaire d'une autre dimension l'approche du patient auprès des autres thérapeutes.

Durant le programme, le patient « hospitalisé », donc retiré de son contexte habituel, peut mettre à profit ses 5 semaines de rééducation pour effectuer une mise au point familiale, professionnelle ; il le fait d'autant plus facilement qu'il reprend confiance en lui au travers de ses améliorations.

L'assistant de service social doit donc être disponible, à l'écoute du patient et de sa famille et de l'équipe de rééducation. La participation à la synthèse hebdomadaire permet d'être informé de l'évolution du lombalgique dans le programme.

Des entretiens patient/assistant de service social ont lieu au minimum une fois par semaine et permettent une réflexion sur la situation du lombalgique et les projets à venir ou au contraire la mise en place d'un véritable changement dans la vie du patient.

Par exemple, on peut être amené à étudier une situation financière précaire en raison d'un arrêt de travail prolongé, un litige avec l'employeur, une peur ou une anxiété vis-à-vis de la reprise d'activité professionnelle, une difficulté pour le conjoint(e) de comprendre les progrès du lombalgique, une volonté d'une réorientation professionnelle, un problème de couple.

Cette réflexion est facilitée par le vécu dans le séjour avec d'autres patients beaucoup plus gravement atteints et qui sont également pour certains dans une construction d'un nouveau projet de vie imposé par le handicap.

De plus, et en accord avec l'intéressé, l'assistant de service social prend contact avec le médecin du travail de l'entreprise vers la 3e ou 4e semaine de rééducation.

Le médecin du travail est invité à venir au Centre afin de s'intégrer dans l'équipe de rééducation en vue :

- d'être informé du contenu du programme de rééducation,
- d'étudier avec l'intéressé et l'assistant social les modalités pratiques d'un retour à l'activité professionnelle.

Un ensemble « d'outils » peut être utilisé :

- la reprise à mi-temps thérapeutique,
- l'amélioration voire l'aménagement sur le plan ergonomique du poste de travail,
- la reprise temporaire à un poste allégé,
- la visite par l'équipe du poste de travail.

Pour le patient, ce lien avec le médecin du travail est très important après une longue période d'inactivité professionnelle car il permet au lombalgique de valider son absence prolongée indirectement aux yeux de son employeur et de ses collègues.

Pour le médecin du travail, la connaissance des performances physiques du lombalgique et l'implication d'un centre de rééducation dans une reprise d'activité professionnelle constituent des atouts importants dans le maintien dans l'activité du salarié (dans le Nord-Pas-de-Calais, la pathologie du rachis représente à peu près 20 % des licenciements dus à une inaptitude pour cause médicale).

Pour certains patients, la récupération sur un plan physique, le tissage d'un lien étroit entre le milieu professionnel et le centre de rééducation seront bien insuffisants pour envisager une reprise d'activité professionnelle tant la notion d'exclusion (due ou non au phénomène de la lombalgie) constitue leur réalité quotidienne.

L'exclusion (même temporaire) est la conjonction d'une série d'événements liés entre eux constituant un processus. L'exclusion est très souvent le fruit de deux vecteurs, l'un lié à la personne, l'autre lié aux structures institutionnelles. Ainsi, pour le lombalgique, on repère des caractéristiques autour de l'histoire personnelle, de la représentation du handicap, de l'âge, du niveau du formation, de la nationalité, de l'environnement familial, du parcours professionnel.

Pour les structures institutionnelles, on retrouve essentiellement la sécurité sociale, les COTOREP, la Médecine du Travail, productrices « d'identité » de classement social plus ou moins figé.

Dans le cadre d'un lombalgique proche de l'exclusion, l'insertion professionnelle (au regard du taux de chômage, de la durée courte du programme de rééducation) sera limitée. Ce travail consistera surtout à profiter de l'augmentation du potentiel du patient et de tenter, en accord avec lui, de modifier son image auprès des structures institutionnelles.

Ce travail pourra se poursuivre à l'issue du programme en réseau avec d'autres partenaires présents sur le secteur tels que :

- les opérateurs d'insertion (ANPE, EPSR),
- le réseau des médecins du travail.

L'objectif est ici de reprendre « le train » de la vie professionnelle sans réellement savoir s'il reste de la place à bord et la destination précise.

Enfin, pour une troisième catégorie de patients, l'activité professionnelle n'est pas une finalité du programme et l'objectif consistera surtout à reprendre sa place parmi les siens (mère de famille par exemple) et d'assumer des fonctions non rémunérées mais tout aussi importantes quant à l'équilibre familial. Pour d'autres (jeunes retraités par exemple), la reprise des activités de loisirs, la qualité de vie et de bien-être sont les priorités.

Le rôle de l'assistant social après le programme

Dans le cadre des consultations systématiques effectuées à 3 semaines, 6 mois, 1 an et 2 ans, une rencontre entre le patient et le service social permet d'effectuer une nouvelle mise au point et un suivi de sa situation professionnelle. Ce suivi à distance valide également la réussite du programme dans le temps.

L'assistant social a un rôle très important dans la réussite d'un tel programme de rééducation. L'aspect multifactoriel lié à la lombalgie et les résultats basés sur la reprise d'activités professionnelles justifient son intervention précoce et une implication au sein d'une équipe multidisciplinaire.

La pratique professionnelle reste toujours bien évidemment adaptée à chaque cas particulier afin que l'intéressé reste le moteur de sa rééducation.

LES SÉANCES D'ÉDUCATION

Information et éducation du patient sont présentes tout au long du programme de Restauration Fonctionnelle du Rachis®.

La mauvaise connaissance des origines de l'accident aigu, des mécanismes d'apparition des symptômes et de leurs conséquences ont souvent un caractère anxiogène. Il s'agit chaque fois de dédramatiser le phénomène de la lombalgie. Si on explique comment est fait le dos, comment il fonctionne, pourquoi la douleur est présente, quels sont les principes et les buts du programme, on peut penser que ces patients vont, malgré le doute qui les habite, adhérer davantage. La parfaite compréhension du programme et la mise en confiance sont les clés de la réussite. Ainsi on enseigne aux patients :

- des éléments d'anatomie fonctionnelle (la colonne vertébrale, la vertèbre-type, les articulations intervertébrales, l'appareil ligamentaire, l'appareil musculaire, les racines nerveuses, la statique et la dynamique rachidiennes),
- des indications sur la physiopathologie (les causes et facteurs de modulation de la douleur, les conséquences de l'immobilité et de l'inactivité, le cercle vicieux de la lombalgie chronique,
- les fondements *princeps* du programme (les bases du programme RFR®, les principes de l'entraînement du sportif, des conseils d'hygiène de vie, l'après-programme).

Toutes les occasions sont bonnes pour l'éducation du patient et tous les intervenants y participent. La réunion hebdomadaire de synthèse est un lieu privilégié pour expliquer les résultats des évaluations et répondre aux questions du patient (Fig 29).

Des « topos éducationnels », temps formels d'information et de formation du patient, sont également organisés en cours de séjour (Photo 43).

LES CONSIGNES À LA SORTIE ET LE SUIVI

Toutes les stratégies du programme sont orientées vers la restauration du mouvement,

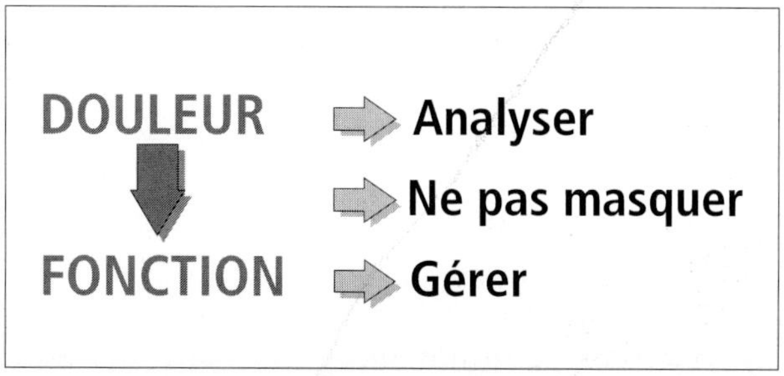

FIGURE 29 : ENSEIGNEMENT ET GESTION DE LA DOULEUR.

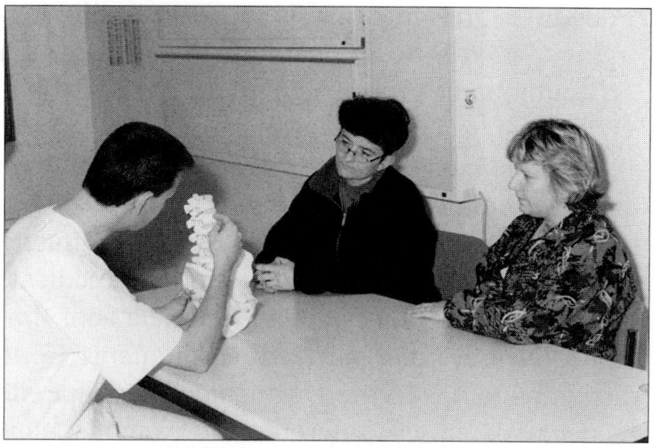

PHOTO 43 : SÉANCE D'ÉDUCATION.

qu'il soit physique, psychique ou fonctionnel. La libre utilisation de ce mouvement dans la vie professionnelle et extraprofessionnelle doit suffire à maintenir ce qui est acquis.

Il est important de comprendre que, sur le plan physique, cette restauration n'a rien d'artificiel. Il ne s'agit pas d'une athlétisation des capacités, qui nécessiterait, à l'image du sportif, la poursuite de l'entraînement. Il s'agit au contraire de la récupération des capacités physiques qui préexistaient à l'état lombalgique. Néanmoins, l'intensité et la quantité des exercices pratiqués pendant le programme sont importantes car reconditionner un état physique diminué jusqu'à normalisation procède de la même démarche qu'augmenter une capacité normale pour répondre aux exigences d'un sport. Dès que les capacités physiques sont normalisées, les exigences de la vie quotidienne suffisent à leur maintien.

Les consignes données à la sortie du programme sont donc simples, visant à préserver la flexibilité lombo-pelvienne et l'endurance :

- la flexibilité s'entretient par une gymnastique quotidienne courte d'étirements des membres inférieurs et des gestes d'antéflexion-redressement genoux tendus sans charge, correspondant aux exercices appris pendant le séjour ;
- l'endurance s'entretient par la pratique d'un sport ou d'une activité de loisir, une à deux fois par semaine selon les attraits et la disponibilité

des sujets, tels que marche, natation, vélo, jogging… Bien souvent, le contexte familial ou la dynamique de groupe facilitent cette activité.

Le traitement ne s'arrête toutefois pas à l'issue du programme. Les reconvocations systématiques à 3 semaines, 6 mois et 1 an, le contact à 2 ans et la disponibilité médicale et paramédicale dans l'intervalle de ces dates et au-delà sont fondamentales et font partie du traitement. Cette disponibilité inclut non seulement l'équipe de rééducation et ses différents intervenants mais aussi le médecin du travail, le médecin traitant et les divers spécialistes qui ont suivi le patient. Il doit se créer un véritable réseau dans lequel le patient trouvera un appui, une orientation, un conseil en cas de difficulté.

La consultation à la 3e semaine permet de faire le point précocement après la sortie et la reprise des activités ; les tests pratiqués à 6 mois et 1 an ne sont pas uniquement motivés par la vérification du maintien des capacités physiques et fonctionnelles ; au même titre que la consultation à la 3e semaine ou le contact à 2 ans, il permet au sujet d'évoquer des questions, d'apporter des réponses, de réactiver ce qui a été appris et de s'assurer du maintien de sa condition physique et fonctionnelle.

C'est ainsi que se poursuit le travail de consolidation et que les résultats obtenus sont durables.

Quatrième partie

LES RÉSULTATS

POPULATION – SUIVI – PARAMÈTRES ÉTUDIÉS

Descriptif

Nous avons retenu les 298 patients lombalgiques chroniques (104 femmes et 194 hommes) ayant bénéficié de l'intégralité du programme de Restauration Fonctionnelle du Rachis® entre août 1990 et juin 1998 (Fig. 34).

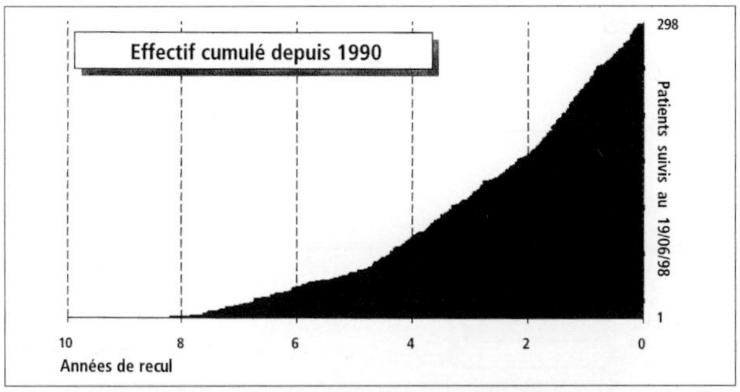

FIGURE 34 : POPULATION ARRÊTÉE EN JUIN 1998 DE PATIENTS LOMBALGIQUES (HOMMES-FEMMES) AYANT BÉNÉFICIÉ DU PROGRAMME RFR ®.

15 patients (9 femmes et 6 hommes) ont, pour des raisons diverses, accompli un programme non totalement complet : arrêt anticipé du programme par décision personnelle (intérêts secondaires, absence de motivation), contexte ou événements familiaux défavorables, apparition ou décompensation de pathologies contre-indiquant la poursuite du programme (artérite, cardiopathie, gonalgies sur syndrome rotulien, syndrome dépressif majeur,...). Ces dossiers n'ont pas été retenus.

Sur les 8 premières années, la moyenne est de 3 à 4 malades simultanément en cours de programme. La dernière année (juin 1997-juin 98), nous avons traité 65 personnes, ce qui porte la moyenne à plus de 6 personnes en même temps en soin.

Âge

Femmes (Fig. 35)

L'âge moyen de la population féminine est de 37,5 ans (± 10 ans) avec des extrêmes de 18 et 53 ans.

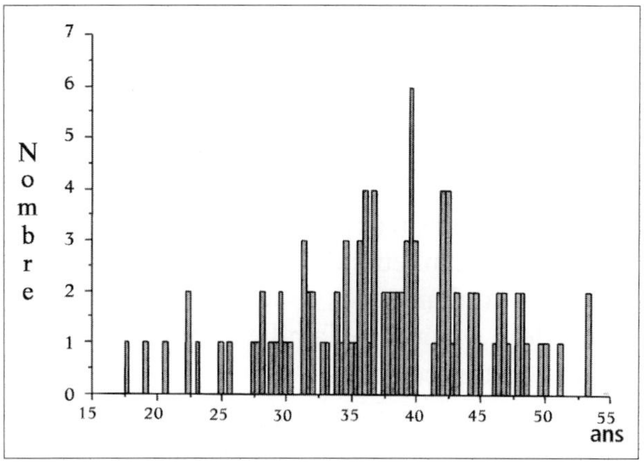

FIGURE 35 : RÉPARTITION EN ÂGE DES PATIENTS FÉMININS.

Hommes (Fig. 36)

L'âge moyen de la population masculine est de 38,5 ans (± 7 ans) avec des extrêmes de 16 et 57 ans. L'écart est plus marqué que chez les femmes, mais l'effectif est majoritairement centré entre 26 et 50 ans.

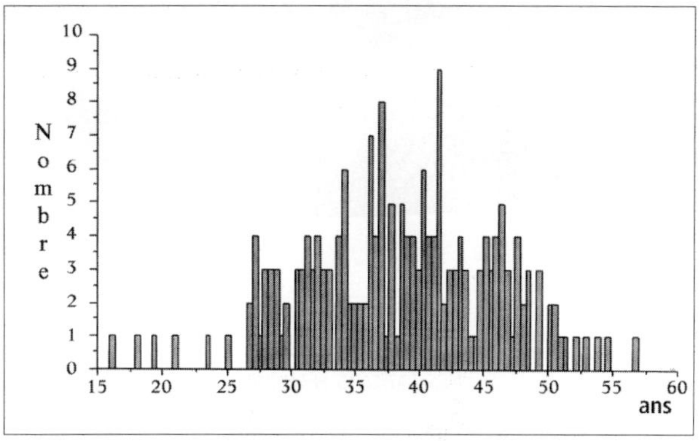

FIGURE 36 : RÉPARTITION EN ÂGE DES PATIENTS MASCULINS.

Origines socioprofessionnelles

Classification

Nomenclature de catégories socioprofessionnelles (PCS) :

1 : agriculteurs exploitants,
2 : artisans, commerçants, chefs d'entreprise,
3 : cadres, professions intellectuelles supérieures,

4 : professions intermédiaires (médicales, enseignement...),
5 : employés,
6 : ouvriers.

Autres catégories n'appartenant pas à la PCS :
D.E. : demandeurs d'emploi,
Étud : étudiants,
M. de F. : mères de famille au foyer,
NR : non répertoriés.

Population féminine (Fig. 37)

Une large majorité des femmes est constituée d'employées, vient ensuite la catégorie « professions intermédiaires » incluant notamment les professions de santé et de l'enseignement. Cadres, mères au foyer et demandeuses d'emploi représentent 1/5 de cette population.

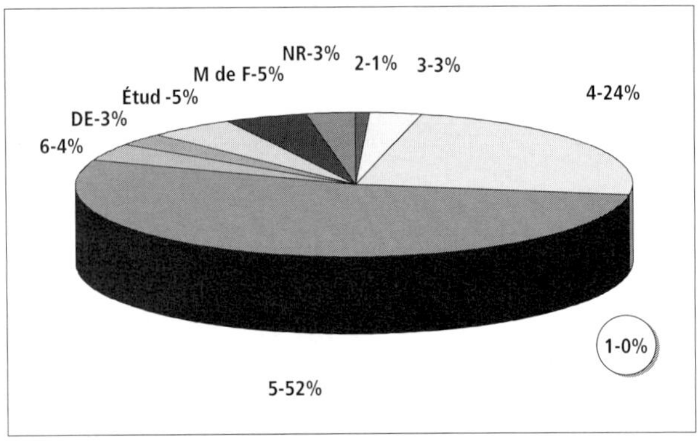

FIGURE 37 : RÉPARTITION EN CATÉGORIES SOCIOPROFESSIONNELLES DES PATIENTS FÉMININS.

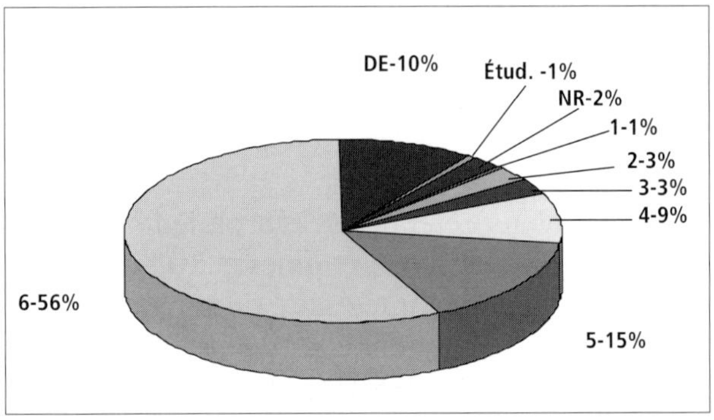

FIGURE 38 : RÉPARTITION EN CATÉGORIES SOCIOPROFESSIONNELLES DES PATIENTS MASCULINS.

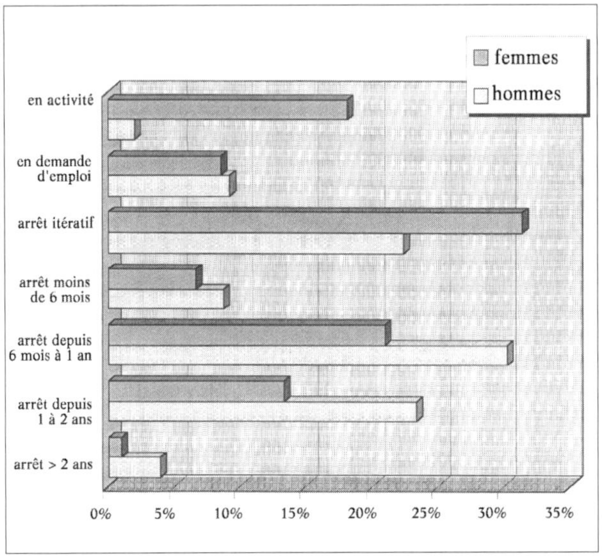

FIGURE 39 : SITUATION DES PATIENTS VIS-À-VIS DU TRAVAIL DANS LA PÉRIODE PRÉCÉDENT L'ENTRÉE DANS LE PROGRAMME RFR ®.

Population masculine (Fig. 38)

La catégorie « ouvrier » est très largement représentée avec 56 % des patients, les principales autres catégories représentées étant les employés, dont le contingent n'est que de 15 %, 10 % de demandeurs d'emploi et 9 % de professions intermédiaires.

Situation vis-à-vis du travail (Fig. 39)

Les catégories « arrêt depuis 6 mois à 1 an » et « arrêt itératif » (personnes ayant présenté des arrêts de quelques jours à plusieurs mois, et ceci sur des périodes très diverses) sont les plus représentées.

Une troisième catégorie significative est constituée de personnes « en arrêt depuis 1 à 2 ans » et pour lesquelles le déconditionnement socioprofessionnel devient une difficulté supplémentaire.

De part et d'autre de ces situations vis-à-vis du travail, nous trouvons les personnes « en activité », en majorité des femmes, représentant en particulier les professions libérales adaptant leur activité, les agents dont le poste est aménagé, les personnes considérées ou se considérant comme aptes au travail malgré la lombalgie, etc. À l'extrême opposé, nous trouvons une population, majoritairement masculine, de personnes se situant à plus de 2 années d'inaptitude professionnelle et dans un contexte éventuel de licenciement.

Enfin, la catégorie « en demande d'emploi » est partiellement constituée de personnes classifiées dans d'autres colonnes de l'histogramme, parmi lesquelles celles ayant été licenciées dans le cadre légal des arrêts de travail supérieurs à 6 mois, et d'autres l'ayant été pour des raisons non médicales.

Recul-reconvocations

Les reconvocations (à 6 mois, 1 an et 2 ans) représentent les consultations ultérieures à la prise en charge au centre de rééducation, au cours desquelles sont pratiquées des évaluations physiques et des entretiens médicaux et socioprofessionnels. Ce suivi systématique des patients jusqu'à deux ans est capital. Le taux de participation des patients à l'ensemble des reconvocations (Tab. XI) est dépendant de plusieurs facteurs qui peuvent faire obstacle à cette démarche (perte d'une journée de travail, frais de déplacement, changement de région, absence ou indisponibilité de la personne à la date de la reconvocation, investissement physique représenté par la journée d'évaluation, appréhension d'un nouveau contact avec le milieu médical, etc.).

TABLEAU XI : TAUX DE PARTICIPATION DES PATIENTS AUX RECONVOCATIONS APRÈS LA SORTIE DU PROGRAMME RFR®.

HOMMES	TESTS à 6 M	TESTS à1 AN	TESTS à 2 ANS
	113 SUR 167	81 SUR 145	41 SUR 109
	67,7%	**55,6%**	**37,6%**

FEMMES	TESTS à 6 M	TESTS à1 AN	TESTS à 2 ANS
	72 SUR 94	55 SUR 83	18 SUR 53
	76,6%	**66,3%**	**34,0%**

Pour compenser ce biais, le service social réalise périodiquement des entretiens téléphoniques de façon à recueillir par défaut un certain nombre de renseignements concernant notamment les aspects professionnels, médicaux et de qualité de vie.

Le taux de participation des hommes est de 2/3 à 6 mois, de 1/2 à 1 an et de 1/3 à 2 ans. Chez les femmes, il est de 3/4 à 6 mois, de 2/3 à 1 an et de 1/3 à 2 ans.

Le suivi intégral sur 2 ans est de 32 hommes sur 109 et de 14 femmes sur 53. Après deux ans, le suivi systématique d'un patient lombalgique pose question compte tenu du caractère extrêmement variable des événements qui peuvent survenir passé ce délai.

Choix de certains paramètres – abréviations

Nous sélectionnons certains paramètres d'évaluation isocinétiques :

- Moment de Force Maximum rapporté au Poids Du Corps (MFM/PDC) exprimé en pourcentage (N. m/kg). Ce paramètre est retenu pour les tests isocinétiques aux vitesses lentes.
- Puissance moyenne rapportée au Poids Du Corps (Puis/PDC) exprimée en pourcentage (W/kg). Ce paramètre est retenu pour les évaluations isocinétiques aux vitesses rapides. Ce paramètre, contrairement au paramètre travail, est peu dépendant de l'amplitude du secteur angulaire exploré.
- Pic de Force rapporté au Poids Du Corps (Pic de F./PDC) exprimé en pourcentage (Livres/Livres). Ce paramètre concerne l'évaluation isocinétique de simulation de soulever de charge à la vitesse lente.
- Puissance moyenne rapportée au Poids Du Corps (P/PDC) exprimé en pourcentage (W/kg). Ce paramètre concerne l'évaluation isocinétique de simulation de soulever de charge à la vitesse rapide.
- En condition isocinétique, VL représente la Vitesse angulaire Lente (30°/s pour la flexion

et l'extension du tronc, 60°/s pour les rotations du tronc et la flexion et l'extension des genoux et 12 inch./s soit 30 cm/s pour la simulation de soulever de charge).

- En condition isocinétique, VR représente la Vitesse angulaire Rapide (120°/s pour la flexion et l'extension du tronc, 150°/s pour les rotations du tronc, 180°/s pour la flexion et l'extension des genoux et 36 inch./s soit 90 cm/s pour la simulation de soulever de charge).

Les tests sont réalisés à T0 (première évaluation à l'entrée), à T5 (dernière évaluation à la sortie après 5 semaines de traitement), à T6M (reconvocation à 6 mois de la sortie) et à T2A (reconvocation à 2 ans de la sortie).

Valeurs de référence

Inclinométrie et distance doigts-sol

La mesure en inclinométrie de la flexion lombo-pelvienne totale est considérée comme normale lorsqu'elle avoisine 120° chez les femmes et 110° chez les hommes avec une répartition équitable entre les secteurs lombaire et pelvien (T. Mayer).

Nos valeurs de références personnelles [243] (Tab. XII) concernent une population saine de 65 femmes de moyenne d'âge 24 ans (± 5) et de 65 hommes de moyenne d'âge 23 ans (± 3).

TABLEAU XII : VALEURS DE RÉFÉRENCE EN INCLINOMÉTRIE LOMBO-PELVIENNE EN FLEXION.

	Hommes (N= 65)	**Femmes (N= 65)**
Flexion globale	104 (± 13)	119 (± 13)
Flexion pelvienne (hanches)	50 (±14)	61 (±14)
Flexion lombaire	54 (±10)	57 (±11)

La mesure de la distance doigts-sol d'une population saine masculine (n = 30) d'âge compris entre 35 et 45 ans a été mesurée à 5,5 cm (± 8,9). Cet examen soulève encore quelques questions vis-à-vis de son niveau de fiabilité (voir chapitre évaluation). Il garde malgré tout pour nous son intérêt en raison de sa facilité d'exécution et des renseignements fonctionnels qu'il apporte au thérapeute et à son malade.

Appareils de renforcement à charges

Les valeurs des tableaux XIII et XIV sont exprimées en Kg/Poids Du Corps (en Kg).

Test de soulever de charges (TSC)

Le test PILE [255] réalisé sur 62 hommes (âge moyen 29 ans ± 9) et 31 femmes (27,3 ans ±7) donne des valeurs de référence en terme de ratio (en pourcentage) de la charge maximale soulevée sur le poids corporel (Tab. XV).

TABLEAU XIII : VALEURS DE RÉFÉRENCE DES ÉVALUATIONS MUSCULAIRES SUR MACHINES À CHARGE (POPULATION MASCULINE).

Valeurs groupe contrôle Hommes n = 30 d'âge moyen 25 ans.

Membres inférieurs	intervalles confiance <95%	moyenne (écart type)	intervalles confiance >95%
Presse podale	2.347	**2.510 (0.44)**	2.672
Ischio-jambiers	0.789	**0.848 (0.16)**	0.908
Grands fessiers	1.176	**1.251 (0.20)**	1.326
Psoas-iliaques	0.802	**0.879 (0.20)**	0.956
Moyens fessiers	0.650	**0.708 (0.15)**	0.766
Tronc	intervalles confiance <95%	moyenne (écart type)	intervalles confiance >95%
Extenseurs	1.596	**1.713 (0.31)**	1.829
Fléchisseurs	0.662	**0.706 (0.12)**	0.750
Rotateurs	0.814	**0.862 (0.13)**	0.909
Membres supérieurs	intervalles confiance <95%	moyenne (écart type)	intervalles confiance >95%
Tirage	0.902	**0.965 (0.17)**	1.028

TABLEAU XIV : VALEURS DE RÉFÉRENCE DES ÉVALUATIONS MUSCULAIRES SUR MACHINES À CHARGE (POPULATION FÉMININE).

Valeurs groupe contrôle Femmes n = 30 d'âge moyen 25 ans.

Membres inférieurs	intervalles confiance <95%	moyenne (écart type)	intervalles confiance >95%
Presse podale	1.961	**2.127 (0.44)**	2.294
Ischio-jambiers	0.600	**0.645 (0.12)**	0.689
Grands fessiers	1.022	**1.091 (0.18)**	1.160
Psoas-iliaques	0.696	**0.779 (0.22)**	0.861
Moyens fessiers	0.602	**0.645 (0.11)**	0.689
Tronc	intervalles confiance <95%	moyenne (écart type)	intervalles confiance >95%
Extenseurs	1.229	**1.283 (0.14)**	1.337
Fléchisseurs	0.517	**0.572 (0.14)**	0.628
Rotateurs	0.576	**0.620 (0.11)**	0.663
Membres supérieurs	intervalles confiance <95%	moyenne (écart type)	intervalles confiance >95%
Tirage	0.683	**0.721 (0.10)**	0.760

TABLEAU XV : VALEURS DE RÉFÉRENCE DU TEST PILE PARAMÈTRE ÉTUDIÉ : CHARGE TOTALE ADDITIONNELLE RAPPORTÉE AU POIDS DU CORPS.

HOMMES	**50%** ± 10
FEMMES	**35%** ± 7

Le test TSC a été réalisé sur une série de 27 hommes (âge moyen 29 ans ± 4) et 30 femmes (27 ans ± 4). Les résultats (Tab. XVI) montrent des valeurs moyennes (en pourcentage) de la charge maximale soulevée rapportée au poids du corps sensiblement supérieures en raison des conditions de tests (voir chapitre évaluation).

TABLEAU XVI : VALEURS DE RÉFÉRENCE DU TEST TSC PARAMÈTRE ÉTUDIÉ : CHARGE TOTALE ADDITIONNELLE RAPPORTÉE AU POIDS DU CORPS.

HOMMES	**66,6%** ± 10
FEMMES	**49,2%** ± 7

Mesures isocinétiques

Les résultats des enregistrements isocinétiques du tronc réalisés sur nos patients lombalgiques chroniques sont étudiés en comparaison avec ceux d'une population de référence (Tab. XVII) indemne de pathologie lombaire et d'âge inférieur (25 à 30 ans).

TABLEAU XVII : VALEURS DE RÉFÉRENCE DES ÉVALUATIONS ISOCINÉTIQUES DU TRONC.

HOMMES

Actions	**Paramètres**	RÉFÉRENCES	E-T	POPULATION
Extension du tronc	MFM/PDC (30°/s)	443	69	35
	P/PDC (120°/s)	604	87	35
Flexion du tronc	MFM/PDC (30°/s)	299	29	35
	P/PDC (120°/s)	472	54	35
Rotations du tronc	MFM/PDC (60°/s)	237	46	26
	P/PDC (150°/s)	367	46	16
Stimulations de lever de charge	PDF/PDC (12 i/s)	144	27	30
	P/PDC (36 i/s)	258	46	30

FEMMES

Actions	**Paramètres**	RÉFÉRENCES	E-T	POPULATION
Extension du tronc	MFM/PDC (30°/s)	350	56	40
	P/PDC (120°/s)	429	78	40
Flexion du tronc	MFM/PDC (30°/s)	237	27	40
	P/PDC (120°/s)	347	48	40
Rotations du tronc	MFM/PDC (60°/s)	174	38	28
	P/PDC (150°/s)	254	31	14
Stimulations de lever de charge	PDF/PDC (12 i/s)	122	20	30
	P/PDC (36 i/s)	179	38	30

Concernant les évaluations des genoux, nous étudions les résultats des enregistrements isocinétiques du groupe fléchisseur. Ces résultats sont comparés à ceux d'une population de référence de 36 sujets féminins (Tab. XVIII) et de 30 sujets masculins (Tab. XIX).

TABLEAU XVIII : VALEURS DE RÉFÉRENCE DES ÉVALUATIONS ISOCINÉTIQUES DES FLÉCHISSEURS DU GENOU (POPULATION FÉMININE). PARAMÈTRE ÉTUDIÉ : MOMENT DE FORCE MAXIMUM EN NM.

nombre	36	
âge minimum	25,7	
âge maximum	46,3	
vitesse angulaire	180°/sec	60°/sec
moyenne	**62,3**	**83**
écart-type	17,2	20,4

TABLEAU XIX : VALEURS DE RÉFÉRENCE DES ÉVALUATIONS ISOCINÉTIQUES DES FLÉCHISSEURS DU GENOU (POPULATION MASCULINE). PARAMÈTRE ÉTUDIÉ : MOMENT DE FORCE MAXIMUM EN NM.

nombre	34	
âge minimum	25	
âge maximum	35	
vitesse angulaire	180°/sec	60°/sec
moyenne	**85,4**	**116,5**
écart-type	16,5	21,8

Caractéristiques de l'étude-statistique

De l'ensemble des données recueillies pendant le programme, nous avons sélectionné un certain nombre de paramètres qui nous semblent les plus discriminants et qui représentent une synthèse de l'ensemble des problèmes.

Dans un souci de comparaison des mêmes populations entre elles, nous avons choisi trois temps.

Le premier temps concerne la totalité des patients. Ces « résultats à l'issue du programme », analysent la progression entre les tests d'entrée et de sortie.

Le second temps « bilan à 6 mois » concerne la population vue physiquement en reconvocation à 6 mois, et pour laquelle nous disposons également des réponses au « questionnaire de qualité de vie ».

Enfin, nous avons analysé le « bilan à 2 ans » des patients que nous avons pu réévaluer sur le plan physique à 2 ans, en parallèle de l'observation socioprofessionnelle des personnes qui ont pu être recontactées directement ou téléphoniquement.

Sur le plan statistique, ne disposant pas de population témoin permettant l'analyse prospective, nous avons retenu, dans un souci de fiabilité, les comparaisons appariées.

Nous avons mis l'accent, à travers cette observation, sur les éléments statistiques qui permettent une approche quant aux questions suivantes :

- Caractéristiques physiques initiales (T0) : existe-t-il sur le plan des performances et indices physiques et fonctionnels des différences mesurables significatives entre cette population de lombalgiques chroniques et une population de référence et quels en sont les paramètres les plus représentatifs ?
- Variation des paramètres (T5) : quelle est l'évolution des paramètres physiques et fonctionnels, entre le début et la fin du protocole de rééducation, et que ressort-il d'une confrontation de ceux-ci vis-à-vis des valeurs normatives ?
- Variation des paramètres (T6M et T2A) : les paramètres physiques recueillis en test de reconvocation à 6 mois et 2 ans sont-ils statistiquement identiques aux résultats de fin de protocole, comment se situent-ils vis-à-vis des valeurs de référence ?
- Les comparaisons des différents résultats avec les « valeurs de référence » ont pour objet de révéler les tendances, sachant que celles-ci sont des valeurs moyennes, présentant des écarts-types parfois importants, pour des distributions occasionnellement non gaussiennes.

Les moyens statistiques utilisés sont :

- Le test paramétrique « t de Student » (pour grands échantillons indépendants et supérieurs à 30 au seuil de significativité de 0,05) pour la comparaison entre les tests initiaux (T0) et la moyenne théorique correspondante (Référence).
- Le test paramétrique - Méthode des couples - « t de Student » (pour séries appariées de grands échantillons supérieurs à 30 au seuil de significativité de 0,05) ou le test non paramétrique - test des rangs de Wilcoxon (pour séries appariées de petits échantillons inférieurs à 30 au seuil de significativité de 0,05) pour étudier la variation des paramètres entre T0, T5, T6M et T2A.

Annotation des tableaux comparatifs :

* : significative ($p < 0,05$)

** : hautement significative ($p < 0,01$)

*** : très hautement significative ($p < 0,001$)

NS : différence non significative

RÉSULTATS À L'ISSUE DU PROGRAMME

La douleur

L'évolution du vécu douloureux est étudiée par la mesure de l'Échelle Visuelle Analogique (Fig. 40). La cotation concerne toute douleur qui puisse interférer sur les activités quotidiennes, professionnelles ou de loisir.

Nous choisissons la représentation par « tranches », permettant l'estimation plus fiable et plus fidèle de la tendance générale.

On note un très net « glissement » des cotations vers le bas de l'échelle analogique. En effet, si 72 % des patients à l'entrée cotent leur douleur entre 25 et 75 sur 100, ils sont 60 % à indiquer une cotation entre 0 et 25 en fin de programme.

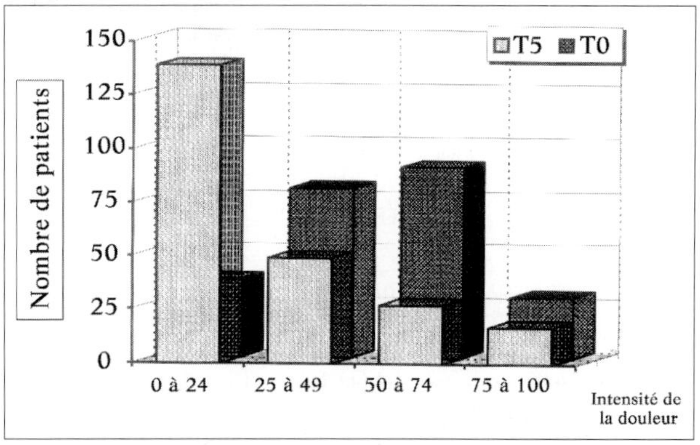

FIGURE 40 : ÉCHELLE VISUELLE ANALOGIQUE DE LA DOULEUR. RÉSULTATS À T0 ET T5 SUR L'ENSEMBLE DE LA POPULATION DE LOMBALGIQUES.

La flexibilité

Inclinométrie

Les deux populations (masculine et féminine) présentent à T0 des valeurs moyennes d'inclinométrie très largement inférieures aux références (Fig. 41).

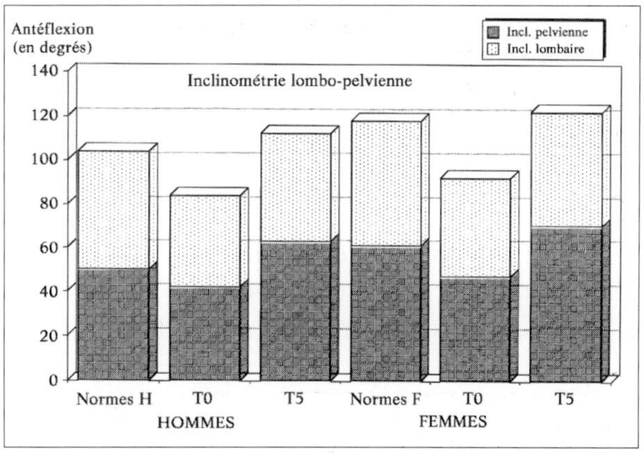

FIGURE 41 : INCLINOMÉTRIE LOMBO-PELVIENNE EN FLEXION. RÉSULTATS À T0 ET T5 VIS-À-VIS DES NORMES.

Après les cinq semaines de programme, les valeurs globales et l'indice pelvien se situent statistiquement au-dessus de ces valeurs de référence (Tab. XX & XXI).

Bien qu'en-deçà des références à T5, l'indice de mobilité lombaire est à ce stade très significativement supérieur aux valeurs initiales.

TABLEAU XX : INCLINOMÉTRIE LOMBO-PELVIENNE EN FLEXION (POPULATION MASCULINE).
RÉSULTATS ET STATISTIQUES DES ÉVALUATIONS À T0 ET T5 VIS-À-VIS DES RÉFÉRENCES.

Inclinométrie lombo-pelvienne

POPULATION MASCULINE TOTALE (N=191)

SECTEUR MESURE	RÉFÉRENCES	MOYENNE TEST INITIAL (T0)	différence T0/Norme	MOYENNE TEST 5 SEM. (T5)	différence T5/Norme	différence T5/T0
LOMBO-PELVIEN	**104 (+/-13)**	**84 (+/-20)**	***	**112 (+/-16)**	**T5>Norme** ***	***
PELVIEN (HANCHES)	**50 (+/-14)**	**42 (+/-16)**	***	**63 (+/-14)**	**T5>Norme** ***	***
LOMBAIRE	**54 (+/-10)**	**42 (+/-14)**	***	**49 (+/-13)**	***	***

Paramètre : antéflexion en position debout - mesure en degrés

TABLEAU XXI : INCLINOMÉTRIE LOMBO-PELVIENNE EN FLEXION (POPULATION FÉMININE).
RÉSULTATS ET STATISTIQUES DES ÉVALUATIONS À T0 ET T5 VIS-À-VIS DES RÉFÉRENCES.

Inclinométrie lombo-pelvienne

POPULATION FÉMININE TOTALE (N=100)

SECTEUR MESURE	RÉFÉRENCES	MOYENNE TEST INITIAL (T0)	différence T0/Norme	MOYENNE TEST 5 SEM. (T5)	différence T5/Norme	différence T5/T0
LOMBO-PELVIEN	**119 (+/-13)**	**92 (+/-25)**	***	**122 (+/-15)**	**T5>Norme** *	***
PELVIEN (HANCHES)	**61 (+/-14)**	**47 (+/-20)**	***	**70 (+/-14)**	**T5>Norme** ***	***
LOMBAIRE	**57 (+/-11)**	**45 (+/-15)**	***	**52 (+/-11)**	***	***

Paramètre : antéflexion en position debout - mesure en degrés
* : significative (p < 0,05) ;
** : hautement significative (p < 0,01) ;
*** : très hautement significative (p < 0,001)
NS : non significative (p – 0,05)

Distance doigts-sol

Chez les lombalgiques, les valeurs initiales (T0) sont très largement au-dessus de la valeur « zéro » correspondant au contact distal des doigts au sol. Les valeurs ont une dispersion élevée à l'entrée. Cette dispersion diminue au test T5. L'hypoextensibilité se corrige très significativement après 5 semaines de traitement (T5) (Fig. 42 & Tab. XXII).

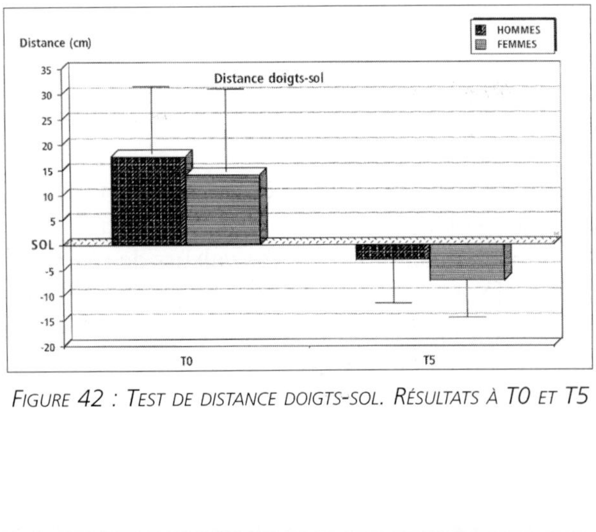

FIGURE 42 : TEST DE DISTANCE DOIGTS-SOL. RÉSULTATS À T0 ET T5

TABLEAU XXII : TEST DE DISTANCE DOIGTS-SOL.
RÉSULTATS ET STATISTIQUES DES ÉVALUATIONS
À T0 ET T5.

Distance doigts/sol

	MOYENNE TEST INITIAL (T0)	MOYENNE TEST 5 SEM. (T5)	différence T5/T0
HOMMES (190)	**17,5 (+/-13,5)**	**-3 (+/-8,5)**	***
FEMMES (102)	**14 (+/-16,5)**	**-7 (+/-7,5)**	***

Paramètre : mesure centimétrique en position debout
N.B. : la valeur zéro est considérée comme étant le seuil à atteindre

Les performances musculaires analytiques

Évaluations avec charges

Les valeurs des tableaux (Tab. XXIII & XXIV sont exprimées en Kg/poids du corps (Kg).

Sur le plan statistique, les valeurs à T0 et T5 sont, chez les sujets lombalgiques, significativement distinctes des valeurs de référence. Ces valeurs sont, par ailleurs, pour chaque secteur évalué, supérieures lors des tests à T5 vis-à-vis des tests initiaux. Elles mettent en évidence des pourcentages de progrès individuels étalés de 56 % (tirage sur rameur) à 106 % (ischio-jambiers) chez les hommes et de 42 % (tirage sur rameur) à 90 % (ischio-jambiers) chez les femmes.

TABLEAU XXIII : TESTS MUSCULAIRES SUR MACHINES À CHARGE (POPULATION MASCULINE). RÉSULTATS DES ÉVALUATIONS À T0 ET T5.

Valeurs groupe RFR Hommes n = 153
Masse corporelle [77.8 (11.9)] taille [176.6 (7.1)]

Membres inférieurs	Entrée (T0)	Sortie (T5)
Presse podale	1.238 (0.40)	1.930 (0.50)
Ischio-jambiers	0.289 (0.10)	0.542 (0.13)
Grands fessiers	0.576 (0.16)	0.900 (0.19)
Psoas-iliaques	0.378 (0.12)	0.652 (0.19)
Moyens fessiers	0.314 (0.09)	0.516 (0.14)
Tronc	**Entrée (T0)**	**Sortie (T5**
Extenseurs	0.828 (0.24)	1.393 (0.39)
Fléchisseurs	0.324 (0.1)	0.509 (0.13)
Rotateurs	0.366 (0.12)	0.609 (0.13)
Membres supérieurs	**Entrée (T0)**	**Sortie (T5)**
Tirage	0.492 (0.13)	0.749 (0.15)

TABLEAU XXIV : TESTS MUSCULAIRES SUR MACHINES À CHARGE (POPULATION FÉMININE). RÉSULTATS DES ÉVALUATIONS À T0 ET T5.

Valeurs groupe RFR Femmes n = 85
Masse corporelle [70.9 (15.3)] taille [169.5 (8.7)]

Membres inférieurs	Entrée (T0)	Sortie (T5)
Presse podale	1.068 (0.3)	1.662 (0.5)
Ischio-jambiers	0.238 (0.1)	0.452 (0.1)
Grands fessiers	0.487 (0.1)	0.590 (0.2)
Psoas-iliaques	0.341 (0.1)	0.614 (0.2)
Moyens fessiers	0.274 (0.1)	0.488 (0.1)
Tronc	**Entrée (T0)**	**Sortie (T5)**
Extenseurs	0.703 (0.2)	1.140 (0.3)
Fléchisseurs	0.289 (0.1)	0.438 (0.1)
Rotateurs	0.293 (0.1)	0.466 (0.1)
Membres supérieurs	**Entrée (T0)**	**Sortie (T5)**
Tirage	0.391 (0.1)	0.556 (0.2)

Tests isocinétiques

Muscles fléchisseurs des genoux

En tant que maillon essentiel de la chaîne postérieure lombo-pelvienne, les muscles ischio-jambiers font l'objet d'un suivi tout particulier. Les valeurs moyennes à T0 et T5 pour ces deux échantillons de population (hommes-femmes) sont très significativement différentes montrant une nette progression entre l'entrée et la sortie (Tab. XXV). Chez les hommes, les valeurs se sont normalisées (Fig. 43).

TABLEAU XXV : TESTS ISOCINÉTIQUES À 60°/S DES FLÉCHISSEURS DU GENOU. RÉSULTATS ET STATISTIQUES DES ÉVALUATIONS À T0 ET T5 VIS-À-VIS DES RÉFÉRENCES.

Fléchisseurs du genou (Ischio-jambiers)

POPULATION SUIVIE	MOUVEMENT ISOCINÉTIQUE	RÉFÉRENCES	MOYENNE **à T0**	différence **T0/Norme**	MOYENNE **à T5**	différence **T5/Norme**	différence **T5/T0**
FEMMES (45)	60°/s	**83 (+/-20,5)**	**57 (+/-16)**	***	**66 (+/-13)**	***	***
HOMMES (96)	60°/s	**116,5 (+/-22)**	**98 (+/-26)**	***	**115 (+/-27)**	**NS**	***

Paramètre retenu : mouvement isocinétique lent (moment de force maximal en N.m)

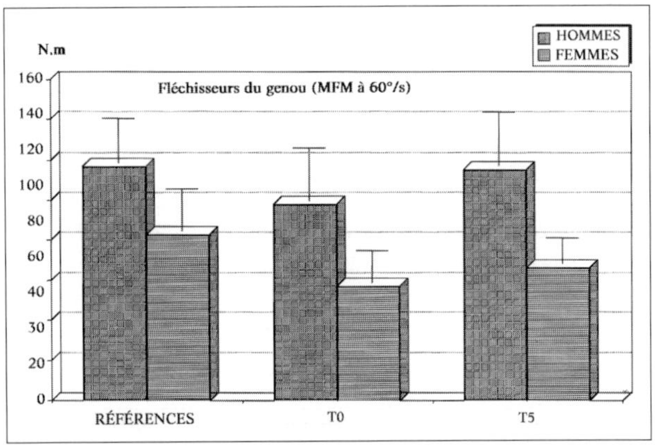

Figure 43 : Évaluation isocinétique à 60°/s du groupe musculaire des fléchisseurs du genou. Résultats à T0 et T5 vis-à-vis des références. Paramètre étudié : Moment de Force Maximum.

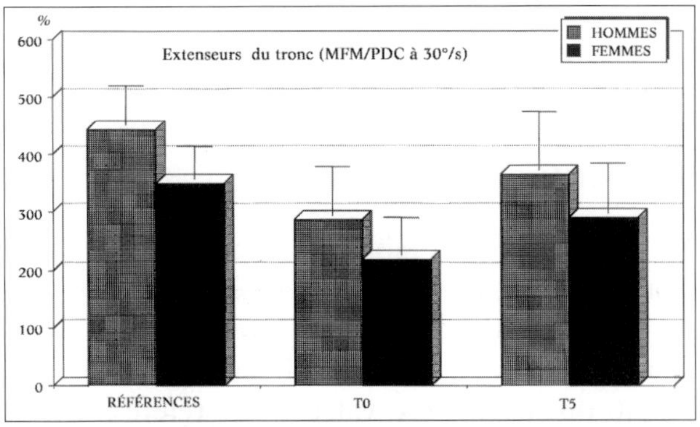

Figure 44 : Évaluation isocinétique à 30°/s en extension lombo-pelvienne en position debout. Résultats à T0 et T5 vis-à-vis des références. Paramètre étudié : Moment de Force Maximum rapporté au Poids Du Corps.

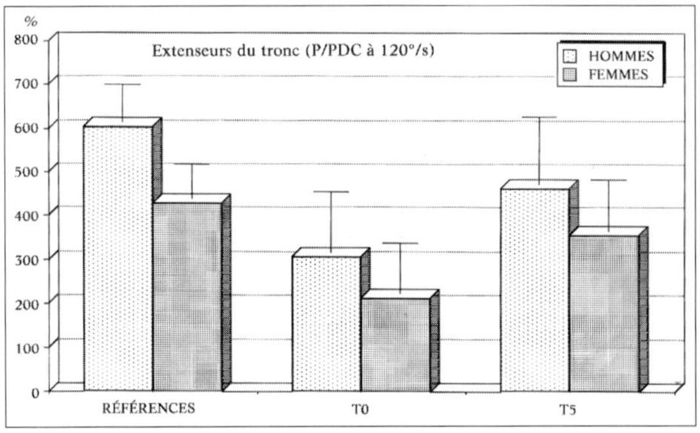

Figure 45 : Évaluation isocinétique à 120°/s en extension lombo-pelvienne en position debout. Résultats à T0 et T5 vis-à-vis des références. Paramètre étudié : Puissance rapportée au Poids Du Corps.

Muscles du tronc

Muscles extenseurs (Fig. 44 & 45 - Tab. XXVI)

Les résultats des évaluations isocinétiques à vitesse lente (VL) et vitesse rapide (VR) des muscles extenseurs lombo-pelviens dans les deux populations de lombalgiques (hommes-femmes) sont à T5 significativement différents de ceux retrouvés à T0. Ces résultats de fin de programme restent également différents de ceux appartenant aux populations de référence. À T0, les ratios valeurs des lombalgiques/valeurs des sujets sains

Tableau XXVI : Tests isocinétiques à 30°/s et 120°/s des extenseurs lombo-pelviens en position debout. Résultats et statistiques des évaluations à T0 et T5 vis-à-vis des références.

Extenseurs du tronc

POPULATION SUIVIE	MOUVEMENT ISOCINÉTIQUE	RÉFÉRENCES	MOYENNE TEST INITIAL (T0)	différence T0/Norme	MOYENNE TEST 5 SEM. (T5)	différence T5/Norme	différence T5/T0
FEMMES (103)							
	LENT	**350 (+/-56)**	**218 (+/-65)**	***	**291 (+/-86)**	***	***
	RAPIDE	**429 (+/-78)**	**213 (+/-116)**	***	**357 (+/-118)**	***	***
HOMMES (194)							
	LENT	**443 (+/-69)**	**287 (+/-85)**	***	**366 (+/-101)**	***	***
	RAPIDE	**604 (+/-87)**	**308 (+/-138)**	***	**464 (+/-153)**	***	***

Paramètres retenus :

- mouvement isocinétique lent : ratio (%) du moment de force maximal (N.m) sur le poids du corps (Kg).
- mouvement isocinétique rapide : ratio (%) de la puissance maximale (W) sur le poids du corps (Kg).

* : significative ($p < 0,05$) ;
** : hautement significative ($p < 0,01$) ;
*** : très hautement significative ($p < 0,001$)
NS : non significative ($p - 0,05$)

sont de 70 % à VL et de 50 % à VR. À T5, ces ratios sont de 83 % à VL et situés entre 77 % et 83 % à VR.

Muscles fléchisseurs (Fig. 46 & 47 - Tab. XXVII)

Les résultats des évaluations isocinétiques à VL des muscles fléchisseurs lombo-pelviens sont à T0 légèrement inférieurs à ceux des sujets sains. L'écart sujets sains-lombalgiques est, à ce stade, plus important à VR.

À T5, les résultats des femmes se normalisent quelles que soient les vitesses.

Chez les hommes, les ratios valeurs des lombalgiques/valeurs des sujets sains sont de 3 % à VL et de 6 % à VR.

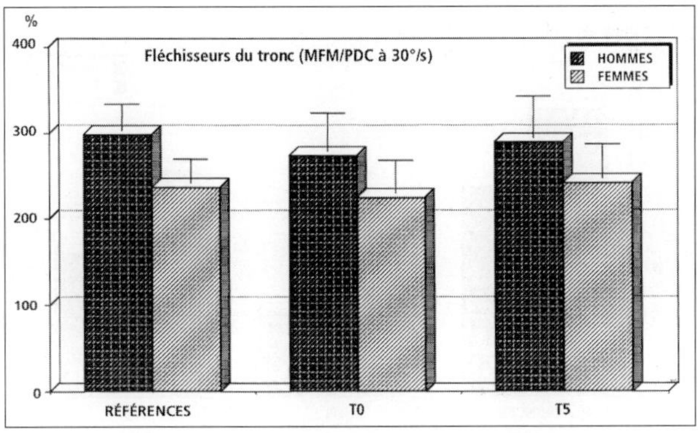

FIGURE 46 : ÉVALUATION ISOCINÉTIQUE À 30°/S EN FLEXION LOMBO-PELVIENNE EN POSITION DEBOUT. RÉSULTATS À T0 ET T5 VIS-À-VIS DES RÉFÉRENCES. PARAMÈTRE ÉTUDIÉ : MOMENT DE FORCE MAXIMUM RAPPORTÉ AU POIDS DU CORPS.

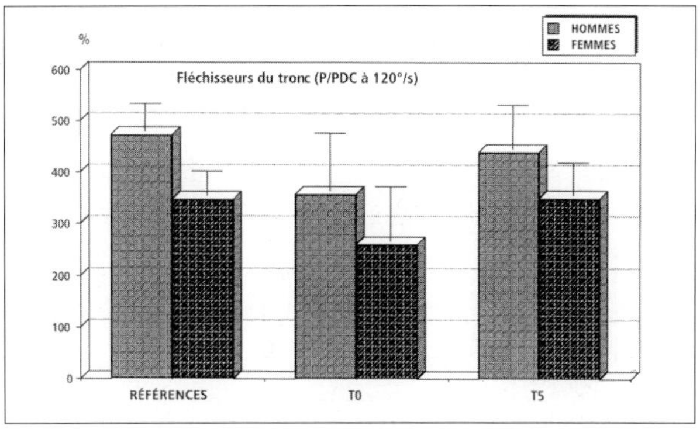

FIGURE 47 : ÉVALUATION ISOCINÉTIQUE À 120°/S EN FLEXION LOMBO-PELVIENNE EN POSITION DEBOUT. RÉSULTATS À T0 ET T5 VIS-À-VIS DES RÉFÉRENCES. PARAMÈTRE ÉTUDIÉ : PUISSANCE RAPPORTÉE AU POIDS DU CORPS.

Muscles rotateurs (Fig. 48 & 49 - Tab. XXVIII)

En rotation, le gain moyen à T5 est, à vitesse lente, de 22 % chez les femmes, et de 26 % chez les hommes. À vitesse rapide, ce gain est de 30 % pour les deux populations de lombalgiques. Les performances globales à la sortie et vis-à-vis de celles des sujets sains restent significativement différentes (mais comprises entre 9 et 13 %).

TABLEAU XXVII : TESTS ISOCINÉTIQUES À 30°/S ET 120°/S DES FLÉCHISSEURS LOMBO-PELVIENS EN POSITION DEBOUT. RÉSULTATS ET STATISTIQUES DES ÉVALUATIONS À T0 ET T5 VIS-À-VIS DES RÉFÉRENCES.

Fléchisseurs du tronc

POPULATION SUIVIE	MOUVEMENT ISOCINÉTIQUE	RÉFÉRENCES	MOYENNE TEST INITIAL (T0)	différence T0/Norme	MOYENNE TEST 5 SEM. (T5)	différence T5/Norme	différence T5/T0
FEMMES (104)							
	LENT	**237 (+/-27)**	**225 (+/-38)**	**	**242 (+/-39)**	**NS**	***
	RAPIDE	**347 (+/-48)**	**260 (+/-105)**	***	**350 (+/-62)**	**NS**	***
HOMMES (194)							
	LENT	**299 (+/-29)**	**273 (+/-45)**	***	**289 (+/-48)**	**	***
	RAPIDE	**472 (+/-54)**	**358 (+/-111)**	***	**440 (+/-83)**	***	***

Paramètres retenus :

- mouvement isocinétique lent : ratio (%) du moment de force maximal (N.m) sur le poids du corps (Kg)
- mouvement isocinétique rapide : ratio (%) de la puissance maximale (W) sur le poids du corps (Kg)

* : significative (p < 0,05) ; ** : hautement significative (p < 0,01) ; *** : très hautement significative (p < 0,001)

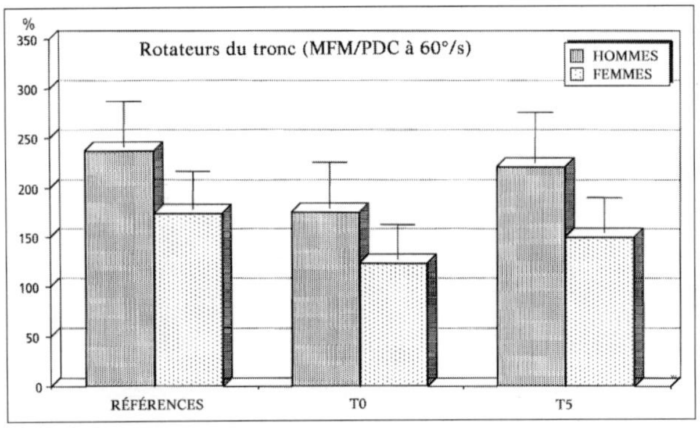

Figure 48 : Évaluation isocinétique à 60°/s en rotation du tronc en position assise. Résultats à T0 et T5 vis-à-vis des références. Paramètre étudié : Moment de Force Maximum rapporté au Poids Du Corps.

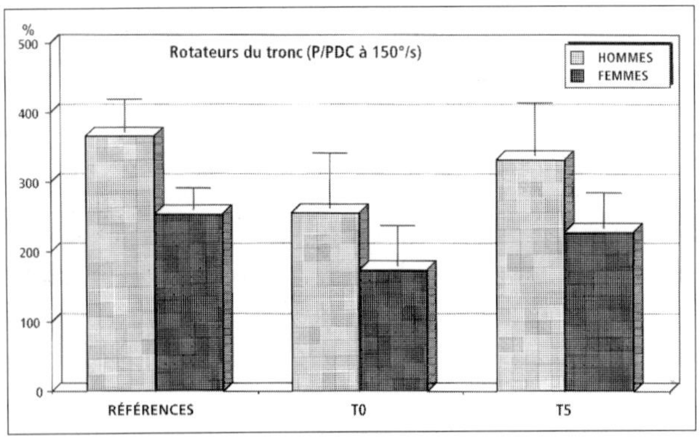

Figure 49 : Évaluation isocinétique à 150°/s en rotation du tronc en position assise. Résultats à T0 et T5 vis-à-vis des références. Paramètre étudié : Puissance rapportée au Poids Du Corps.

Les performances musculaires fonctionnelles

Test de soulever de charges

Ce test met en jeu la quasi-totalité des maillons musculo-articulaires, dans un mouvement global et sans guidage extérieur. C'est le test de l'Évaluation Physique d'Inclusion (EPI) qui sert de valeur initiale.

Les valeurs EPI, T5 et références sont statistiquement différentes (Fig. 50 ; Tab. XXIX). La progression moyenne entre ces deux dates est pour les hommes de 56 % (avec un ratio valeurs des lombalgiques/valeurs des sujets sains de

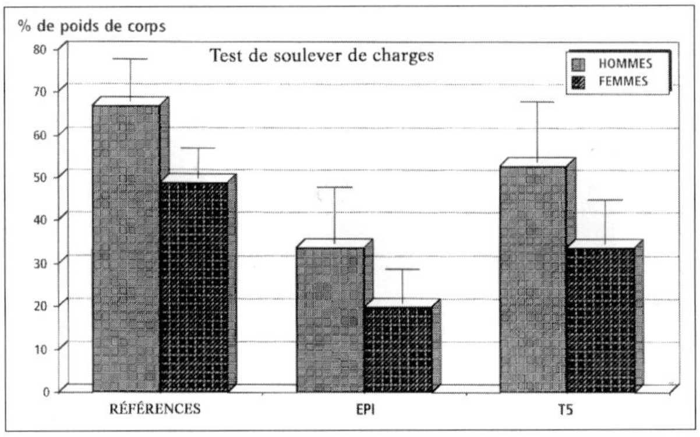

Figure 50 : Test de Soulever de Charges (T.S.C.). Résultats à l'Évaluation Physique d'Inclusion et T5 vis-à-vis des références. Paramètre étudié : Charge totale additionnelle rapportée au Poids Du Corps.

Tableau XXVIII : Tests isocinétiques à 60°/s et 150°/s des rotateurs du tronc en position assise. Résultats et statistiques des évaluations à T0 et T5 vis-à-vis des références

Rotateurs du tronc

POPULATION SUIVIE	MOUVEMENT ISOCINÉTIQUE	RÉFÉRENCES	MOYENNE TEST INITIAL (T0)	différence T0/Norme	MOYENNE TEST 5 SEM. (T5)	différence T5/Norme	différence T5/T0
FEMMES (103)							
	LENT	**174 (+/-38)**	**124 (+/-34)**	***	**151 (+/-35)**	***	***
	RAPIDE	**254 (+/-31)**	**175 (+/-57)**	***	**228 (+/-50)**	***	***
HOMMES (193)							
	LENT	**237 (+/-46)**	**176 (+/-45)**	***	**221 (+/-50)**	***	***
	RAPIDE	**367 (+/-46)**	**256 (+/-79)**	***	**333 (+/-76)**	***	***

Paramètres retenus :

- mouvement isocinétique lent: ratio (%) du moment de force maximal (N.m) sur le poids du corps (Kg).
- mouvement isocinétique rapide: ratio (%) de la puissance maximale (W) sur le poids du corps (Kg).

TABLEAU XXIX : TESTS DE SOULEVER DE CHARGES (TSC). RÉSULTATS ET STATISTIQUES DES ÉVALUATIONS À L'INCLUSION ET T5 VIS-À-VIS DES RÉFÉRENCES.

Port de charge (TSC)

	CHARGE UNITAIRE	RÉFÉRENCES	MOYENNE TEST EPI	différence EPI/référence	MOYENNE TEST 5 SEM. (T5)	différence T5/référence	différence EPI/T5
FEMMES (77)	2,5 Kg	49 (+/-7)	20 (+/-8)	***	34 (+/-10)	***	***
HOMMES (158)	5 Kg	67 (+/-10)	34 (+/-13)	***	53 (+/-14)	***	***

Paramètre : ratio (%) de la charge maximale mobilisable (Kg), selon le protocole de test, sur le poids de corps (Kg).

80 %) et pour les femmes de 70 % (avec un ratio valeurs des lombalgiques/valeurs des sujets sains de 70 %). Les résultats à T5 du TSC sont statistiquement identiques à ceux des références PILE [255].

Test isocinétique de simulation de soulever de charges

Bien que le test initial (T0) soit réalisé à l'issue de la 3e semaine, après une semaine d'entraînement préparatoire sous-maximal sur Liftask, les valeurs sont, 2 semaines plus tard (T5), significativement supérieures, avec 14 % à 17 % de progrès (Fig. 51 & 52 Tab. XXX).

La comparaison avec les références révèle des valeurs à T5 significativement inférieures, mais avec des ratios valeurs des lombalgiques/valeurs des sujets sains situés entre 78 % et 87 %.

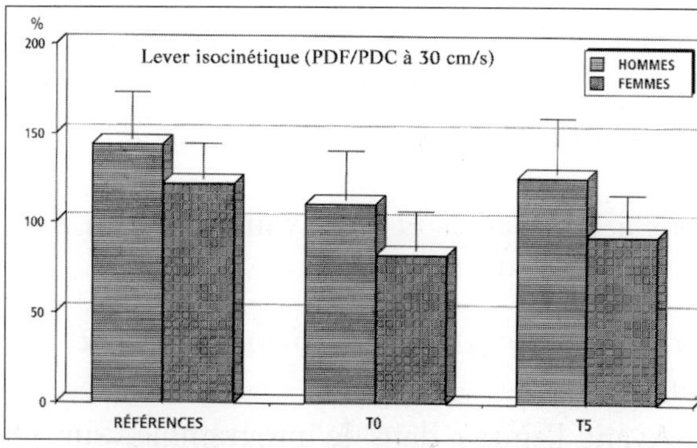

FIGURE 51 : ÉVALUATION EN SIMULATION ISOCINÉTIQUE DE SOULEVER DE CHARGES À LA VITESSE DE 30 CM/S. RÉSULTATS À T0 (3E SEMAINE DU PROGRAMME) ET T5 VIS-À-VIS DES RÉFÉRENCES. PARAMÈTRE ÉTUDIÉ : PIC DE FORCE RAPPORTÉ AU POIDS DU CORPS.

Aspects professionnels

Les outils utilisés pour quantifier le retour à l'activité professionnelle sont les reconvoca-

TABLEAU XXX : TESTS DE SIMULATION ISOCINÉTIQUE DE SOULEVER DE CHARGES À 30 CM/S ET 90 CM/S. RÉSULTATS ET STATISTIQUES DES ÉVALUATIONS À T0 (3E SEMAINE DU PROGRAMME) ET T5 VIS-À-VIS DES RÉFÉRENCES.

Lever isocinétique (Liftask)

POPULATION SUIVIE	MOUVEMENT ISOCINÉTIQUE	RÉFÉRENCES	MOYENNE TEST INITIAL (T0)	différence T0/référence	MOYENNE TEST 5 SEM. (T5)	différence T5/référence	différence T5/T0
FEMMES (95)							
	LENT	**122 (+/-20)**	**81 (+/-21)**	***	**95 (+/-22)**	***	***
	RAPIDE	**179 (+/-38)**	**123 (+/-40)**	***	**149 (+/-36)**	***	***
HOMMES (185)							
	LENT	**144 (+/-27)**	**108 (+/-28)**	***	**125 (+/-31)**	***	***
	RAPIDE	**268 (+/-46)**	**199 (+/-50)**	***	**226 (+/-50)**	***	***

Paramètres retenus :
- mouvement isocinétique lent : ratio (%) du moment de force maximal (N.m) sur le poids du corps (Kg).
- mouvement isocinétique rapide : ratio (%) de la puissance maximale (W) sur le poids du corps (Kg).

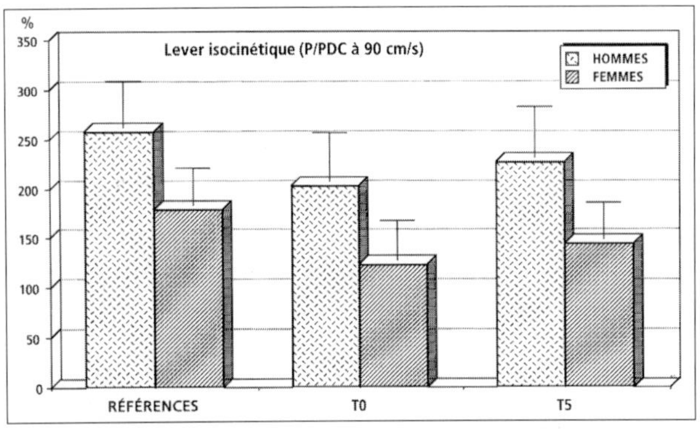

Figure 52 : Évaluation en simulation isocinétique de soulever de charges à la vitesse de 90 cm/s. Résultats à T0 (3e semaine du programme) et T5 vis-à-vis des références. Paramètre étudié : Puissance rapportée au Poids Du Corps.

tions à 3 semaines et le travail en réseau avec les médecins du travail.

Situation de la population féminine (Fig. 53)

Avant l'entrée dans le programme, sur 98 personnes, 22 étaient sans employeur dont :

- 10 demandeuses d'emploi,
- 7 mères au foyer,
- 5 étudiantes.

Les personnes salariées présentaient des temps d'arrêt de travail variables lors de l'année précédant leur inclusion dans le protocole RFR ®.

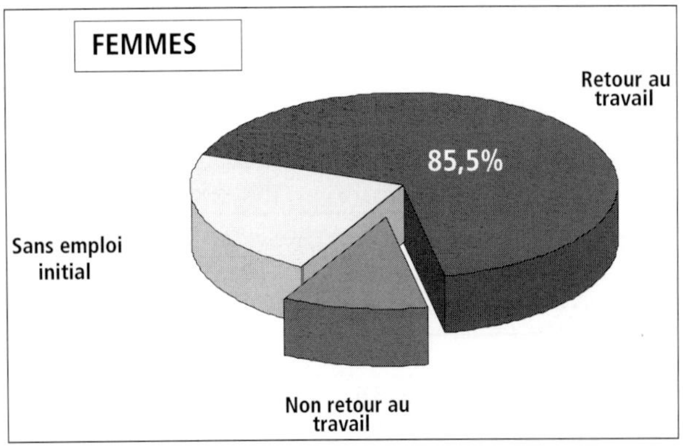

Figure 53 : Situation socioprofessionnelle des sujets féminins à l'issue du programme.

85,5 % des femmes (n = 65) ont, à l'issue du programme, repris une activité professionnelle sans aménagement de poste. Les 14,5 % d'entre elles (n = 11) qui n'ont pas repris leur travail avaient, dans 54,5 % des cas, des arrêts de maladie supérieurs à 13 mois.

Situation de la population masculine (Fig. 54)

Avant l'entrée dans le programme sur 191 personnes, 24 étaient sans employeur dont :

- 20 demandeurs d'emploi,
- 1 stagiaire en formation,
- 2 étudiants,
- 1 personne en invalidité.

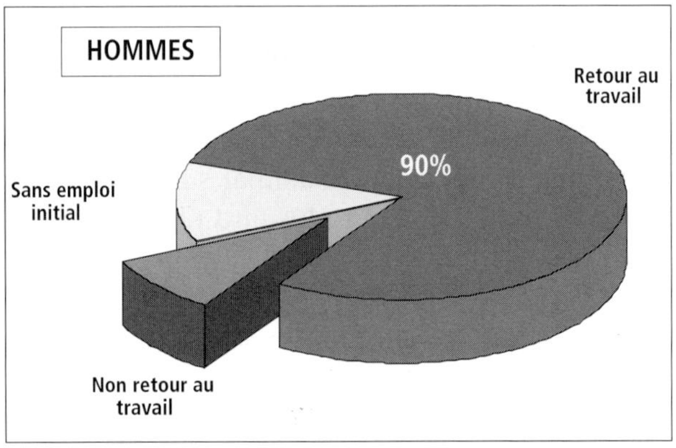

Figure 54 : Situation socioprofessionnelle des sujets masculins à l'issue du programme.

167 personnes avaient auparavant un employeur avec des durées d'arrêt de travail variables pendant l'année précédant l'entrée dans le programme.

Sur ces 167 patients, **90 %** (n = 150) ont repris leur emploi au même poste de travail et sans aménagement notable. Dans cette même population, 9,5 % (n = 7) des sujets avaient initialement des périodes d'arrêt de travail inférieures à 13 mois. Les 17 personnes qui n'ont pas repris d'activité professionnelle à l'issue du protocole avaient à l'entrée, pour 64,5 % d'entre eux, un arrêt de travail supérieur à 13 mois.

En résumé

L'étude des tests de douleur (EVA) objective une très nette amélioration du symptôme douleur. C'est l'utilisation des principes mécaniques et neuro-physiologiques du mouvement, les gains physiques analytique et fonctionnel et un comportement amélioré du vécu de la douleur qui expliquent en partie l'importante diminution de la plainte initiale. Aucune technique antalgique (physiothérapie, massothérapie etc.) ni traitement médicamenteux n'ont été mis en place.

Sur le plan de la flexibilité, on constate une nette régression des limitations de la flexion lombo-pelvienne antérieure, associant un gain significatif de l'amplitude de flexion lombaire et des valeurs pelviennes qui se situent au-delà des valeurs de référence. Ces gains peuvent être principalement attribués à différents facteurs dont un assouplissement articulaire, une meilleure tolérance à l'étirement musculaire, et une extinction majeure des phénomènes générant la kinésiophobie.

Le système musculaire progresse en efficacité, sous l'effet du renforcement musculaire (programmation de l'entraînement et les principes généraux du renforcement musculaire), des facteurs sensitivo-moteurs qui favorisent la coordination et la synchronisation musculaire, et d'une levée des facteurs d'inhibition du mouvement et de la force musculaire. Les valeurs musculaires les plus déficitaires (en particulier les muscles extenseurs et rotateurs du tronc et les muscles ischio-jambiers) sont après 5 semaines de programme supérieures ou égales à 80 % des valeurs de référence (Fig. 55, 56, 57).

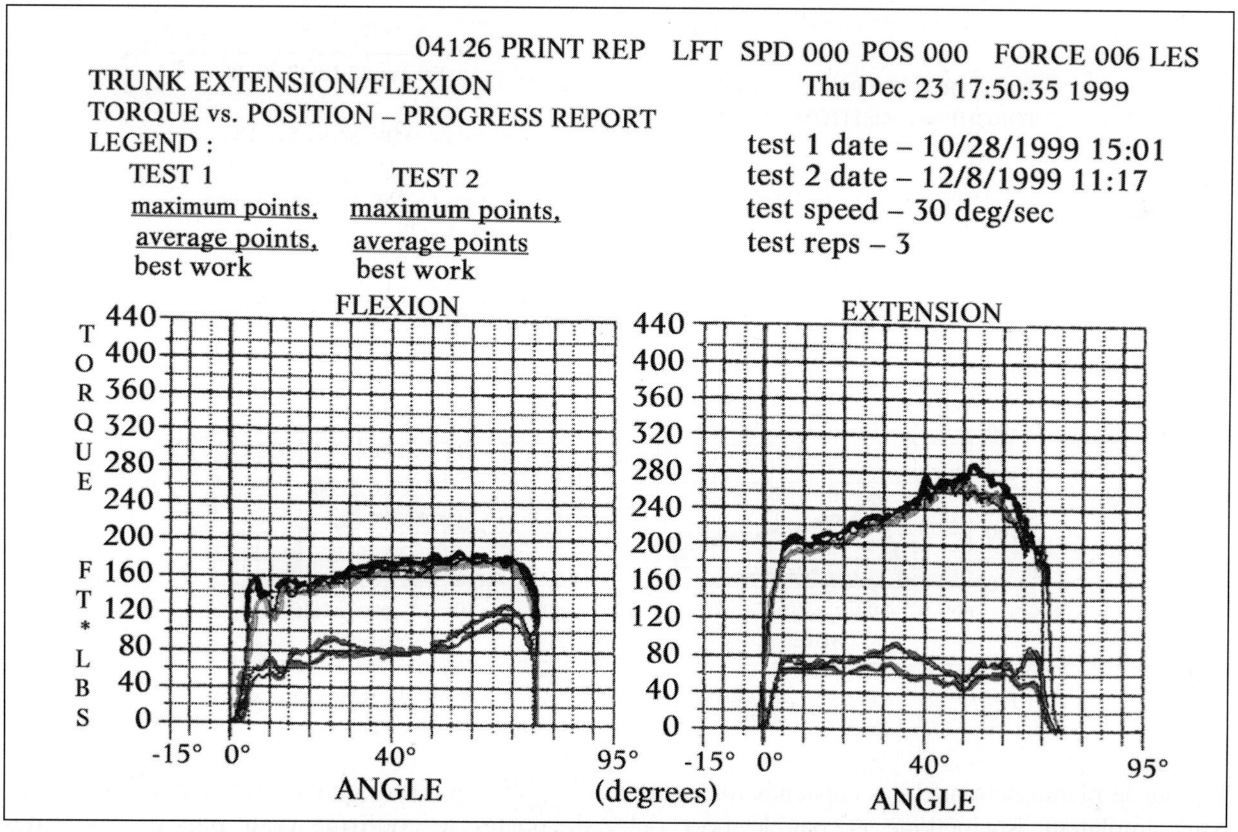

Figure 55 : Évaluation isocinétique à 30% en flexion-extension lombo-pelvienne en position debout. Progression entre les tests à l'entrée et à la sortie du programme.

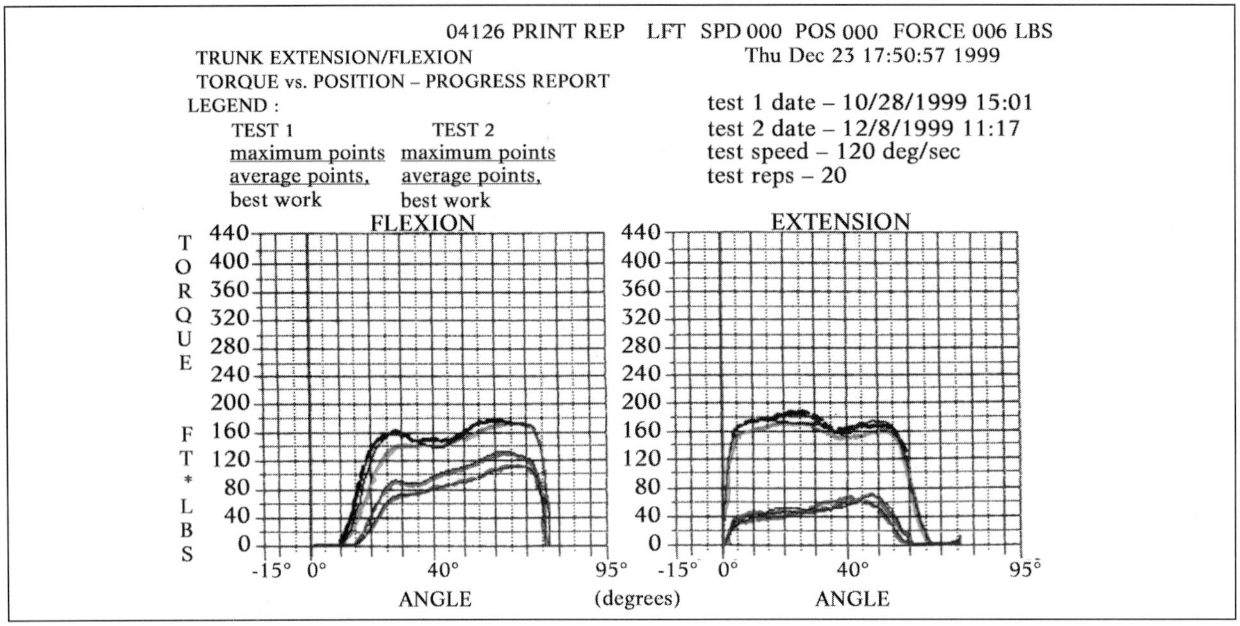

Figure 56 : Évaluation isocinétique à 120°/s en flexion extension lombo-pelvienne en position debout. Progression entre les tests à l'entrée et à la sortie du programme.

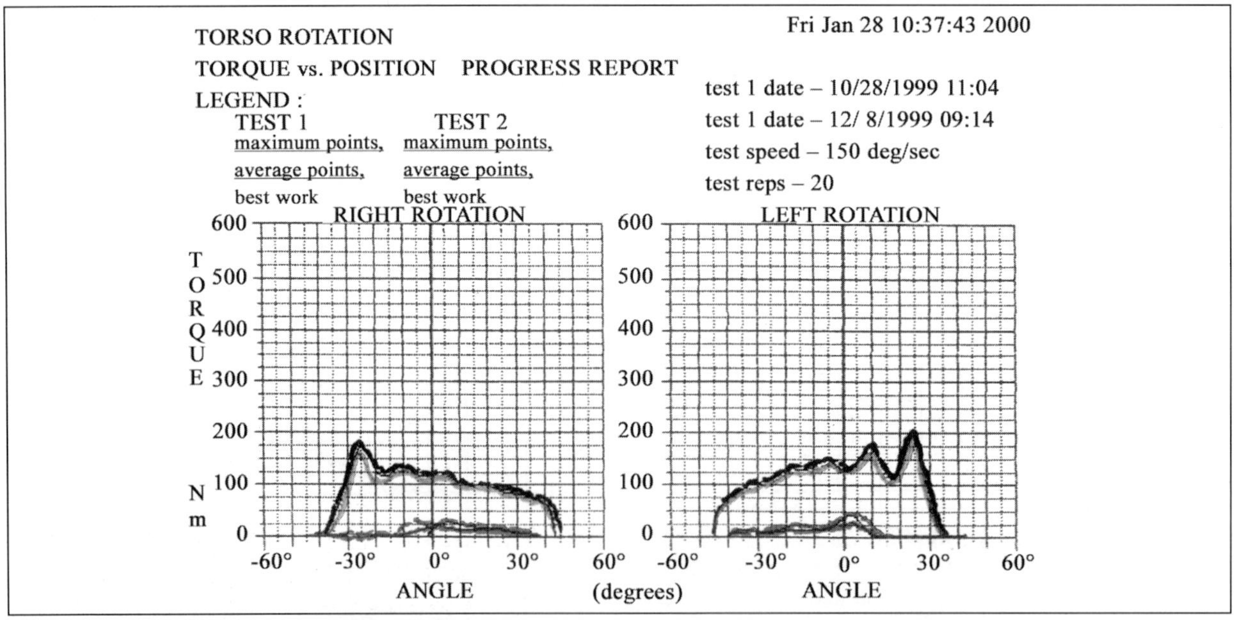

Figure 57 : Évaluation isocinétique à 150°/s en rotation du tronc en position assise. Progression entre les tests à l'entrée et à la sortie du programme

Sur le plan fonctionnel, les capacités mesurées sur simulateur isocinétique et par le port de charges révèlent une nette amélioration du potentiel physique, fruit des gains analytiques (Fig. 58).

Enfin, le retour au travail (sans aménagement de poste) se confirme pour plus de 85 % des patients qui avaient antérieurement un emploi. Ce retour à l'activité professionnelle dans les

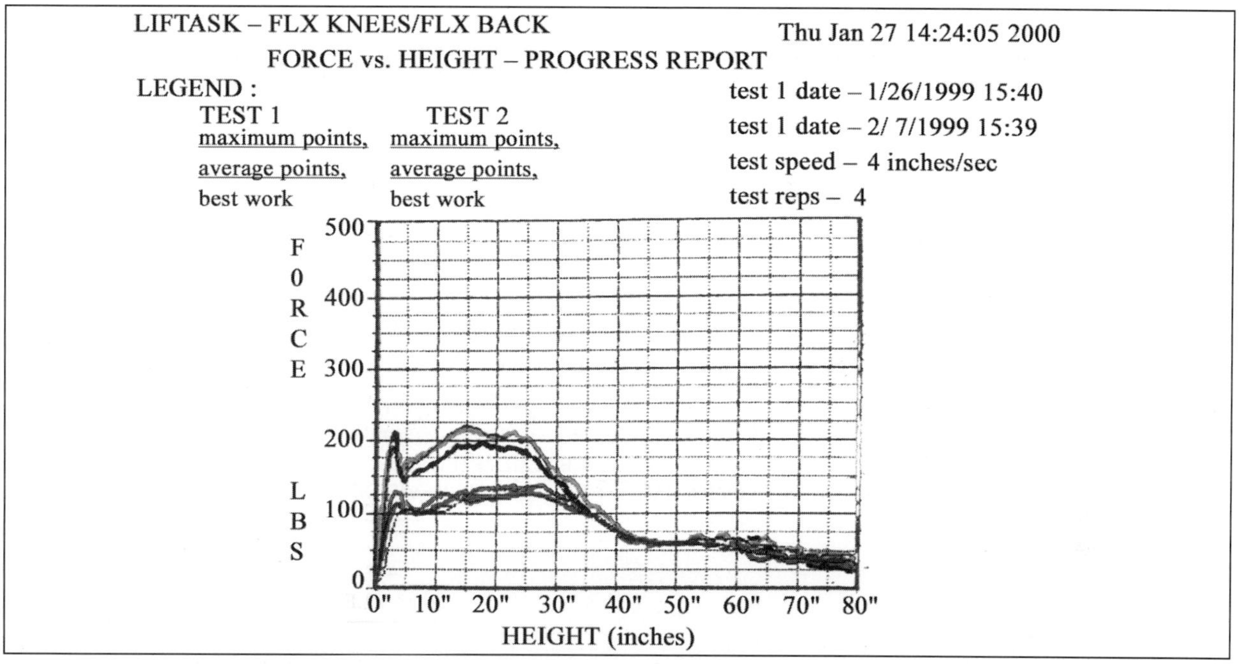

Figure 58 : Évaluation isocinétique à 24 inch./sec en simulation de soulever de charges. Progression entre le premier test à 3 semaines du début de la prise en charge et le dernier test de sortie.

semaines qui suivent la sortie (malgré un éloignement du monde du travail parfois très important) est le résultat d'une réadaptation aux contraintes (physiques et psychologiques) de la vie quotidienne (professionnelles et privées) dans un contexte de restauration générale du mieux-vivre.

BILAN À 6 MOIS DU PROGRAMME

Les résultats des évaluations à T0, T5 et T6M concernent une population de 110 hommes et 71 femmes suivis longitudinalement et étudiés sur le plan statistique par des comparaisons appariées.

La flexibilité

Inclinométrie (Fig. 59 - Tab. XXXI & XXXII)

Chez les hommes, les valeurs des secteurs lombo-pelvien et pelvien, très nettement supérieures aux normes à T5, s'infléchissent sensiblement pour rejoindre ces valeurs de référence à six mois du programme. L'indice de mobilité lombaire reste parfaitement stable, identique au résultat obtenu à T5.

Les résultats chez les 65 femmes montrent une évolution particulière. À T5, les valeurs de

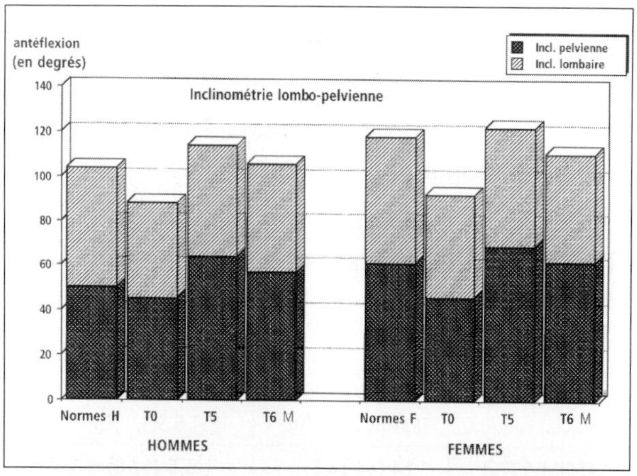

Figure 59 : Évaluation isocinétique à 30°/sec en flexion extension lombo-pelvienne en position debout. Progression entre les tests à l'entrée et à la sortie du programme.

TABLEAU XXXI : INCLINOMÉTRIE LOMBO-PELVIENNE EN FLEXION (POPULATION FÉMININE). RÉSULTATS ET STATISTIQUES DES ÉVALUATIONS À T0, T5 ET T6M VIS-À-VIS DES RÉFÉRENCES.

Inclinométrie lombo-pelvienne.

FEMMES (65)								
SECTEUR MESURÉ	RÉFÉRENCES	MOYENNE TEST INITIAL (T0)	différence T0/référence	MOYENNE TEST 5 SEM. (T5)	différence T5/référence	MOYENNE TEST 6 MOIS (T6M)	différence T6M/référence	différence T5/T6M
LOMBO-PELVIEN	**119 (+/-13)**	**92 (+/-22)**	***	**122 (+/-15)**	**NS**	**111 (+/-16)**	**	***
PELVIEN (HANCHES)	**61 (+/-14)**	**46 (+/-19)**	***	**69 (+/-14)**	**T5> Norme *** **	**62 (+/-14)**	**NS**	***
LOMBAIRE	**57 (+/-11)**	**46 (+/-15)**	***	**53 (+/-11)**	**	**49 (+/-12)**	***	*

Paramètre : antéflexion en position debout - mesure en degrés.

TABLEAU XXXII : INCLINOMÉTRIE LOMBO-PELVIENNE EN FLEXION (POPULATION MASCULINE). RÉSULTATS ET STATISTIQUES DES ÉVALUATIONS À T0, T5 ET T6M VIS-À-VIS DES RÉFÉRENCES

Inclinométrie lombo-pelvienne.

HOMMES (111)								
SECTEUR MESURÉ	RÉFÉRENCES	MOYENNE TEST INITIAL (T0)	différence T0/référence	MOYENNE TEST 5 SEM. (T5)	différence T5/référence	MOYENNE TEST 6 MOIS (T6M)	différence T6M/référence	différence T5/T6M
LOMBO-PELVIEN	**104 (+/-13)**	**87 (+/-21)**	***	**114 (+/-15)**	**T5>Norme *** **	**106 (+/-16)**	**NS**	***
PELVIEN (HANCHES)	**50 (+/-14)**	**45 (+/-16)**	**	**64 (+/-14)**	**T5>Norme *** **	**57 (+/-16)**	**T6>Norme *** **	***
LOMBAIRE	**54 (+/-10)**	**43 (+/-14)**	***	**50 (+/-12)**	***	**49 (+/-11)**	***	**NS**

Paramètre : antéflexion en position debout - mesure en degrés.

références globales et pelviennes sont atteintes, voire dépassées.

Dans cette population spécifique, l'indice lombaire, bien que s'étant amélioré de 7° pendant le programme reste, à T5, en moyenne inférieur de 4° vis-à-vis de la référence. La moyenne de cet indice à T6M accuse un recul significatif et se situe entre celle obtenue à T0 et celle obtenue à T5 (soit à 8° de la norme). L'indice pelvien présente à T6M une baisse significative, mais se situe dans les valeurs de référence.

Distance doigts-sol (Fig. 60 - Tab. XXXIII)

À 6 mois de la sortie du programme, les mesures indiquent certes un recul significatif mais des moyennes à 0 cm pour les hommes et à -3 cm pour les femmes que nous considérons comme satisfaisantes.

TABLEAU XXXIII : TESTS DE DISTANCE DOIGTS-SOL. RÉSULTATS ET STATISTIQUES DES ÉVALUATIONS À T0, T5 ET T6M.

Distance doigts/sol

	MOYENNE TEST INITIAL (T0)	MOYENNE TEST 5 SEM. (T5)	différence T5/T0	MOYENNE TEST 6 MOIS (T6M)	différence T0/T6 M	différence T5/T6 M
FEMMES (70)	**14 (+/-14,5)**	**-6,5 (+/-8)**	***	**-3 (+/-9)**	***	***
HOMMES (106)	**15 (+/-12)**	**-4,5 (+/-8)**	***	**0 (+/-10)**	***	***

Paramètre : mesure centimétrique en position debout.
N.B. : la valeur zéro est considérée comme étant le seuil à atteindre.

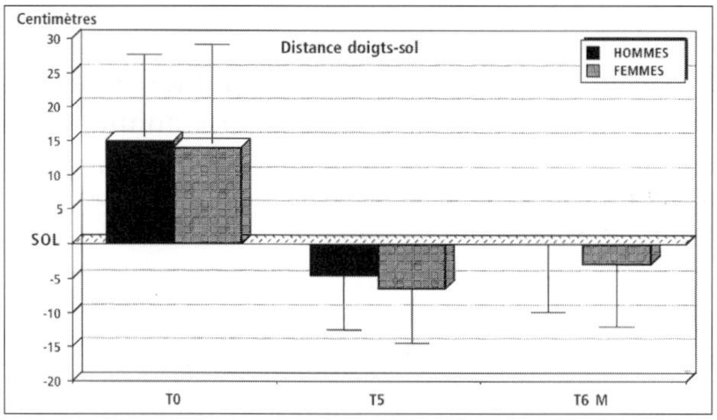

FIGURE 60 : TEST DE DISTANCE DOIGTS-SOL. RÉSULTATS À T0, T5 ET T6M.

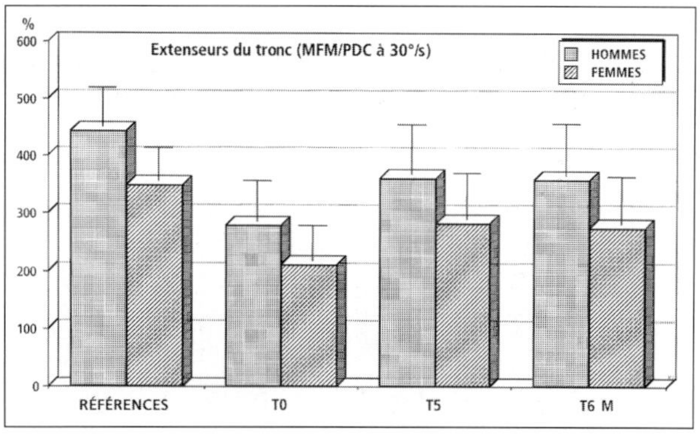

FIGURE 61 : ÉVALUATION ISOCINÉTIQUE À 30°/S EN EXTENSION LOMBO-PELVIENNE EN POSITION DEBOUT. RÉSULTATS À T0, T5 ET T6M VIS-À-VIS DES RÉFÉRENCES. PARAMÈTRE ÉTUDIÉ : MOMENT DE FORCE MAXIMUM RAPPORTÉ AU POIDS DU CORPS.

Évaluations musculaires isocinétiques analytiques

Les muscles extenseurs lombo-pelviens (Fig. 61 & 62 - Tab. XXXIV)

À T6M, nous n'enregistrons pas de baisse significative des muscles extenseurs lombo-pelviens lorsqu'ils sont évalués à vitesse lente. À 120°/s, les valeurs baissent significativement mais dans des proportions limitées de l'ordre de 6 % sans, *a priori*, d'incidence fonctionnelle.

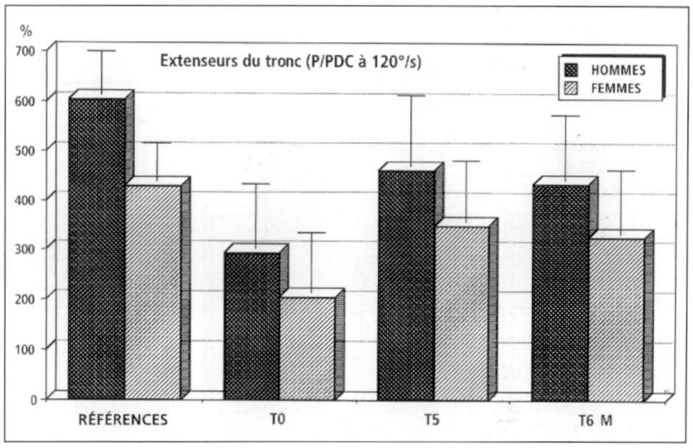

FIGURE 62 : ÉVALUATION ISOCINÉTIQUE À 120°/S EN EXTENSION LOMBO-PELVIENNE EN POSITION DEBOUT. RÉSULTATS À T0, T5 ET T6M VIS-À-VIS DES RÉFÉRENCES. PARAMÈTRE ÉTUDIÉ : PUISSANCE RAPPORTÉE AU POIDS DU CORPS.

Les muscles fléchisseurs lombo-pelviens (Fig. 63 & 64 - Tab. XXXV)

Les muscles fléchisseurs du tronc chez les femmes ont à 6 mois des valeurs d'enregistre-

TABLEAU XXXIV : TESTS ISOCINÉTIQUES À 30°/S ET 120°/S DES EXTENSEURS LOMBO-PELVIENS EN POSITION DEBOUT. RÉSULTATS ET STATISTIQUES DES ÉVALUATIONS À T0, T5 ET T6M VIS-À-VIS DES RÉFÉRENCES.

Extenseurs du tronc

POPULATION SUIVIE	MOUVEMENT ISOCINÉTIQUE	RÉFÉRENCES	MOYENNE TEST INITIAL (T0)	différence T0/référence	MOYENNE TEST 5 SEM. (T5)	différence T5/référence	MOYENNE TEST à 6 mois (T6M)	différence T6M/référence	différence T5/T6M
FEMMES (71)									
	LENT	**350 (+/-56)**	**211 (+/-61)**	***	**284 (+/-80)**	***	**276 (+/-82)**	***	**NS**
	RAPIDE	**429 (+/-78)**	**205 (+/-120)**	***	**349 (+/-123)**	***	**327 (+/-126)**	***	*
HOMMES (110)									
	LENT	**443 (+/-69)**	**279 (+/-71)**	***	**362 (+/-85)**	***	**359 (+/-90)**	***	**NS**
	RAPIDE	**604 (+/-87)**	**295(+/-130)**	***	**461 (+/-144)**	***	**433 (+/-133)**	***	*

Paramètres retenus :

- mouvement isocinétique lent: ratio (%) du moment de force maximal (N.m) sur le poids du corps (Kg).
- mouvement isocinétique rapide: ratio (%) de la puissance maximale (W) sur le poids du corps (Kg).

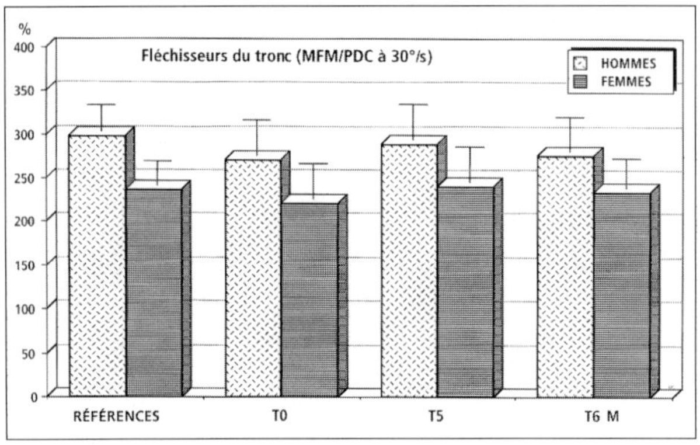

FIGURE 63 : ÉVALUATION ISOCINÉTIQUE À 30°/S EN FLEXION LOMBO-PELVIENNE EN POSITION DEBOUT. RÉSULTATS À T0, T5 ET T6M VIS-À-VIS DES RÉFÉRENCES. PARAMÈTRE ÉTUDIÉ : MOMENT DE FORCE MAXIMUM RAPPORTÉ AU POIDS DU CORPS.

ment isocinétique identiques à celles obtenues à la sortie du programme. Les hommes, quant à eux, conservent un écart toutefois minime, avec des ratios valeurs des lombalgiques/valeurs des sujets sains de 92 % à vitesse lente et de 85 % à vitesse rapide.

Les muscles rotateurs du tronc (Fig. 65 & 66 - Tab. XXXVI)

Les performances des muscles rotateurs, à ce stade, sont statistiquement du même niveau que celles obtenues en fin de programme, voire même sensiblement supérieures à VL chez les femmes, révélant une grande stabilité à près de 90 % des références.

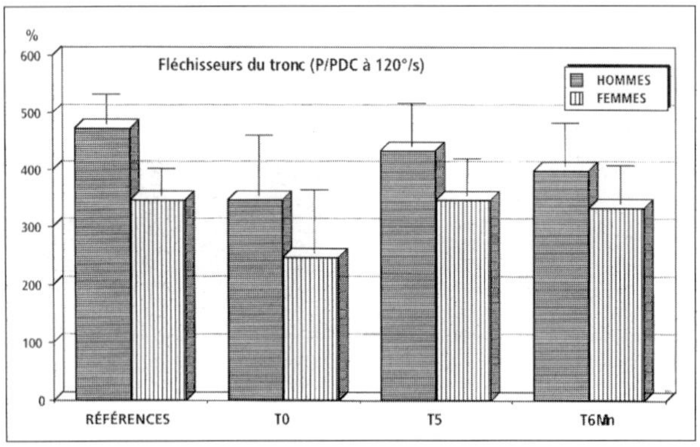

FIGURE 64 : ÉVALUATION ISOCINÉTIQUE À 120°/S EN FLEXION LOMBO-PELVIENNE EN POSITION DEBOUT. RÉSULTATS À T0, T5 ET T6M VIS-À-VIS DES RÉFÉRENCES. PARAMÈTRE ÉTUDIÉ : PUISSANCE RAPPORTÉE AU POIDS DU CORPS.

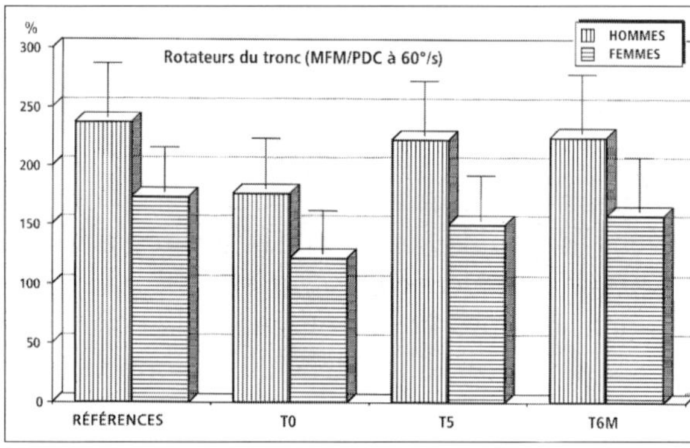

FIGURE 65 : ÉVALUATION ISOCINÉTIQUE À 60°/S EN ROTATION DU TRONC EN POSITION ASSISE. RÉSULTATS À T0, T5 ET T6M VIS-À-VIS DES RÉFÉRENCES. PARAMÈTRE ÉTUDIÉ : MOMENT DE FORCE MAXIMUM RAPPORTÉ AU POIDS DU CORPS.

TABLEAU XXXV : TESTS ISOCINÉTIQUES À 30°/S ET 120°/S DES FLÉCHISSEURS LOMBO-PELVIENS EN POSITION DEBOUT. RÉSULTATS ET STATISTIQUES DES ÉVALUATIONS À T0, T5 ET T6M VIS-À-VIS DES RÉFÉRENCES.

Fléchisseurs du tronc

POPULATION SUIVIE	MOUVEMENT ISOCINÉTIQUE	RÉFÉRENCES	MOYENNE TEST INITIAL (T0)	différence T0/référence	MOYENNE TEST 5 SEM. (T5)	différence T5/référence	MOYENNE TEST à 6 mois (T6M)	différence T6M/référence	différence T6M/T5
FEMMES (71)									
	LENT	237 (+/-27)	222 (+/-40)	**	241 (+/-40)	NS	234 (+/-35)	NS	NS
	RAPIDE	347 (+/-48)	248 (+/-110)	***	347 (+/-66)	NS	334 (+/-67)	NS	NS
HOMMES (110)									
	LENT	299 (+/- 29)	271 (+/-40)	***	289 (+/-41)	*	276 (+/-39)	***	***
	RAPIDE	472 (+/-54)	348 (+/-106)	***	434 (+/-76)	***	399 (+/-76)	***	***

Paramètres retenus :

- mouvement isocinétique lent : ratio (%) du moment de force maximal (N.m) sur le poids du corps (Kg).
- mouvement isocinétique rapide : ratio (%) de la puissance maximale (W) sur le poids du corps (Kg).

TABLEAU XXXVI : TESTS ISOCINÉTIQUES À 60°/S ET 150°/S DES ROTATEURS DU TRONC EN POSITION ASSISE. RÉSULTATS ET STATISTIQUES DES ÉVALUATIONS À T0, T5 ET T6M VIS-À-VIS DES NORMES.

Rotateurs du tronc.

POPULATION SUIVIE	MOUVEMENT ISOCINÉTIQUE	RÉFÉRENCES	MOYENNE TEST INITIAL (T0)	différence T0/référence	MOYENNE TEST 5 SEM. (T5)	différence T5/référence	MOYENNE TEST 6 mois (T6M)	différence T6M/référence	différence T6M/T5
FEMMES (71)									
	LENT	174 (+/-38)	122 (+/-36)	***	150 (+/-39)	***	158 (+/-46)	**	T6M>T5 *
	RAPIDE	254 (+/-31)	170 (+/-12)	***	228 (+/-54)	***	220 (+/-57)	***	NS
HOMMES (111)									
	LENT	237 (+/-46)	177 (+/-43)	***	223 (+/-46)	**	225 (+/-50)	*	NS
	RAPIDE	367 (+/-46)	257 (+/-73)	***	333 (+/-74)	***	323 (+/-67)	***	NS

Paramètres retenus :
- mouvement isocinétique lent : ratio (%) du moment de force maximal (N.m) sur le poids du corps (Kg).
- mouvement isocinétique rapide : ratio (%) de la puissance maximale (W) sur le poids du corps (Kg).

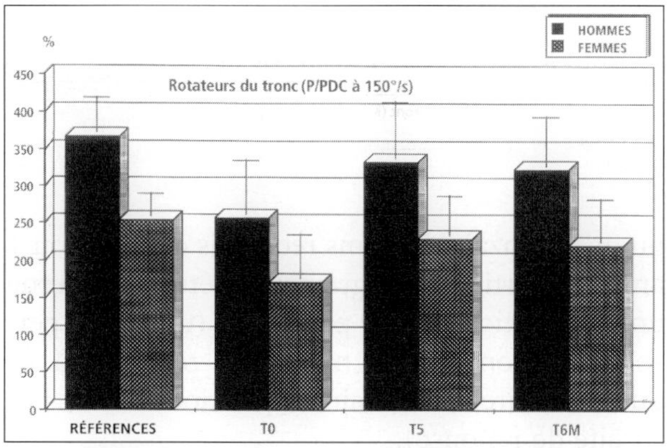

FIGURE 66 : ÉVALUATION ISOCINÉTIQUE À 150°/S EN ROTATION DU TRONC EN POSITION ASSISE. RÉSULTATS À T0, T5 ET T6M VIS-À-VIS DES RÉFÉRENCES. PARAMÈTRE ÉTUDIÉ : PUISSANCE RAPPORTÉE AU POIDS DU CORPS.

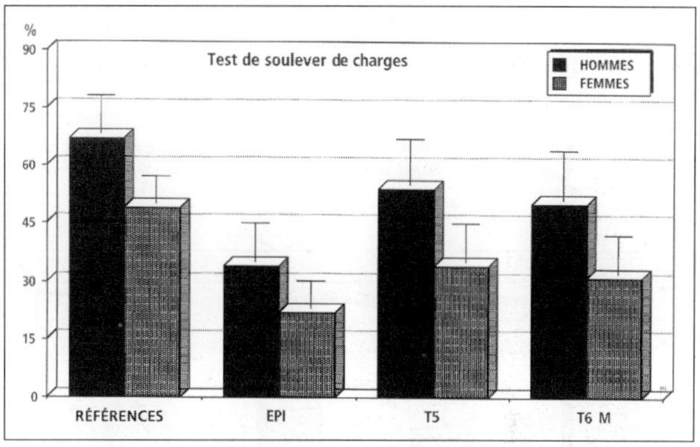

FIGURE 67 : TEST DE SOULEVER DE CHARGES (TSC). RÉSULTATS À L'ÉVALUATION PHYSIQUE D'INCLUSION, À T5 ET T6M VIS-À-VIS DES RÉFÉRENCES. PARAMÈTRE ÉTUDIÉ : CHARGE TOTALE ADDITIONNELLE RAPPORTÉE AU POIDS DU CORPS.

Les performances musculaires fonctionnelles

Test de soulever de charges (Fig. 67 - Tab. XXXVII)

À T0, les ratios valeurs des lombalgiques/ valeurs des sujets sains sont de 50 %. À T5, ces ratios sont de 80 % chez les hommes et de 70 % chez les femmes. Ces valeurs accusent une très légère baisse à 6 mois, respectivement de 4 points (soit une valeur de 50 % de charge rapportée au poids du corps) chez les hommes et de 3 points (soit une valeur de 31 %) chez les femmes.

Les valeurs retrouvées à T5 sont considérées comme acceptables vis-à-vis des références du test PILE (50 % pour les hommes et 35 % pour les femmes).

Test isocinétique de simulation de soulever de charges (Fig. 68 - Tab. XXXVIII)

On constate chez les femmes comme chez les hommes, une baisse faible (respectivement de 9 % et 3 %) mais significative des performances par rapport au test de sortie de programme.

TABLEAU XXXVII : TESTS DE SOULEVER DE CHARGES (TSC). RÉSULTATS ET STATISTIQUES DES ÉVALUATIONS À L'INCLUSION, T5 ET T6M VIS-À-VIS DES NORMES.

Port de charge (TSC)

	CHARGE UNITAIRE	RÉFÉRENCES	MOYENNE TEST EPI	différence EPI/référence	MOYENNE TEST 5 SEM. (T5)	différence T5/référence	MOYENNE TEST 6 mois T6m	différence T6/référence	différence T6M/T5
FEMMES (77)	**2,5 Kg**	**49 (+/-7)**	**22 (+/-7)**	***	**34 (+/-10)**	***	**31 (+/-10)**	***	**
HOMMES (158)	**5 Kg**	**67 (+/-10)**	**34 (+/-10)**	***	**53 (+/-12)**	***	**50 (+/-13)**	***	**

Paramètre : ratio (%) de la charge maximale mobilisable (Kg), selon le protocole de test, sur le poids de corps (Kg).

TABLEAU XXXVIII : TESTS DE SIMULATION ISOCINÉTIQUE DE SOULEVER DE CHARGES À 90 CM/S. RÉSULTATS ET STATISTIQUES DES ÉVALUATIONS À T0 (3E SEMAINE DU PROGRAMME), T5 ET T6M VIS-À-VIS DES NORMES.

Lever isocinétique (Liftask).

POPULATION SUIVIE	MOUVEMENT ISOCINÉTIQUE	RÉFÉRENCES	MOYENNE TEST INITIAL (T0)	différence T0/référence	MOYENNE TEST 5 SEM. (T5)	différence T5/référence	MOYENNE TEST 6 mois (T6M)	différence T6M/référence	différence T6M/T5
FEMMES (71)	RAPIDE	**179 (+/-38)**	**129 (+/-48)**	***	**161 (+/-50)**	**	**147 (+/-42)**	***	***
HOMMES (105)	RAPIDE	**258 (+/-46)**	**201 (+/-47)**	***	**230 (+/-46)**	***	**223 (+/-48)**	***	*

Paramètres retenus :
- mouvement isocinétique lent : ratio (%) du moment de force maximal (N.m) sur le poids du corps (Kg).
- mouvement isocinétique rapide : ratio (%) de la puissance maximale (W) sur le poids du corps (Kg).

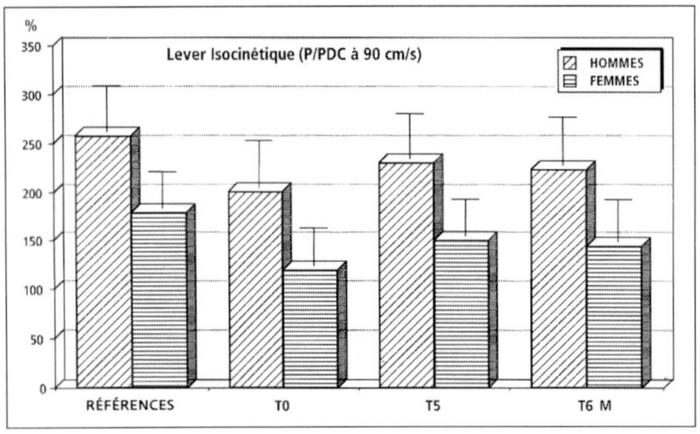

FIGURE 68 : ÉVALUATION EN SIMULATION ISOCINÉTIQUE DE SOULEVER DE CHARGES À LA VITESSE DE 90 CM/S. RÉSULTATS À T0 (3E SEMAINE DU PROGRAMME), À T5 ET T6M VIS-À-VIS DES RÉFÉRENCES. PARAMÈTRE ÉTUDIÉ : PUISSANCE RAPPORTÉE AU POIDS DU CORPS.

Questionnaire de qualité de vie – La douleur

Le questionnaire, proposé aux patients lors de leur passage en reconvocation (Tab. XXXIX), porte sur la douleur, la symptomatologie fonctionnelle, le comportement médical, les vécus familial, physique et professionnel dans les mois qui ont suivi leur rééducation. Nous avons retenu une quinzaine d'items recueillis à 6 mois ou 1 an de la sortie du programme. L'étude concerne une population de 120 personnes (toutes les personnes reconvoquées n'ont pas répondu à ce questionnaire, et certaines questions n'ont pas suscité de réponse).

La répartition des cotations sur l'échelle visuelle analogique présente une forte similitude avec celle que nous avons observée à T5 (Fig. 69). Près de la moitié de ces personnes situe

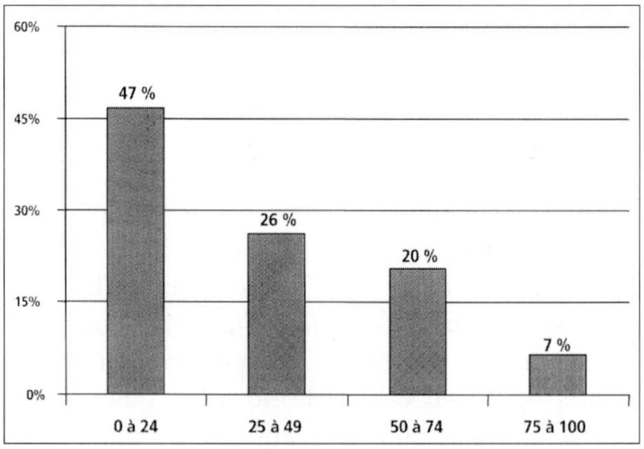

FIGURE 69 : ÉCHELLE VISUELLE ANALOGIQUE DE LA DOULEUR. RÉSULTATS À T6M.

TABLEAU XXXIX : RÉSULTATS DU QUESTIONNAIRE DE QUALITÉ DE VIE PROPOSÉ À 6 MOIS DE LA SORTIE DU PROGRAMME.

Symptomatologie fonctionnelle			
	mieux	**moins bien**	**pareil**
- Après le programme de rééducation du dos, vous sentez-vous : mieux, moins bien ou pareil?	**85%**	**2%**	**12%**
Traitement et consommation médicale	**OUI**	**NON**	*
- Avez-vous diminué votre consommation de médicaments?	**88%**	**12%**	-
- Voyez-vous régulièrement votre médecin traitant pour le problème de dos?	**30%**	**70%**	-
Intérêt socio-familial :			
- Depuis ma rééducation, l'ambiance familiale est meilleure.	**70%**	**2%**	**28%**
Loisirs			
- Je pratique une activité physique de loisir depuis mon séjour au centre de rééducation l'Espoir.	**62%**	**29%**	**9%**
- Aujourd'hui, je peux à nouveau pratiquer des hobbies (réduits ou arrêtés à cause de mon dos), je peux jouer avec mes enfants, bricoler, jardiner, sans avoir peur de me faire mal.	**74%**	**16%**	**10%**
- Je peux formuler des projets à long terme sans que le dos soit un barrage.	**55%**	**30%**	**15%**
Bien-être			
- J'ai le sentiment de mieux me connaître.	**60%**	**15%**	**25%**
- Je profite mieux et plus de la vie.	**68%**	**14%**	**18%**
- J'ai plus confiance en moi.	**69%**	**10%**	**21%**
- Mes efforts physiques ne sont plus perturbés par la douleur.	**57%**	**25%**	**18%**
- Je n'ai plus peur de la douleur car j'ai appris à la gérer.	**74%**	**15%**	**11%**
Sur le plan professionnel			
- Aujourd'hui, je supporte mieux mon environnement professionnel.	**57%**	**14%**	**29%**
- Un long trajet en véhicule motorisé, que ce soit pour le travail ou non, est aujourd'hui mieux toléré.	**60%**	**26%**	**14%**

(* : concernant la question, pas d'influence ou de restriction initiale liée à la lombalgie chronique)

le curseur dans le premier quart. On note par ailleurs la modification de l'impact de cette douleur, si présente soit-elle, sur l'activité quotidienne. Mieux gérée, elle n'est plus perçue en tant qu'obstacle.

En résumé

Sur le plan de la flexibilité, la distance doigts-sol affiche une valeur moyenne inférieure ou égale à zéro. Les mesures d'inclinométrie globale et pelvienne des deux populations (hommes et femmes) rejoignent les valeurs de référence, alors que les valeurs lombaires baissent sensiblement chez les femmes et restent stables chez les hommes.

Concernant les tests isocinétiques des muscles extenseurs, fléchisseurs et rotateurs, on constate une forte tendance à la stabilité entre T6M et T5 (extenseurs à VL, fléchisseurs à VL et VR chez les femmes, rotateurs à VL et VR). Les autres paramètres s'écartent tout au plus de 15 % des références.

Les tests fonctionnels (Liftask et TSC) ne font apparaître qu'une baisse discrète, inférieure à 10 %.

Cette stabilité des évaluations physiques à 6 mois du programme trouve son application dans les bons résultats de l'analyse du questionnaire de qualité de vie dans lequel on constate une amélioration très nette du bien-être et du potentiel pour environ 2/3 de ces personnes.

BILAN À 2 ANS DU PROGRAMME

Les résultats des évaluations à T2A concernent une population de sujets suivis longitudinalement et étudiés sur le plan statistique par des comparaisons appariées.

La flexibilité

Inclinométrie (Fig. 70 - Tab. XXXX & XXXXI)

À T2A, les deux populations présentent en moyenne des valeurs en recul par rapport à T5 mais statistiquement non différentes des valeurs contrôles.

Seul l'indice de flexion lombaire chez les lombalgiques hommes est statistiquement différent de la référence. Cet indice, dans les deux populations, reste stable et identique à celui du test T5.

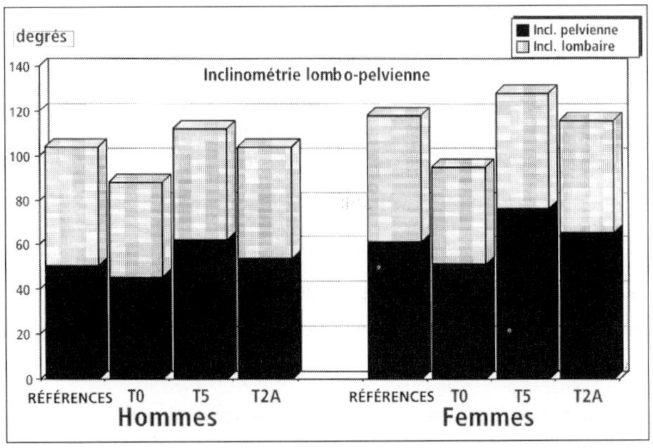

FIGURE 70 : INCLINOMÉTRIE LOMBO-PELVIENNE EN FLEXION. RÉSULTATS À T0, T5 ET T2A VIS-À-VIS DES RÉFÉRENCES.

Distance doigts-sol (Fig. 71 - Tab. XXXXII)

Pour la population masculine reconvoquée à 2 ans, la moyenne de la distance doigts-sol est de 0 avec une diminution de 5 cm par rapport au test T5.

TABLEAU XXXX : INCLINOMÉTRIE LOMBO-PELVIENNE EN FLEXION (POPULATION FÉMININE). RÉSULTATS ET STATISTIQUES DES ÉVALUATIONS À T0, T5 ET T2A VIS-À-VIS DES RÉFÉRENCES.

Inclinométrie lombo-pelvienne.
POPULATION FÉMININE (N=16)

SECTEUR MESURÉ	RÉFÉRENCES	MOYENNE TEST INITIAL (T0)	MOYENNE TEST 5 SEM. (T5)	différence T5/T0	MOYENNE TEST 2 ans (T2A)	différence T2A/référence
LOMBO-PELVIEN	**119 (+/-13)**	**92 (+/-19)**	**127 (+/-12)**	**	**116 (+/-15)**	**NS**
PELVIEN (HANCHES)	**61 (+/-14)**	**50 (+/-19)**	**74 (+/-14)**	**	**65 (+/-12)**	**NS**
LOMBAIRE	**57 (+/-11)**	**42 (+/-17)**	**52 (+/-15)**	**	**51 (+/-12)**	**NS**

Paramètre : antéflexion en position debout - mesure en degrés.

TABLEAU XXXXI : INCLINOMÉTRIE LOMBO-PELVIENNE EN FLEXION (POPULATION MASCULINE). RÉSULTATS ET STATISTIQUES DES ÉVALUATIONS À T0, T5 ET T2A VIS-À-VIS DES RÉFÉRENCES.

Inclinométrie lombo-pelvienne.
POPULATION MASCULINE (N=42)

SECTEUR MESURÉ	RÉFÉRENCES	MOYENNE TEST INITIAL (T0)	MOYENNE TEST 5 SEM. (T5)	différence T5/T0	MOYENNE TEST 2 ans (T2A)	différence T2A/référence	différence T2A/T5
LOMBO-PELVIEN	**104 (+/-13)**	**88 (+/-23)**	**112 (+/-17)**	***	**104 (+/-17)**	**NS**	**
PELVIEN (HANCHES)	**50 (+/-14)**	**45 (+/-17)**	**62 (+/-14)**	***	**54 (+/-15)**	**NS**	**
LOMBAIRE	**54 (+/-10)**	**43 (+/-14)**	**50 (+/-12)**	***	**50 (+/-10)**	*	**NS**

Paramètre : antéflexion en position debout - mesure en degrés.

TABLEAU XXXXII : TESTS DE DISTANCE DOIGTS-SOL. RÉSULTATS ET STATISTIQUES DES ÉVALUATIONS À T0, T5 ET T2A.

Distance doigts/sol.

	MOYENNE TEST INITIAL (T0)	MOYENNE TEST 5 SEM. (T5)	différence T5/T0	MOYENNE TEST 2 ans (T2A)	différence T2A/T5
HOMMES (42)	**14,8 (+/-12,2)**	**-5,1 (+/-7,2)**	***	**-0,1 (+/-10,6)**	***
FEMMES (17)	**11,9 (+/-15,6)**	**-8,6 (+/-6,5)**	***	**-5,1 (+/-7,2)**	**NS**

Paramètre : mesure centimétrique en position debout.
N.B. : la valeur zéro est considérée comme étant le seuil à atteindre.

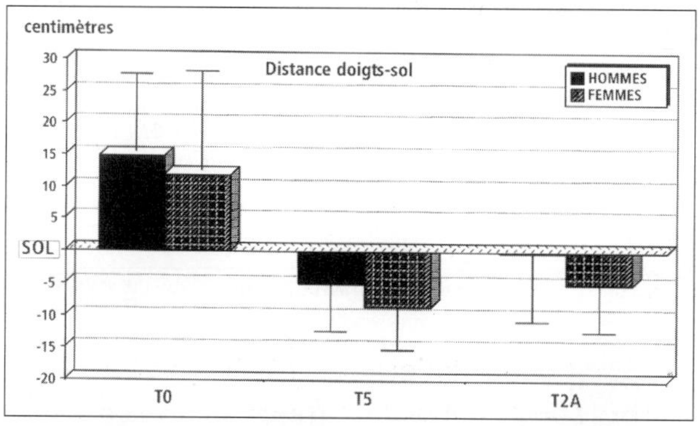

FIGURE 71 : TEST DE DISTANCE DOIGTS-SOL. RÉSULTATS À T0, T5 ET T2A.

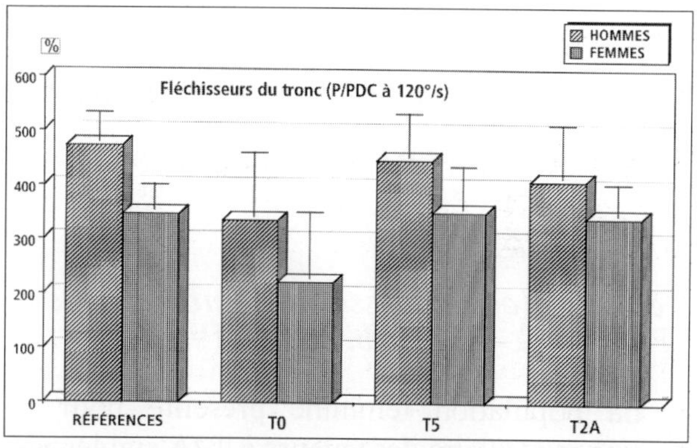

FIGURE 72 : ÉVALUATION ISOCINÉTIQUE À 30°/S EN EXTENSION LOMBO-PELVIENNE EN POSITION DEBOUT. RÉSULTATS À T0, T5 ET T2A VIS-À-VIS DES RÉFÉRENCES. PARAMÈTRE ÉTUDIÉ : MOMENT DE FORCE MAXIMUM RAPPORTÉ AU POIDS DU CORPS.

La population féminine conserve des résultats statistiquement non différents de ceux retrouvés à T5.

Évaluations musculaires isocinétiques analytiques

Les muscles extenseurs lombo-pelviens (Fig. 72 & 73 - Tab. XXXXIII)

Les résultats à 2 ans sont semblables à ceux obtenus à T5, sauf pour les évaluations à vitesse lente chez les hommes où l'on constate une baisse de 8 %.

Les résultats chez les femmes sont statistiquement non différents des valeurs normatives.

TABLEAU XXXXIII : TESTS ISOCINÉTIQUES À 30°/S ET 120°/S DES EXTENSEURS LOMBO-PELVIENS EN POSITION DEBOUT. RÉSULTATS ET STATISTIQUES DES ÉVALUATIONS À T0, T5 ET T2A VIS-À-VIS DES RÉFÉRENCES.

Extenseurs du tronc.

POPULATION SUIVIE	MOUVEMENT ISOCINÉTIQUE	RÉFÉRENCES	MOYENNE TEST INITIAL (T0)	MOYENNE TEST 5 SEM. (T5)	différence T0/T5	MOYENNE TEST 2 ans (T2A)	différence T 2A/référence	différence T2A/T5
FEMMES (18)								
LENT	350 (+/-56)	208 (+/-63)	295 (+/-87)	**	298 (+/-90)	*	NS	
	RAPIDE	429 (+/-78)	201 (+/-130)	401 (+/-130)	***	366 (+/-142)	NS	NS
HOMMES (42)								
LENT	443 (+/-69)	275 (+/-86)	373 (+/-108)	***	354 (+/-99)	***	NS	
	RAPIDE	604 (+/-87)	273 (+/-137)	466 (+/-151)	***	427 (+/-165)	***	*

Paramètres retenus:

- mouvement isocinétique lent : ratio (%) du moment de force maximal (N.m) sur le poids du corps (Kg).
- mouvement isocinétique rapide : ratio (%) de la puissance maximale (W) sur le poids du corps (Kg).

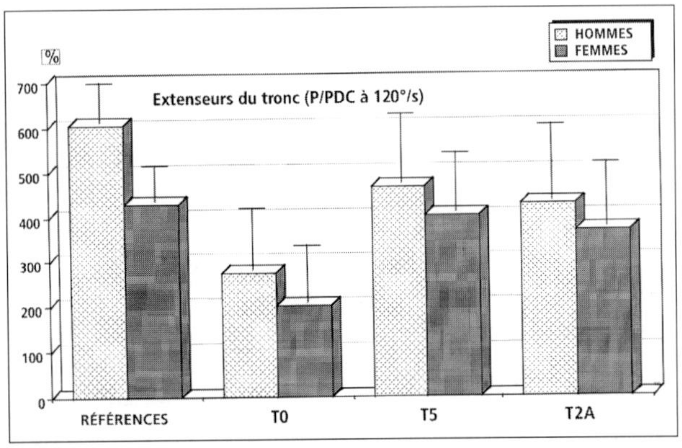

Figure 73 : Évaluation isocinétique à 120°/s en extension lombo-pelvienne en position debout. Résultats à T0, T5 et T2A vis-à-vis des références. Paramètre étudié : Puissance rapportée au Poids Du Corps.

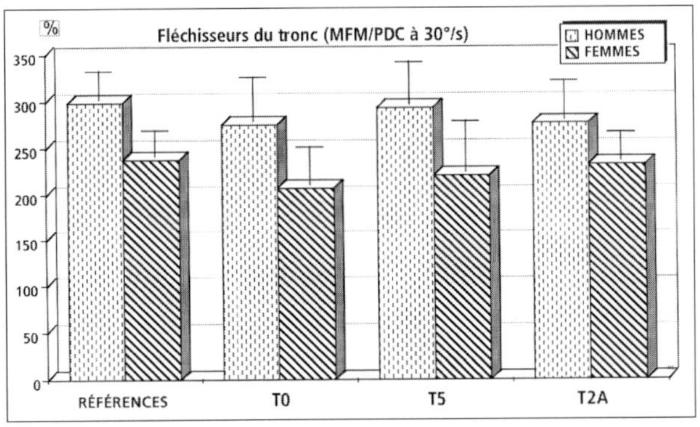

Figure 74 : Évaluation isocinétique à 30°/s en flexion lombo-pelvienne en position debout. Résultats à T0, T5 et T2A vis-à-vis des références. Paramètre étudié : Moment de Force Maximum rapporté au Poids Du Corps.

Les muscles fléchisseurs lombo-pelviens (Fig. 74 & 75 - Tab. XXXXIV)

La population féminine présente pour ce groupe musculaire des valeurs à T2A stables vis-à-vis des valeurs de T5 et identiques au groupe contrôle.

Les hommes présentent à VL des valeurs identiques à celles de T0 et légèrement plus faibles (moins de 10 %) que celles des normes. À VR, ces valeurs baissent de façon significative. Elles sont inférieures aux normes de 15 % mais ont toutefois progressé de 22 % par rapport au test initial.

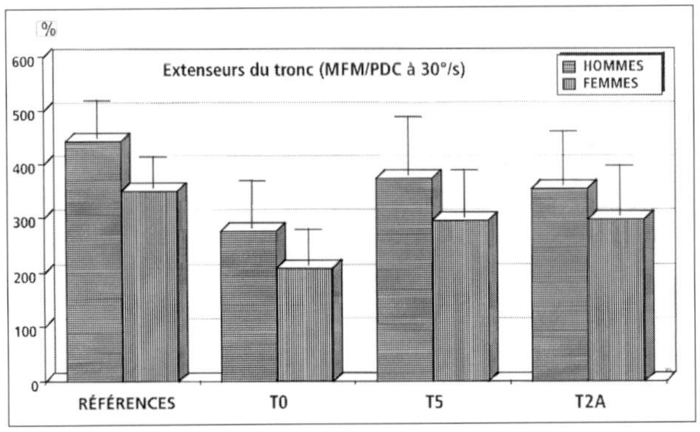

Figure 75 : Évaluation isocinétique à 120°/s en flexion lombo-pelvienne en position debout. Résultats à T0, T5 et T2A vis-à-vis des références. Paramètre étudié : Puissance rapportée au Poids Du Corps.

Tableau XXXXIV : Tests isocinétiques à 30°/s et 120°/s des fléchisseurs lombo-pelviens en position debout. Résultats et statistiques des évaluations à T0, T5 et T2A vis-à-vis des références.

Fléchisseurs du tronc.

POPULATION SUIVIE	MOUVEMENT ISOCINÉTIQUE	RÉFÉRENCES	MOYENNE TEST INITIAL (T0)	MOYENNE TEST 5 SEM. (T5)	différence T0/T5	MOYENNE TEST 2 ANS (T2A)	différence T2A/référence	différence T2A/T5
FEMMES (17)								
	LENT	**237 (+/-27)**	**206 (+/-40)**	**220 (+/-54)**	*	**231 (+/-30)**	**NS**	**NS**
	RAPIDE	**347 (+/-48)**	**220 (+/-123)**	**351 (+/-78)**	***	**342 (+/-56)**	**NS**	**NS**
HOMMES (42)								
	LENT	**299 (+/-29)**	**275 (+/-46)**	**293 (+/-45)**	**	**276 (+/-41)**	**	*
	RAPIDE	**472 (+/-54)**	**337 (+/-116)**	**447 (+/-78)**	***	**410 (+/-97)**	***	**

Paramètres retenus :

- mouvement isocinétique lent : ratio (%) du moment de force maximal (N.m) sur le poids du corps (Kg).
- mouvement isocinétique rapide : ratio (%) de la puissance maximale (W) sur le poids du corps (Kg).

Les muscles rotateurs du tronc (Fig. 76 & 77 - Tab. XXXXV)

Tous les résultats sont, à 2 ans du programme, statistiquement équivalents à ceux retrouvés à T5. Pour la population féminine, ils restent similaires aux valeurs normatives.

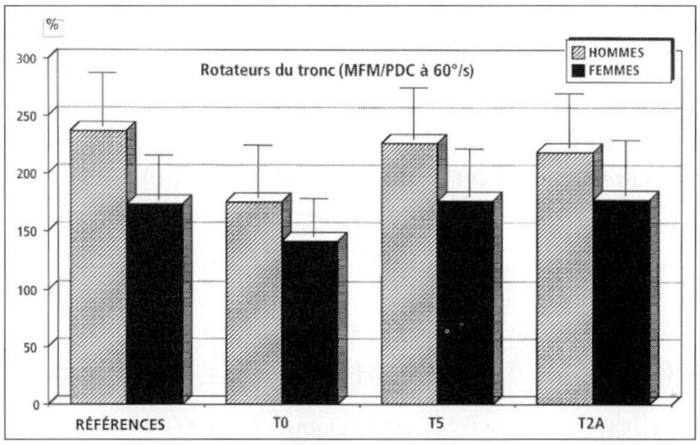

FIGURE 76 : ÉVALUATION ISOCINÉTIQUE À 60°/S EN ROTATION DU TRONC EN POSITION ASSISE. RÉSULTATS À T0, T5 ET T2A VIS-À-VIS DES RÉFÉRENCES. PARAMÈTRE ÉTUDIÉ : MOMENT DE FORCE MAXIMUM RAPPORTÉ AU POIDS DU CORPS.

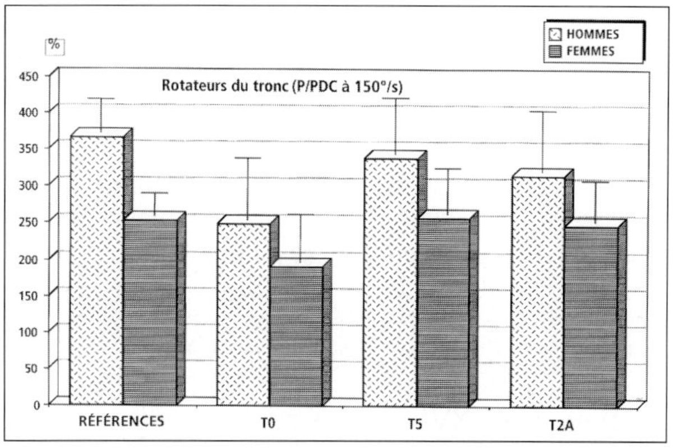

FIGURE 77 : ÉVALUATION ISOCINÉTIQUE À 150°/S EN ROTATION DU TRONC EN POSITION ASSISE. RÉSULTATS À T0, T5 ET T2A VIS-À-VIS DES RÉFÉRENCES. PARAMÈTRE ÉTUDIÉ : PUISSANCE RAPPORTÉE AU POIDS DU CORPS.

Les performances musculaires fonctionnelles

Test de soulever de charges (Fig. 78 - Tab. XXXXVI)

Les résultats des tests de soulever de charges sont à 2 ans similaires à ceux enregistrés à T5.

Test isocinétique de simulation de soulever de charges (Fig. 79 - Tab. XXXXVII)

Les tests de lever isocinétiques mettent en évidence des capacités stables à 2 ans vis-à-vis des enregistrements réalisés en fin de programme.

Étude socioprofessionnelle

Nous avons, entre avril 1993 et juin 1995, et sur reconvocation à 6 mois, 1 et 2 ans, réalisé un suivi longitudinal de la situation professionnelle de 55 hommes et 22 femmes ayant bénéficié du programme RFR.®

TABLEAU XXXXV : TESTS ISOCINÉTIQUES À 60°/S ET 150°/S DES ROTATEURS DU TRONC EN POSITION ASSISE. RÉSULTATS ET STATISTIQUES DES ÉVALUATIONS À T0, T5 ET T2A VIS-À-VIS DES RÉFÉRENCES.

Rotateurs du tronc.

POPULATION SUIVIE	MOUVEMENT ISOCINÉTIQUE	RÉFÉRENCES	MOYENNE TEST INITIAL (T0)	MOYENNE TEST 5 SEM. (T5)	différence T5/T0	MOYENNE TEST 2 ans (T2A)	différence T2A/référence	différence T2A/T5
FEMMES (17)								
	LENT	174 (+/-38)	142 (+/-33)	177 (+/-41)	**	178 (+/-48)	NS	NS
	RAPIDE	254 (+/-31)	190 (+/-69)	258 (+/-62)	**	248 (+/-55)	NS	NS
HOMMES (41)								
	LENT	237 (+/-46)	176 (+/-45)	227 (+/-44)	***	219 (+/-47)	*	NS
	RAPIDE	367 (+/-46)	249 (+/-84)	339 (+/-80)	***	316 (+/-85)	***	NS

Paramètres retenus :

- mouvement isocinétique lent : ratio (%) du moment de force maximal (N.m) sur le poids du corps (Kg).
- mouvement isocinétique rapide : ratio (%) de la puissance maximale (W) sur le poids du corps (Kg).

TABLEAU XXXXVI : TESTS DE SOULEVER DE CHARGES (TSC). RÉSULTATS ET STATISTIQUES DES ÉVALUATIONS À L'INCLUSION, T5 ET T2A VIS-À-VIS DES RÉFÉRENCES.

Port de charge (TSC).

	CHARGE UNITAIRE	RÉFÉRENCES	MOYENNE TEST EPI	MOYENNE TEST 5 SEM. (T5)	différence EPI/T5	MOYENNE TEST 2 ans (T2A)	différence T2A/référence	différence T2A/T5
HOMMES (24)	**5 Kg**	**67 (+/-10)**	**35 (+/-10)**	**51 (+/-10)**	***	**49 (+/-13)**	***	**NS**
FEMMES(7)	**2,5 Kg**	**49 (+/-7)**	**23 (+/-6)**	**41 (+/-9)**	*	**40 (+/-7)**	***	**NS**

Paramètre : ratio (%) de la charge maximale mobilisable (Kg), selon le protocole de test, sur le poids de corps (Kg).

TABLEAU XXXXVII : TESTS DE SIMULATION ISOCINÉTIQUE DE SOULEVER DE CHARGES À 90 CM/S. RÉSULTATS ET STATISTIQUES DES ÉVALUATIONS À T0 (3E SEMAINE DU PROGRAMME), T5 ET T2A VIS-À-VIS DES RÉFÉRENCES.

Lever de charge isocinétique (Liftask).

POPULATION SUIVIE	MOUVEMENT ISOCINÉTIQUE	RÉFÉRENCES	MOYENNE TEST INITIAL (T0)	MOYENNE TEST 5 SEM. (T5)	différence T5/T0	MOYENNE TEST 2 ans (T2A)	différence T2A/référence	différence T2A/T5
FEMMES (15)	RAPIDE	**179 (+/-38)**	**111 (+/-44)**	**154 (+/-35)**	**	**148 (+/-38)**	*	**NS**
HOMMES (40)	RAPIDE	**258 (+/-46)**	**194 (+/-56)**	**229 (+/-54)**	***	**227 (+/-60)**	**	**NS**

Paramètres retenus : mouvement isocinétique rapide : ratio (%) de la puissance maximale (W) sur le poids du corps (Livres).

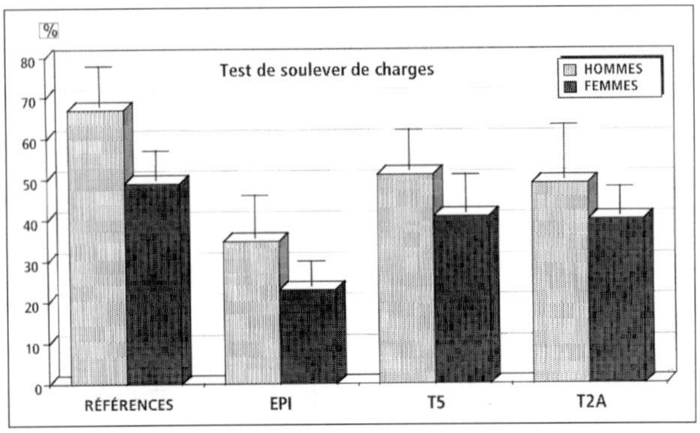

FIGURE 78 : TEST DE SOULEVER DE CHARGES (TSC). RÉSULTATS À L'ÉVALUATION PHYSIQUE D'INCLUSION, À T5 ET T2A VIS-À-VIS DES RÉFÉRENCES. PARAMÈTRE ÉTUDIÉ : CHARGE TOTALE ADDITIONNELLE RAPPORTÉE AU POIDS DU CORPS.

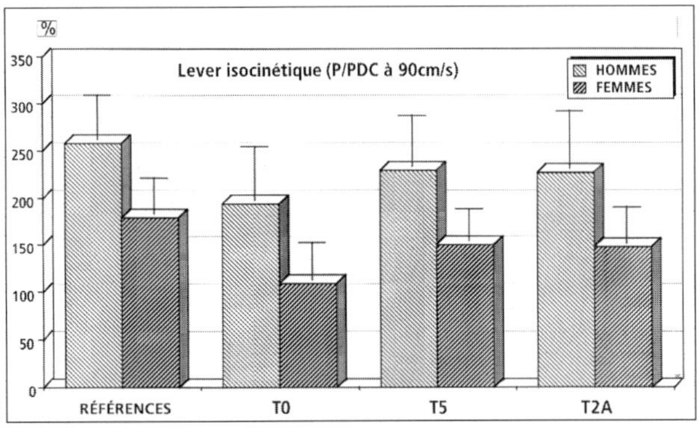

FIGURE 79 : ÉVALUATION EN SIMULATION ISOCINÉTIQUE DE SOULEVER DE CHARGES À LA VITESSE DE 90 CM/S : RÉSULTATS À T0 (3E SEMAINE DU PROGRAMME), À T5 ET T2A VIS-À-VIS DES RÉFÉRENCES. PARAMÈTRE ÉTUDIÉ : PUISSANCE RAPPORTÉE AU POIDS DU CORPS.

Avant l'entrée dans le programme, les périodes d'arrêts maladie des patients étaient variables en durée. Les hommes avaient pour la plupart un arrêt maladie situé entre 3 et 18 mois et les femmes entre 3 et 12 mois, avec, pour ces dernières, davantage d'arrêts de travail itératifs.

On constate une inégalité dans la reprise de l'activité professionnelle et son maintien à distance. Sur l'ensemble de cette population et à 6 mois, 83 % des patients ont repris leur travail. À 1 an, le poste de travail est maintenu dans 81 % des cas chez les hommes et dans 80 % des cas chez les femmes. À 2 ans, le pourcentage est de 79 % chez les hommes et de 68 % chez les femmes. Les contrats de travail plus précaires pouraient être un des facteurs de diminution du pourcentage de maintien au travail chez les femmes.

Afin de préciser les résultats socioprofessionnels sur 2 ans de recul, nous avons réalisé en mai 1999 une enquête téléphonique. Nous avons inclus dans l'étude tous les patients inclus dans le programme sur l'ensemble de l'année 1996. La population de 57 personnes comprend 35 hommes et 22 femmes.

Nous avons obtenu :

- 46 réponses téléphoniques,
- 4 questionnaires écrits nous ont été retournés sur 11 envoyés.

Lors de ces entretiens, les questions posées étaient les suivantes :

- exercez-vous une activité professionnelle ?
- si non, est-ce à cause de votre dos ?
- si oui, avez-vous connu un changement de poste ?
- travaillez-vous à temps plein ?
- avez-vous la reconnaissance « travailleur handicapé » ?
- connaissez-vous de nouveau des arrêts de travail à cause de votre dos ?

Afin d'être le plus objectif possible, les réponses ont été classées ainsi :

- échec au programme : non reprise du travail, dos toujours symptomatique,
- demi-succès : reprise du travail, dos douloureux, arrêt de travail,
- succès avec modification de poste : personne asymptomatique mais avec aménagement du poste de travail,
- en attente de poste : personne sans travail mais apte à l'emploi car non douloureuse,
- succès plein : reprise du travail sans aménagement et asymptomatique.

Avant le programme, 55 personnes avaient un statut au travail, la moyenne des arrêts maladie était de 7,5 mois et 23,6 % des personnes avaient des arrêts de travail itératifs.

À 2 ans, 7 personnes (12,7 %) sont perdues de vue avec impossibilité de les joindre au téléphone ou par écrit. Pour 6 patients (10,9 %), le programme est un échec : ils sont symptomatiques et dans l'impossibilité de reprendre leur poste de travail même avec aménagement (3 sont en invalidité 2e catégorie). 4 personnes (7,2 %) sont en attente de poste. Elles sont non douloureuses mais sans emploi. Une personne vient d'obtenir son diplôme d'ingénieur et cherche du travail. Une personne était en formation mécanique automobile, terminée à la date de l'enquête, et ne trouve pas d'emploi. Une personne a repris le travail mais a vécu un licenciement économique ; à 57 ans, il ne trouve plus de travail. Une personne était aide-soignante ; elle effectue une formation dans le secrétariat. 10 demi-succès (18,81 %) sont enregistrés : ces personnes travaillent mais sont symptomatiques. On comptabilise 9 succès (16,36 %) avec modification du poste de travail. Enfin, 19 personnes (34,54 %) sont considérées comme des succès pleins : elles ont repris leur activité professionnelle sans arrêt de travail lié à la lombalgie chronique et sont complètement asymptomatiques.

Sur le plan des paramètres sociaux, l'objectif affiché étant la réinsertion professionnelle, la formation, la recherche d'emploi, nous pouvons, malgré les difficultés conjoncturelles de l'emploi connues à cette période, évoquer le succès du programme puisque 76,3 % des patients se situent sur le marché du travail à plus de 2 ans de l'issue du protocole RFR ®.

Le succès est marqué également pour nous par l'abandon du statut administratif et médical du lombalgique chronique. C'est l'arrêt de l'ensemble des dépenses liées aux coûts directs et indirects de la lombalgie qui doit également être considéré comme interrompu.

Avec le recul, les facteurs prédictifs d'un meilleur retour au travail peuvent être l'ancienneté dans l'entreprise, le savoir-faire professionnel, la satisfaction au travail, l'ancrage de la valeur du travail, le refus de la douleur, les personnes non entrées dans la chronicité des arrêts maladie.

Inversement, la recherche des bénéfices secondaires liés à la lombalgie, les arrêts de travail supérieurs à 24 mois, l'identité du handicapé, la non-satisfaction professionnelle sont à l'origine des échecs de reprise de l'activité professionnelle.

En résumé

Dans le suivi longitudinal de la population étudiée, la plupart des paramètres relevés lors des tests de reconvocation à 2 ans de distance et les résultats sont statistiquement non différents de ceux de la sortie du programme. Le maintien sur le marché du travail pour une population jeune et compte tenu des antécédents est un objectif qui doit être affiché.

La série étudiée ne constitue malgré tout qu'un peu plus du tiers de l'ensemble des personnes se trouvant effectivement à 2 ans de distance du programme.

Cette population représente-t-elle un échantillon représentatif de l'ensemble des malades ? Faut-il considérer les perdus de vue et les non-présents aux reconvocations comme des échecs ? Les résultats à T0 à T5 de cet échantillon sont comparables à ceux obtenus par l'ensemble des patients (n = 298) à ces mêmes dates. Sans pouvoir extrapoler, on peut tout juste supposer une évolution identique dans les deux cas.

CONCLUSION

Aux États-Unis et en Europe, des équipes ont depuis longtemps mis en place et structuré un programme de rééducation multidisciplinaire dans lequel toutes les facettes du symptôme lombalgie sont abordées. Quels que soient le niveau d'intervention (en fréquence, durée et intensité des séances), les ingrédients du programme (moyens techniques mis en œuvre), la constitution des équipes de soignants ou l'environnement (institution, organisation de la santé, situation économique du pays, facteurs culturels, lobbies etc.), la règle commune est d'intervenir à 180° par rapport à l'attitude habituelle : récupération physique générale au travers des douleurs et gestion des difficultés psycho-socio-professionnelles dans une dynamique de restauration *ad integrum*. Compte tenu de toutes ces spécificités et vis-à-vis d'un problème aussi complexe qu'est la lombalgie, l'interprétation des résultats des différents programmes et leur discussion sont des exercices difficiles.

La littérature anglo-saxonne est maintenant assez abondante sur les prises en charge dynamiques de restauration des lombalgiques chroniques.

Les moyens statistiques mis en œuvre permettent de révéler l'état et l'évolution des différents paramètres physiques. Pour autant, il convient de rappeler, vis-à-vis de ce groupe de patients, les facteurs de disparité suivants :

- Le syndrome de déconditionnement qu'ils présentent varie en intensité et également selon ses composantes, d'un patient à l'autre, avec prédominance tantôt de l'une, tantôt de l'autre de celles-ci.
- Un patient peut se révéler en début de programme plutôt enraidi, plutôt faible musculairement, ou plutôt inhibé sur le plan psychomoteur ; la douleur peut être tantôt omniprésente, insomniante, tantôt épisodique, présentant telle ou telle topographie, avec ou sans irritation radiculaire.
- Une part importante de ces patients a subi une, voire plusieurs interventions chirurgicales : nucléolyses, exérèses de tissu discal, arthrectomies postérieures, arthrodèses monovoire pluriétagées, etc.
- Le tabagisme, la surcharge pondérale, la médication lourde et chronique, sont autant de facteurs influant, le cas échéant, sur les performances et dont l'inconstance peut créer des clivages significatifs au sein de cet ensemble.

La population de lombalgiques que nous suivons n'est certes pas homogène.

Il n'y a pas de lombalgique type. Tout au plus pourrions-nous, dans le futur, distinguer des sous-groupes de patients de la même classe d'âge, de patients ayant un vécu chirurgical analogue, d'activité professionnelle similaire, de morphotype homogène, afin d'en tirer une analyse plus fine et plus précise encore.

En regard de cette population très disparate, nous avons posé des « valeurs de référence », valeurs recueillies auprès de personnes jeunes (moyenne d'âge inférieure à 30 ans), exemptes de toute pathologie rachidienne, issues pour beaucoup du milieu médical et d'emblée familières des outils d'évaluation, pratiquant une activité physique régulière (professionnelle et/ou sportive), testées dans des conditions optimales, ces considérations devant être prises en compte dans l'observation des résultats statistiques.

L'efficacité du programme doit être mise en évidence par un impact durable sur le lombalgique chronique à différents niveaux que sont la douleur et la capacité de l'individu à la gérer, le potentiel physique exprimable, l'état psychologique (qualité de vie, connaissance de soi), et la capacité fonctionnelle (professionnelle, domestique et de loisir).

Au même titre que divers autres protocoles dynamiques analogues [Bendix, Manniche, Burke, Mayer, Hazard, Timm], le programme de Restauration Fonctionnelle du Rachis® fait la démonstration de cet impact, qu'il serait souhaitable de conforter par des moyens statistiques supplémentaires, tels le recours à une population témoin.

L'évolution des lombalgiques chroniques au travers du programme de Restauration Fonctionnelle du Rachis®, leur degré de récupération et la liberté gestuelle retrouvée contrastent avec les mesures préventives habituelles.

Il semble bien que l'approche plus précise de la fonction lombo-pelvienne qu'apportent les notions physiopathologiques nouvelles, les évaluations et les multiples facteurs dont les facteurs psychologiques, puissent contribuer à mieux situer les efforts de prévention et enrichir ce domaine.

Frymoyer [117] distingue classiquement trois types de prévention :

- **la prévention primaire** qui intervient pour éviter l'apparition de rachialgies chez des sujets indemnes de tout antécédent vertébral ;
- **la prévention secondaire** qui s'adresse à des sujets ayant un passé de rachialgies et qui a pour objectifs de :
  - diminuer la durée des symptômes et de l'incapacité fonctionnelle occasionnée par la douleur,
  - permettre au sujet de retrouver ses totales capacités à son poste de travail,
  - prévenir l'apparition de rechutes ;
- **la prévention tertiaire** qui intéresse les sujets douloureux chroniques. Les buts de la prévention tertiaire sont de :
  - permettre la réadaptation du salarié à une activité professionnelle, aménagée ou différente de l'activité antérieure,
  - « enrayer » l'aggravation des lésions responsables de la symptomatologie.

Pour chacun d'eux (Inserm), on relève trois constantes :

- **la détection de prédisposition** à la rachialgie ou à sa récidive incluant l'évaluation de la condition physique ;
- **la formation gestes et postures** combinée à des activités gymniques et de relaxation ;
- **l'ergonomie** qui, d'après Wisner, cité par Lecomte [203], « est l'ensemble des connaissances scientifiques relatives à l'homme et nécessaires pour concevoir des outils, des machines et des dispositifs qui puissent être utilisés avec le maximum de confort, de sécurité et d'efficacité. On parle d'adaptation du travail à l'homme ».

Notre expérience concerne des sujets qui relèvent de la prévention tertiaire. Ce sont les sujets douloureux chroniques qui, au décours du programme RFR ®, doivent retrouver leur activité professionnelle sans aménagement.

Les contacts avec le milieu professionnel et les médecins du travail nous ont incités à réfléchir sur les contenus des préventions secondaire et primaire. Nous aborderons successivement ces trois domaines.

Cinquième partie

LA PRÉVENTION

LA PRÉVENTION TERTIAIRE

Les ingrédients du programme RFR ® constituent une démarche de prévention tertiaire à part entière. La chronologie de ce programme (consultation médicale spécialisée, évaluation multimodale, traitement) rejoint les actions de toute prévention tertiaire. L'originalité du programme est d'effacer le handicap. Cette action de rééducation multimodale est tramée d'actions d'éducation. Le patient entend (ou ré-entend) des notions d'anatomie, de physiologie, de pathologie adaptées à son cas, des conseils d'hygiène de vie portant sur la diététique et la relaxation, des notions d'ergonomie raisonnée. Le discours encourage l'activité, le mouvement, met en avant les **techniques actives** de soins.

Le but est de retrouver l'intégrité de son potentiel physique ; les conditions de reprise du travail, immédiates et sans aménagement, ainsi que les conditions de vie à domicile permettent le maintien des acquis. Les patients qui réintègrent leurs occupations professionnelles sans consignes restrictives [138] ont plus de chances de succès dans la reprise que les personnes devant suivre des limitations (84 % de succès dans l'échantillon sans restriction contre 47 % de succès dans l'autre échantillon).

L'enseignement est constamment délivré :

- lors des consultations et des évaluations physiques d'inclusion,
- à l'entrée, par les différents responsables d'équipes qui interviendront auprès du sujet lombalgique,
- au lendemain de l'entrée, par les différents intervenants qui prendront en charge quotidiennement le patient,
- tous les jours et aussi souvent que nécessaire par les différents thérapeutes en cours de traitement,
- lors des séances de formation des patients qui ont pour but d'expliquer les principes de traitement,
- lors des réunions de synthèse hebdomadaires durant lesquelles les résultats du travail fourni durant la semaine sont analysés,
- lors du suivi à court et long terme.

Le mot d'ordre de cette éducation est que l'état de chronicité de la lombalgie est parfaitement réversible.

L'ergonomie, les gestes et postures rejoignent les principes de la prévention primaire. Ces principes seront réactualisés parce qu'ils s'adressent à des sujets qui auront l'exigence de préserver leur capital fonctionnel réinvesti, dans lequel le mouvement a été la clé de leur guérison.

Le contexte qui relie tous ces éléments du programme RFR ® souligne l'importance que revêt la notion de réseau.

L'efficacité de la prévention tertiaire procède de ce contexte dans lequel le lombalgique aura la possibilité de se référer que ce soit dans les consultations systématiques comme à tout autre moment de son existence.

En effet, les référents de ce réseau sont non seulement les thérapeutes du programme mais aussi le médecin traitant, les médecins du travail et les proches, pourvu qu'ils aient bien compris le sens de ces démarches et la nature de leur contexte.

Il ne faut pas oublier le caractère accidentable du lombalgique et les difficultés existentielles qu'il évoque souvent. Le rôle du réseau est de cerner les contours de cet existentiel à chaque fois qu'il est fragilisé.

LA PRÉVENTION SECONDAIRE

Objectifs

L'objectif, après un accident de dos, est d'évaluer et d'agir de façon à éviter la chronicité ou la récidive. Ces actions sont en aval de l'accident de dos ; l'efficacité de cette démarche est prouvée [213, 214].

Un aspect novateur pourrait être de repenser la démarche médicale qui accompagne le sujet qui se blesse. Cette démarche se modifie actuellement et un consensus s'établit sur une nouvelle conduite à tenir. Le repos et ses excès sont remis en cause. Cette nouvelle démarche mérite d'être complétée par un enseignement qui s'adresse autant au lombalgique qu'aux différents acteurs qui l'accompagnent. En ce sens, ces actions en amont de la reprise du travail ont leur place dans la prévention secondaire.

Un dernier point concerne les sujets à risque qui, se blessant au niveau du dos, n'évolueront pas spontanément vers la récupération. La prévention secondaire s'attachera également à prendre en charge cette catégorie de sujets avant le stade chronique, particulièrement entre le deuxième et le troisième mois d'une lombalgie commune (Fig. 80).

Évaluation

En milieu industriel, l'évaluation intéresse en premier lieu le médecin du travail. Elle s'appuie sur une consultation médicale, le médecin ayant été formé à l'approche active et dynamique de rééducation des douleurs de dos. Des examens cliniques spécifiques mais simples et nécessitant peu de matériel sont menés dans l'idée de l'évaluation des paramètres pouvant évoquer le risque de déconditionnement (EVA, distance doigts-sol, élévation jambe tendue, test de Ito, inclinométrie, EIFFEL, test de Ruffier-Dickson, test TSC).

Le médecin du travail a l'avantage de connaître le poste de travail ou d'être en position de proposer de mener à bien une étude ergonomique adaptée au poste de travail qui aurait contribué à l'apparition de la souffrance chez l'opérateur. Le médecin du travail peut donc proposer une amélioration de l'ergonomie.

L'appréciation ergonomique de la charge de travail sous-entend une évaluation des charges physique et mentale. On peut interroger, observer, photographier certains gestes ou certaines postures et comparer ce que l'on a relevé avec

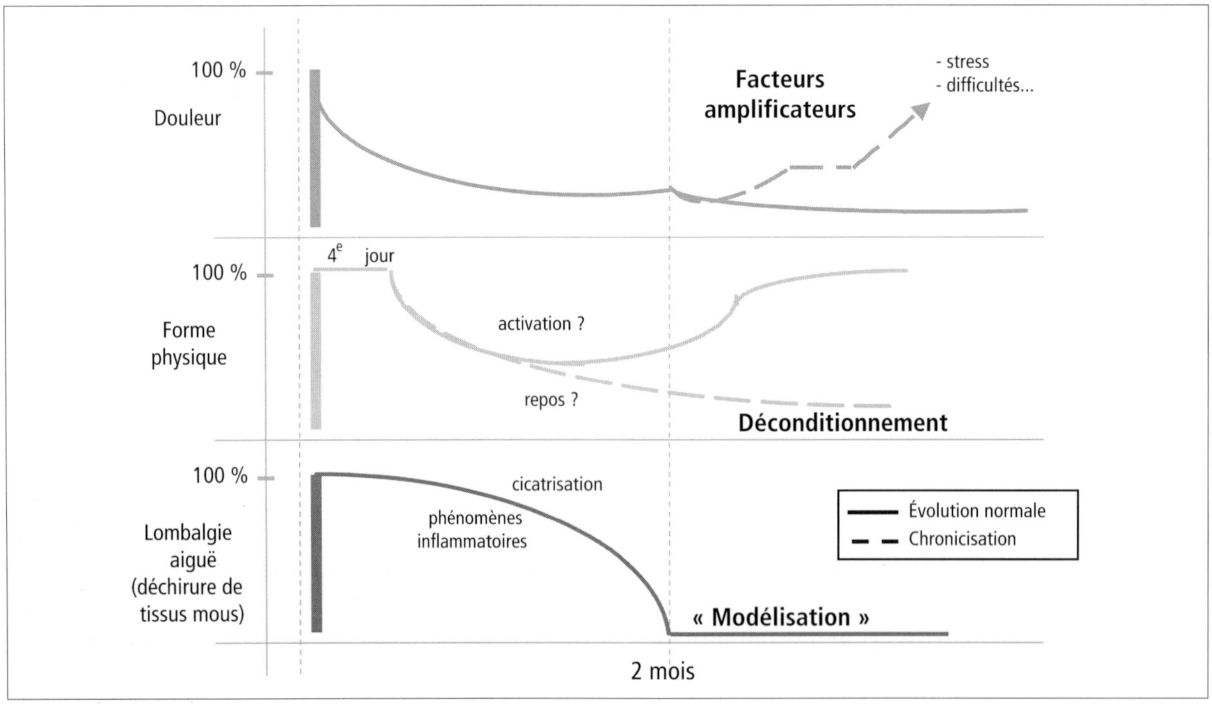

FIGURE 80 : ÉVOLUTION DE LA CICATRISATION, DE LA DOULEUR ET DES RÉPERCUSSIONS PHYSIQUES D'UNE LOMBALGIE CHRONIQUE.

des normes ergonomiques et faire une analyse des contraintes biomécaniques. Mais ce type d'évaluation paraît trop réducteur et il faut trouver une approche un peu plus dynamique (la vidéo par exemple). Cette approche sous-entend également des propositions d'adaptation liées à l'anthropométrie, à l'organisation du travail et aux ambiances de travail.

À ce stade, une approche évaluant notamment des paramètres d'ordres psychosocial et professionnel (ambiance de travail, relations inter-personnelles, responsabilités, motivation, satisfaction) aide à dépister un risque de chronicisation ou de récidive.

Il faut enseigner et former les différents corps de métiers s'intéressant au phénomène lombalgique à l'approche active, dynamique et fonctionnelle de l'utilisation du dos. Cette formation doit intéresser les médecins (traitants et du travail) mais également les cadres des entreprises confrontées au problème de l'absentéisme dû à la lombalgie sous forme d'un encouragement à suivre l'évolution de la santé du sujet douloureux et à encourager le retour précoce au poste de travail. Elle doit intéresser également toutes les personnes en activité professionnelle.

Il doit y avoir évaluation du sujet douloureux.

Les tests d'évaluation sont autant que possible ceux réalisés en Évaluation Physique d'Inclusion et Évaluation Psychosociale. Le traitement du sujet douloureux à ce stade doit être actif, le patient prend conscience du risque de récidive et doit s'impliquer dans la prévention.

Dans l'idéal, les patients doivent être encouragés à retourner au travail et l'employeur doit être invité à alléger la charge de travail jusqu'à récupération complète des capacités permettant de retravailler dans des conditions normales.

En prévention secondaire, nous déterminons deux cas de figure :

Si l'absence du poste de travail est inférieure à 2 mois :

- Consultation à la médecine du travail : réalisation de tests spécifiques ;
- Ergonomie individualisée (suivi du travailleur sur un temps suffisant pour prendre certaines mesures). Elle se fait dans les conditions suivantes :
  - il faut aller sur le terrain et disposer de temps et de moyens pour analyser l'environnement de travail. Ce sont les facteurs d'ambiance. Une mauvaise ambiance au sein d'un groupe ne favorisera pas le maniement à plusieurs d'une charge lourde et entraînera des risques. Le bruit est une source de tension musculaire. L'éclairage insuffisant oblige l'œil à se rapprocher du plan de travail et donc à se tenir penché en avant,
  - déterminer les caractéristiques de la tâche (différence entre tâche prescrite et tâche réelle qui nécessite l'observation suivie sur le terrain),
  - certains indices peuvent contribuer à cette détermination : surveillance de l'adaptation cardiaque aux efforts professionnels, mesure des distances parcourues, mesure des durées d'activité et des phases de repos, évaluation de la charge mentale [120].

Si l'absence est supérieure à 2 mois :

- L'évaluation multidisciplinaire en Institution est encouragée. L'évaluation contient alors une évaluation physique et psychosociale identique à celle réalisée à l'évaluation physique d'inclusion du programme RFR®. Celle-ci comprend un test isocinétique en flexion-extension lombo-pelvienne, un test TSC, une analyse de la souplesse lombo-pelvienne et une analyse des différents paramètres socio-familiaux et professionnels.
- L'analyse collégiale des résultats par les différents membres de l'équipe de soins détermine le traitement à mettre en œuvre. Si les résultats évoquent des facteurs de chronicisation, le lombalgique sera orienté vers un programme RFR® en Centre au sein d'une équipe multidisciplinaire. Dans les autres cas, un traitement ambulatoire sera mis en place. Il comportera les stratégies habituelles de traitement de la lombalgie. La correction des déficits physiques quantifiés par les tests sera un

atout supplémentaire dans l'efficacité du traitement.

Un dernier point et sans doute le plus critique est de conduire le traitement d'une lombalgie commune aiguë, en appliquant les principes nouveaux de réactivation au sens large (physique et psychologique) tout en respectant la cicatrisation.

Les traitements médicaux, physiques et chirurgicaux conservent leurs indications.

L'activité naturelle du patient guidée par les douleurs qu'il éprouve semble être le meilleur garant d'une récupération spontanée correcte. L'excès de repos, s'il calme les douleurs est cependant nocif car il contredit les lois de la modélisation du tissu cicatriciel ainsi que les règles d'adaptation aux contraintes de l'activité journalière. L'excès d'exercice est également nocif car il compromet la réparation tissulaire et réactive les phénomènes inflammatoires.

Toute la difficulté est de régler le niveau d'activité qui tienne compte de ces différents aspects ; toutes les prises en charge décrites sur un mode actif à base d'exercices n'ont pas fait preuve de leur efficacité et sont à relativiser vis-à-vis de l'activité naturelle que peut se donner le lombalgique.

La douleur joue ici son vrai rôle protecteur, informant le patient et le thérapeute des conséquences de son niveau d'activité jusqu'à cicatrisation complète.

LA PRÉVENTION PRIMAIRE

Objectifs

La formation s'applique dans tous les secteurs d'activité y compris pendant la scolarité. L'objectif est de diminuer l'incidence de la lombalgie commune et d'éviter la peur.

Cette prévention primaire se fait par des actions ponctuelles et répétées de formation théorique et pratique qui contiennent à la fois des notions d'anatomie, de biomécanique, du rachis et des membres, des notions de physiologie expliquant les phénomènes douloureux, des notions pratiques d'adaptation des postes de travail et un enseignement portant sur l'ergonomie.

Cependant le constat est fait d'une relative inefficacité de la prévention primaire. L'épidémiologie y met l'accent révélant la singulière augmentation de la lombalgie commune dans les pays où les actions de prévention sont les plus développées. Cela montre toute l'impuissance relative des mesures conventionnelles d'enseignement, d'ergonomie et d'hygiène de vie [405].

Il est bien certain que ces mesures sont inopérantes mais ne tiennent probablement pas compte de l'originalité du phénomène lombalgie. Ce dernier est beaucoup plus préoccupant par le faible contingent de patients chroniques qu'il contient que par l'immense majorité des malades qui guérissent spontanément après un premier accident de dos. La prévention primaire s'adresse à des sujets qui n'ont jamais fait d'accident de dos. Parmi eux, on retrouve un échantillon de sujets à risque, qui au premier accident aigu n'évolueront pas favorablement et pour lesquels ce premier épisode représentera soit le facteur déclenchant cristallisant d'autres difficultés, soit un facteur protecteur vis-à-vis de ces mêmes difficultés.

Si l'on voulait améliorer la pertinence de la prévention primaire, il faudrait, en amont du premier accident de dos, éviter d'entretenir un climat habituel de peur et d'anxiété. De façon imagée, quand en hiver la glace de l'étang est épaisse, on peut y marcher en toute sécurité, pourvu que l'on soit rassuré. Dans le même cas, si le doute existe sur l'épaisseur de la glace, la marche devient hésitante, précautionneuse et inadaptée.

Il en va de même avec l'utilisation du dos. Si on persuade quelqu'un que le dos est fragile et accidentable alors qu'il est intact et performant, il risquera de l'utiliser trop à l'économie et ainsi de le perdre. Le premier accident de dos prendra, dans ce cas, une importance toute particulière, notamment chez les sujets à risque.

En conséquence, tout devrait dépendre du contenu de l'information qui est donné tant dans les milieux spécialisés (d'entreprise et médico-éducatifs) que dans le grand public. Ce contenu doit tenir compte des nouvelles acquisitions bio-psychosociales au même titre que les connaissances de prévention.

Moyens

Gestes et postures

Gestes et postures ont à l'origine des points communs avec les techniques sportives. L'haltérophile est performant et s'exerce en toute sécurité s'il possède une technique très développée. Dans le monde du travail, il est remarqué une plus grande incidence des accidents de dos chez les jeunes opérateurs inexpérimentés par rapport aux anciens dont l'expérience est éprouvée.

Les principes que nous retenons et qui seront donnés lors de l'éducation aux gestes et postures sont :

- se rapprocher de la charge lourde et diminuer la distance entre les centres de gravité (en s'abaissant et en la plaquant contre soi) : la lourdeur renvoie à la notion de poids connu et au jugement du manutentionnaire qui, en fonction de son état de forme physique, peut considérer que la manutention doit se faire à plusieurs ;
- utiliser la réaction de la charge : profiter du mouvement imprimé à la charge lors de l'extension des membres inférieurs ; l'impulsion est donnée par la position des pieds décalés au sol, le sujet vient se placer sous la charge le plus rapidement possible ;
- utiliser la vitesse acquise par la charge, utiliser son déséquilibre, son ballant ou ses déformations temporaires (ex : un retournement de patient).

Pour cela, il faut savoir :

- déplacer une charge en la poussant (utiliser la fente avant),
- déséquilibrer une charge en la tirant,
- freiner une charge en résistant avec l'ensemble du corps agissant comme un contre-poids (principe utilisé dans l'abaissement d'un patient en technique de manutention du malade).

Les gestes et postures fondamentaux sont à connaître car ils sont bien fondés, ils sont sécurisants et apportent un confort lors des manutentions lourdes (Fig. 81).

En respectant les limites imposées par les normes de manutention (charges et fréquence gestuelle), nous n'encourageons pas l'utilisation systématique des postures « épargnant » le rachis et incitons même le patient à utiliser la flexibilité du tronc autant que possible.

Le « verrouillage systématique » aboutit à la perte de mobilité et à la perte de perception du tronc en mouvement. La systématisation de l'utilisation de ces techniques épargnant le dos altère l'ergomotricité qui est l'ensemble des comportements psychomoteurs à intégrer par l'homme (éducation gestuelle et posturale) pour agir avec le maximum de confort, de sécurité et d'efficacité. Dans une situation extraordinaire, le tronc ayant perdu le sens arthrokinétique ne peut plus compter sur son activité de contrôle du mouvement. Le dos devient « instable ». Seul un entraînement spécifique à ces gestes dits « à risques » peut permettre de les aborder sans difficulté.

Beaucoup de gestes peuvent être réalisés librement sans interdit et d'autres doivent être réalisés selon des consignes « gestes et postures ».

Charges limites

Les limites acceptables sont données par certaines normes :

- en Belgique, l'information n° 140/13 provenant de la revue belge « *Promosafe* » fixe les limites de poids de la charge en cas de ports répétitifs de charges (plus d'une fois toutes les 5 minutes pendant plusieurs heures) à 25 kg pour les hommes et 10 kg pour les femmes (de 45 à 65 ans) ;

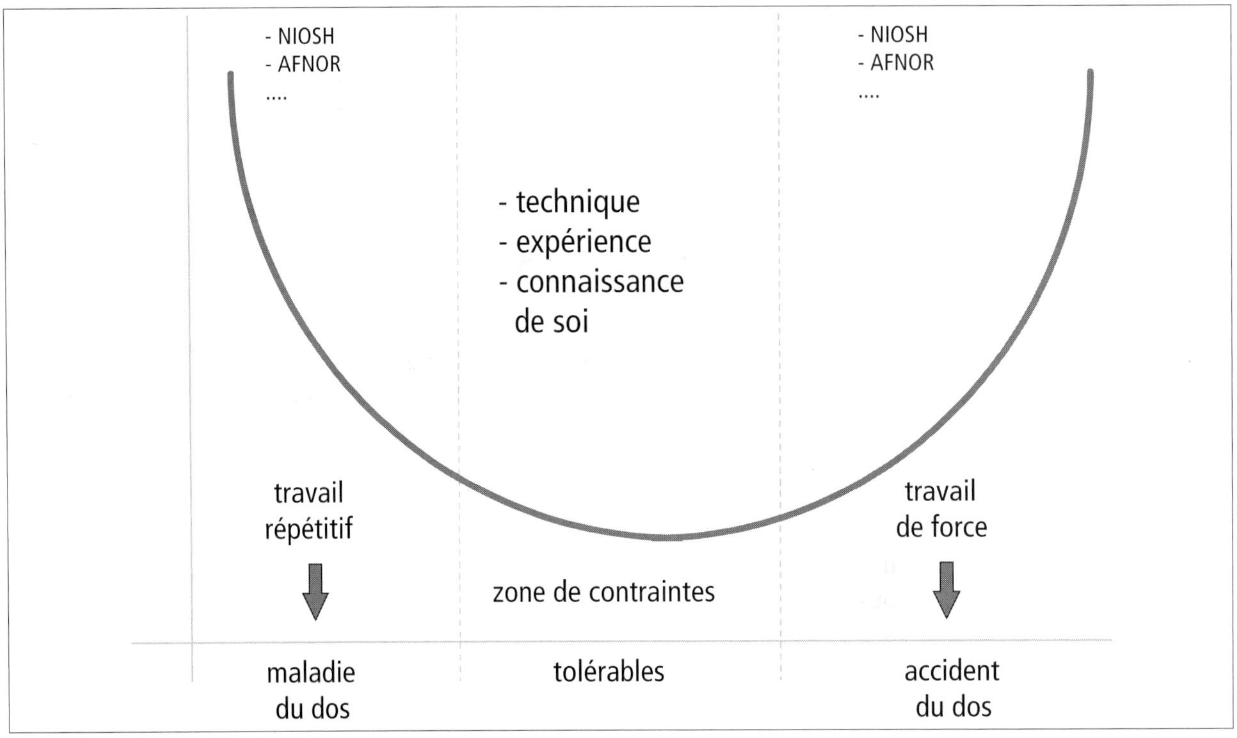

Figure 81 : Gestes, postures et charge physique.

- le *National Institute of Occupational Health* aux USA émet un guide [166] contenant des directives concernant les emplois relatifs à la manutention et offre des recommandations spécifiques pour l'évaluation des limites du port de charges par l'être humain (à usage industriel). Ce guide souligne en outre que les accélérations et les secousses exposent la région lombaire à surcharge ;
- En France, l'INRS a précisé des conditions limites de manutention normalisée [166].

Il faut tenir compte de l'analyse psychophysique de la force. L'approche psychophysique n'adopte pas de modèle mécanique de base mais s'intéresse plutôt directement à la perception individuelle de la capacité manuelle lors de la réalisation d'une tâche.

Certaines limites ne sont pas encore bien connues. Le travail postural engage des paramètres physiques contrôlant tout ou partie du poids du corps chargé ou non. La tolérance à la posture est une forme de l'endurance dont l'appréciation n'est pas référée à des valeurs normatives. Enfin, la notion d'analyse psychophysique évoquée lors de l'appréciation des charges limites souligne bien l'influence de la répercussion psychologique de l'appréciation d'une charge, de l'ambiance de travail et de l'environnement.

Les normes actuellement en vigueur sont néanmoins des points de repère fiables.

Enseignement

L'enseignement :

- apporte des connaissances concernant le fonctionnement du dos et les stratégies de port de charges qui pourraient diminuer la fréquence des accidents [195] ;
- encourage l'opérateur à l'utilisation de son potentiel physique ;
- augmente la connaissance des limites autorisant le sujet à mieux combiner avec sa tâche.

Les nouvelles connaissances concernant le fonctionnement du dos devraient aboutir à renforcer l'idée qu'un dos est performant.

Nous pensons que l'éducation du patient est prépondérante, elle vise à expliquer la mécanique du dos et la physiologie de l'effort sportif (une journée de travail a des points communs avec l'effort sportif). Nous évoquons les principes de la gestion de l'effort et de la récupération physique qui devraient pouvoir s'appliquer dans le monde du travail. Seul le caractère actif des gestes professionnels et des postures garantit l'adaptation aux efforts et la persistance de la vigilance de l'appareil musculo-squelettique. Il faut dédramatiser les incidents ou accidents du dos qui peuvent survenir à tout moment.

Tout devrait être rassurant dans ces diverses notions. Cette attitude fait oublier que les accès de lombalgie commune ne surviennent pas qu'au travail, qu'ils récupèrent en général rapidement et guérissent à 90 % en 3 mois d'évolution.

Rassurer les populations sur la nature performante de leur potentiel physique pourvu qu'il soit utilisé, et sur l'aspect bénin révélé par l'évolution des accès de lombalgie aiguë permettrait d'améliorer les mesures préventives habituelles. En pratique, il faut encourager cette démarche :

- sur le lieu de travail,
- associant lombalgiques et non lombalgiques,
- incluant des travaux pratiques de manutention avec charges véritables,
- expliquant qu'un geste de manutention s'étudie, se prépare, se coordonne individuellement ou collectivement. Échauffement et étirements musculaires devraient faire partie d'un programme d'éducation en prévention primaire.

Enfin, toutes ces notions sont à replacer dans le contexte de charges et de fréquence gestuelle imposée par le domaine professionnel où exerce l'opérateur. Dans ce contexte, les notions classiques d'interdits de postures ou de gestes affichés dans les entreprises et les lieux de prévention trouvent leur bien-fondé mais, en contrepartie, il n'est pas prouvé qu'ils diminuent la fréquence des accidents et surtout ils alertent d'emblée les opérateurs indemnes de toute pathologie lombaire sur la potentielle fragilité du dos et des conséquences néfastes d'un accident quel qu'il soit.

Hygiène de vie

L'action de prévention tend à modifier certaines habitudes de vie (tabac, sédentarité, mauvaise hygiène alimentaire, ...).
La prévention par l'exercice physique et notamment les exercices aérobies gymniques qui agissent sur la force du dos et augmentent la flexibilité du tronc sont à promouvoir.

L'activité physique de loisir ou sportive d'endurance est un gage d'hygiène corporelle. Les activités physiques de loisir viennent enrichir et diversifier les activités gestuelles répétitives liées à la pratique du métier quel qu'il soit.

Ergonomie

L'ergonomie est probablement le domaine le mieux étudié de la prévention. Il est en mutation constante et de plus en plus adapté aux exigences de la vie professionnelle comme de la vie courante. Le seul éclairage particulier qu'on puisse lui apporter serait de respecter les bénéfices du mouvement. Une bonne ergonomie est celle qui préserve la quantité de mouvements indispensables au maintien d'une trophicité générale de l'organisme et d'une adaptation aux efforts en accord avec les règles de la physiologie.

L'analyse des conditions de travail doit prendre en compte :

- l'intérêt de la tâche professionnelle,
- l'emprise personnelle sur cette tâche,
- le stress mental,
- les contacts humains,
- la cohésion du groupe de travail,
- la valorisation et le degré de responsabilité au travail,
- le contexte économique.

CONCLUSION

Conclure, c'est dire les idées essentielles qui sous-tendent cette méthode.

Cet ouvrage fait le point sur notre chemin. Cette « démarche-recherche » reste ouverte et évoluera dans tous les axes.

Cette méthode ne réduit pas la prise en charge de ces patients au conflit entre les tenants des méthodes passives et actives. L'enjeu est la réalisation d'un réseau en amont et en aval du programme. Programme qui peut, au travers d'un réseau collectif, multidisciplinaire, débordant le champ médico-social, permettre un cheminement singulier des patients. Tel patient qui a vécu les abandons de ses repères (activités professionnelles, extra-professionnelles) liés à un ou des traumatismes révélant ses failles, pourra envisager, à partir des points nodaux de ce réseau (médecin généraliste, du travail, ...), un travail dans un environnement balisé qui lui permettra de se réinsérer dans son environnement social au sens large du terme.

À l'instar des passeurs de la mythologie, nous accompagnons nos « errants » lombalgiques chroniques tombés de leurs réseaux d'appartenance, professionnels et/ou socioprofessionnels, en nous calquant sur les réseaux déjà pré-existants ou ceux dont nous avons suscité la création.

Le programme RFR® est en ce sens un remaillage des réseaux porteurs lié à un réamarrage du sujet dans ses propres repères.

Nous sommes redevables aux patients lombalgiques du fait qu'ils nous ont conduits à prendre en compte de manière toujours pragmatique non plus seulement leur dos douloureux mais le malaise de leur personne. Les regarder vivre leur mal-être, les accompagner jusqu'aux racines de leur être au monde, voilà qui amena une nouvelle façon de soigner : les stratégies racines organisent nos soins.

Elles constituent une ouverture sur les pratiques de soins dans le siècle à venir par la prise en charge, dont on nous dit qu'elle doit être globale sans toujours définir ce que cela nécessite de remise en cause dans la pratique. C'est dans cette voie de recherche que la notion de réseau trouvera son plein sens : les lieux de soins du nouveau siècle ne pourront plus se penser sans liens avec les lieux de vie. Le médico-psychosocial ne pourra plus être pensé comme seul responsable de la santé des gens mais comme un des espaces y concourant.

BIBLIOGRAPHIE

1 Adams MA, Hutton WC : The mechanical function of the lumbar apophyseal joints. *Spine* 1983 ; 3 : 327-30.

2 Ahern DK, Follick MJ, Council JR, Laser-Wolston N, Litchman H : Comparison of lumbar paravertebral EMG patterns in chronic low back pain patients and non-patients controls. *Pain* 1988 ; 34 : 153-60.

3 Akebi T, Saeki S, Hieda H, Goto H : Factors affecting the variability of torque curves at isokinetic trunk strength testing. *Arch Phys Med Rehab* 1998 ; 1 : 3-35.

4 Akeson WH, Amiel D, Abel MF, Garfin SR, Woo SL : Effects of immobilization on joints. *Clin Orthop* 1987 ; 219 : 28-37.

5 Alaranta H, Tallroth K, Soukka A, Heliövaara M : Fat content of lumbar extensor muscles and low back disability : a radiographic and clinical comparison. *J Spinal Disord* 1993 ; 6 : 137-40.

6 Alexiev AR : Some differences of the electromyographic erector spinae activity between normal subjects and low back pain patients during the generation of isometric trunk torque. *Electromyogr Clin Neuro* 1994 ; 34 : 495-9.

7 Allaert FA, Bazin T, Fuselier A : retentissement socio-économique de la lombalgie aiguë chez des patients de médecine générale. *Rev Rhum Mal Ostéoartic* 1996 ; 63 : 424.

8 Amouroux J : Disque intervertébral : structure, nutrition, vieillissement. *Rev Med Orthop* 1995 ; 40 : 27-9.

9 Anzieu D : *Les méthodes projectives*. Paris : PUF, 1987.

10 Anzieu D : *Le moi peau*. Paris : Dunod, 1985.

11 Armand J : La voie pyramidale. *Rev Neurol* 1984 ; 5 : 309-29.

12 Astrand I : Aerobic work capacity in men and women with special reference to age. *Acta Physiol Scand* 1960 ; 49 (suppl.169).

13 Astrand PO, Rodahl K : *Textbook of work physiology*. New York : Mc Graw-Hill, 1977.

14 Aubry J : *Enfance abandonnée : la carence des soins maternels*. Paris : Scarabée et compagnie, 1983.

15 Badelon BF : Le complexe lombo-pelvi-fémoral : évaluation assistée par ordinateur. Cas cliniques : les dysfonctionnements. *Ann Réadaptation Méd Phys* 1992 ; 35 : 175-96.

16 Balaya NA, Amirov RZ, Shaposhnikov YA, Lebedeva IP, Sologub BS : Voprosy kurerotologii. *Fizioterappi Lechebnoy Fisicheskov Kultury* 1975 ; 40 : 238-41.

17 Balogun JA, Oladipo VA, Olawoye AG : Isometric back strength of low back pain patients and healthy controls. *Int J Rehabil Res* 1991 ; 4 : 313-21.

18 Bamman MM, Caruso JF, Ingram SG, Guilliams M, Greenisen MC : Effects of a 14 days bed rest on lower extremity neuromuscular function. *Med Sci Sports Exerc* 1996 ; 28 : 5 S166.

19 Barker PJ, Briggs CA : Attachments of the posterior layer of lumbar fascia. *Spine* 1999 ; 17 : 1757-64.

20 Barta A, Yashpal K, Henry JL : Regional redistribution of B-endorphin in the rat brain : the effect of stress. In : *Proccedings of the Canadian college of neuro-psychopharmacology*, 1981.

21 Battie MC, Bigos SJ, Fischer LD, Hansson TH, Jones ME, Wortley MD : Isometric lifting strength as a predicator of industrial back pain reports. *Spine* 1989 ; 8 : 851-6.

22 Battie MC, Bigos SJ, Fisher LD : A prospective study of the role of cardiovascular risk factors and fitness in industrial back pain complaints. *Spine* 1989 ; 14 : 141-7.

23 Battie MC, Videman T, Gill K & al. : Smoking and lumbar intervertebral disk degeneration : an MRI study of identical twins. *Spine*. 1991 ; 16 : 1015-21.

24 Beck A : *Depression : clinical, experimental and theorical aspects*. New-York : Harper and Row, 1967.

25 Beimborn DS, Morissey MC : A review of the literature related to trunk performance. *Spine* 1988 ; 13(6) : 655-660.

26 Benkrima C, Pretot C : Modalités et limites de l'étirement des ischio-jambiers. *Kiné Plus*. 1991 ; 8 : 1-8.

27 Berwick DM, Budman S, Feldstein M : No clinical effect of back schools in an HMO. A randomized prospective trial. *Spine* 1989 ; 14 : 338-44.

28 Besson JM : *La douleur*. Paris : Odile Jacob, 1992.

29 Bibre P, Voisin P, Vanvelcenaher J : Ischio-jambiers et lombalgies chroniques. *Ann Kinésithér* 1997 ; 24 : 328-34.

30 Biering-Sørensen F : Physical measurement as risks indicators for low back trouble over year period. *Spine* 1984 ; 9 : 106-19.

31 Bigos S : Work versus Achievement : do most workers think like athletes ? In : *New Frontiers For The Industrial Spine : Sports Medicine for Working People*. Dallas, Texas, Oct 11-13, 1990 ; 202.

32 Blanchard EB, Ahles TA : Biofeedback therapy. In : Bonica J.-J. *The management of pain*. Philadelphia : Lea & Febiger, 1990 ; 1722-32.

33 Blotman F, Chuong VT : Prévention des lombalgies, expérience d'une école du dos. *Rev. Rhum. Mal. Ostéoartic.* 1988 ; 5 : 747-9.

34 Bogduk N : Structure and function of the lumbar spine. In : Mayer TG, Mooney V, Gatchel RJ. *Contemporary conservative care for painful spinal disorders.* Philadelphia : Lea & Febiger, 1991 : 35-55.

35 Bogduk N, Macintosch JE : The applied anatomy of the thoracolumbar fascia. *Spine* 1984 ; 2 : 164-70.

36 Boureau F, Willer J : *La douleur. Exploration, traitement par neuro-stimulation, électro-acupuncture.* Paris : Masson, 1990.

37 Brown KC, Sirles AT, Hilyer JC, Thomas MJ : Cost effectiveness of a Back School Intervention for municipal employees. *Spine* 1992 ; 10 : 1224-28.

38 Burton AK : Regional lumbar sagittal mobility : measurement by flexicurves. *Clin Biomed* 1986 ; 1 : 20-6.

39 Burton AK, Tillotson KM, Edwards VA, Sykes DA : Lumbar sagittal mobility and low back symptoms in patients treated with manipulation. *J Spinal Disord* 1990 ; 3 : 262-8.

40 Busquet L : *Les chaînes musculaires.* T2 Paris : Frison-Roche, 4e éd. 2002.

41 Byl NN, Sadowsky HS : Intersite reliability of repeated isokinetic measurements : Cybex back systems including trunk rotation, trunk extension-flexion, and liftask. *Iso Exer Science* 1993 ;3 : 139-47.

42 Cady LD, Bischoff DP, O'connell ER, Thomas PC, Sallan JH : Strength and fitness and subsequent back injuries in firefighters. *J Occup Med* 1979 ; 21 : 269-72.

43 Cady LD, Thomas PC, Karwasky RJ : Program for increasing health and physical fitness of firefighters. *J Occup Med* 1985 ; 27 : 110-4.

44 Caillois : *L'homme et le sacré.* Paris : Gallimard, 1972.

45 Calmels P : Douleur chronique, activité physique et qualité de vie. *Sciences et sports* 1998 ; 13 : 10-6.

46 Cameron M, Bohannon R : Relationship between Active Knee Extension and Active Straight Leg Test Measurements. *J Orthop Phys* Ther. 1993 ; 17 : 257-60.

47 Caplanne D, Le Parc JM : Lombalgies et arthropathies interapophysaires postérieures : problèmes nosologiques. *Rachis* 1996 ; 1: 31-6.

48 Carreteiro TC : *Exclusion sociale et construction de l'identité - Les exclus en milieu défavorisé en France et au Brésil.* Paris : L'harmattan, 1993

49 Cartas O, Nordin M, Frankel VH, Malgady R, Sheikhzadeh A : Quantification of trunk muscle performance in standing, semistanding and sitting postures in healthy men. *Spine* 1993 ; 18 : 603-9.

50 Cassisi JE, Robinson ME, O'connor P, Mac Millan M : Trunk strength and lumbar paraspinal muscle activity during isometric exercise in chronic low-back pain patients and controls. *Spine* 1993 ; 2 : 245-51.

51 Cedraschi C, Reust P, Roux E, Vischer TL : The role of prior knowledge on back pain education. *J Spinal Disord* 1992 ; 5 : 267-76.

52 Chaput R : *L'homme au travail.* Paris : APACT, 1984.

53 Chatrenet Y, Charbonnier M, Chatrenet P, Sagniez JP : Organisation anatomique et physiologique des chaînes musculo-aponévrotiques. Incidences sur les techniques d'étirement. In : De Seze S, Debeyre J, Held JP *Journées de Médecine Physique et de rééducation 1988.* Paris : Expans Scientifique Française, 1988 : 248-56.

54 Chevrot PA : La hernie discale existe-t-elle ? *Arthrorama* 1997 ; 29 : 3-4.

55 Christie MS, Chesher GB, Bird KD : The correlation between swin-stress induced antinociception and (3H) leuenkephalin binding to brain homogenates in mice. *Pharmacol Biochem Behav* 1981 ; 15 : 853-7.

56 Coan RM, Wong G, KU SL, Chan YC, Wang L, Ozer FT, Coan PL : The acupuncture treatment of low back pain : a randomized controlled study. *Am J Chin Med* 1980 ; 1-2 : 181-9.

57 Cole B, Finch E, Gowland C, Mayo N : *Instruments de mesure des résultats en réadaptation physique.* Toronto : Association Canadienne de Physiothérapie, 1995, 80-1.

58 Cole TC, Burkhardt D, Ghosh P, Ryan M, Taylor T : Effects of spinal fusion on the proteoglycans of the canine intervertebral disc. *J Orthop Res* 1985 ; 3 : 277-91.

59 Collins GA, Cohen MJ, Maliboff BD, Schandler SL : Comparative analysis of paraspinal and frontalis EMG, heart rate and skin conductance in chronic low back pain patients and normals to various postures and stress. *Scand J Rehab Med* 1982 ; 14 : 39-46.

60 Colt EWD, Wardlax SL, Frantz AG : The effect of running on plasma b-endorphin. *Life Sci* 1981 ; 15 : 853-7.

61 Convertino V, Hung J, Golwater D, Debusk RF : Cardiovascular responses to exercise in middle-aged men after 10 days of bedrest. *Circulation* 1982 ; 65 : 134-40.

62 Convertino VA : Exercise responses after inactivity. In : *Inactivity : Physiological effects.* New York : H. Sandler and Vernikos-Danellis, 1987.

63 Cooper RG, Stokes MJ, Jayson MIV : Electro-and acoustic myographic changes during fatigue of the human paraspinal muscles in low back pain patients. *J Physiol* 1991 ; 438 : 338.

64 Cooper RG, ST Clair-Forbes W, Jayson MI : Radiographic demonstration of paraspinal muscle wasting in patients with chronic low back pain. *Brit J Rheumatol* 1992 ; 31 : 389-94.

65 Cottraux : *Les thérapies comportementales et cognitives.* Paris : Masson, 1995.

66 Courtillon A, Heuleu JN, Breton G, Darnault A, Nahon E : La Rééducation différenciée : une approche différente de la rééducation des lombalgies. In : Simon L, Rabourdin JP. *Lombalgies et Médecine de Rééducation.* Paris : Masson, 1983 : 234-40.

67 Cox M, Shephard RJ, Corey P : Influence of an employee fitness program upon fitness, productivity and absenteeism. *Ergonomics* 1981 ; 24 : 795-806.

68 Cox M, Shephard RJ, Corey P : Absenteeism, fitness, and worker satisfaction, abstract. *Can J Appl Sports Sci* 1983 ; 8 : 227.

69 Coxhead CE, Inskip H, Meade TH, North WR, Troup JD : Multicentre trial of physiotherapy in the management of sciatic symptoms. *Lancet* 1981 ; 1 : 1065-8.

70 Curtis L, Mayer TG, Gatchel RJ : Physical progress and residual impairment quantification after functional restoration. Part III : isokinetic and isoinertial lifting capacity. *Spine* 1994 ; 4 : 401-5.

71 Cyriax J : Manuel de médecine orthopédique : traitement par manipulation, massages et infiltration. Traduit de : *Textbook of Orthopaedic Medicine.* Paris : Masson, 1988.

72 Dalery J, Terra JL : Endorphines et course à pied. *Médecine du sport* 1987 ; 61 : 202-5.

73 Davies GJ : *A compendium of isokinetics in clinical usage and rehabilitation technics.* Onalaska : S and S Publishers, 1992.

74 De Peretti F, Micalef JP, Bourgeon A, Argenson C, Rabischong P, Berthe A : Biomécanique des racines spinales lombaires et de la première racine sacrée à l'intérieur du foramen intervertébral. *Ann Kinésithér* 1990 ; 17 : 79-85.

75 De Vries HA : EMG fatigue curves in postural muscles. A possible aetiology for idiopathic low back pain. *Am J Phys Med* 1968 ; 47 : 175-81.

76 Defontaine-Catteau MC : Douleur chronique et répétition. *Psychologie clinique, douleurs et souffrance.* Paris : Klincksieck, 1990.

77 Deitrick GA, Whedon GD, Shorr E, Toscani V, Davis VB : Effects of immobilization upon various metabolic and physiologic functions of normal men. *Am J Med* 1948 ; 4 : 3-35.

78 Delito A, Rose SJ, Crandell CE, Srube MJ : Reliability of isokinetic measurements of trunk muscle performance. *Spine* 1991 ; 16 : 800-3.

79 Derogatis LR, Lipman RS, Covi L : The HSCL-90 : an outpatient psychiatric rating scale. *Psychopharm Bull* 1973 ; 9 : 13-28.

80 Deyo RA : Conservative therapy for low back pain. *Journal of American Medical Association* 1983 ; 250 : 1057-62.

81 Deyo AK, Rosenthal M : How many days of bed rest for low back pain ? A randomized clinical trial. *N Engl J Med* 1986 ; 315 : 1064-70.

82 Deyo RA, Bass JE : Lifestyle and low back pain : the influence of smoking, exercise and obesity. *Clin Res* 1987 ; 35 : 577A.

83 Deyo RA, Tsui-Wu YR : Descriptive epidemiology of low back pain and its related medical care in the U.S. *Spine* 1987 ; 12 : 264-8.

84 Deyo RA, Walsh NE, Martin DC, Schoenfeld LS, Ramamurthy S : A controlled trial of Transcutaneous Electrical Nerve Stimulation (TENS) and exercise for chronic low back pain. *N Engl J Med* 1990 ; 322 : 1627-33.

85 Divay E, Vanvelcenaher J, Voisin PH, Vanhee JL : Réentrainement à l'effort chez le lombalgique chronique. In : *Actualités en Rééducation Fonctionnelle et Réadaptation.* Paris : Masson, 1989 : 186-90.

86 Dolto F : *L'image inconscient du corps.* Paris : Seuil, 1984.

87 Donelson R : The Mc Kenzie approach to evaluating and treating low back pain. *Orthop Rev* 1990 ; 19 : 681-6.

88 Drinkwater B, Horvath S : Detraining effects on young women. *Med Sci Sports* 1972 ; 4 : 91.

89 Dudley G, Duvoisin M, Convertino V, Buchanan P : Alterations of the in vivo torque-velocity relationship of human skeletal muscle following 30 days exposure to simulated microgravity. *Aviat Space Environ Med* 1989 ; 60 : 659-63.

90 Dufour M, Génot C, Leroy A, Neiger H, Péninou G, Pierron G : *Kinésithérapie. 1. Principes : Bilans, techniques passives et actives de l'appareil locomoteur.* Paris : Flammarion, 1983.

91 Elnaggar IM, Nordin M, Sheikhzadeh A, Parnianpour M, Kahanovitz N : Effects of spinal flexion and extension exercises on low back pain and spinal mobility in chronic mechanical low back pain patients. *Spine* 1991 ; 16 : 967-72.

92 Ensink FB, Saur PM, Frese K, Seeger D, Hildebrandt J : Lumbar range of motion : Influence of time of day and individual factors on measurements. *Spine* 1996 ; 11 : 1339-43.

93 Esnault M, Viel E : Influence de l'innervation capsulaire sur la protection de l'intégrité articulaire. Exemple des muscles fléchisseurs du genou et proposition thérapeutique. *Ann Kinésithér* 1977 ; 4 : 377-81.

94 Esnault M, Caors B, Viel E, Harichaux P : Rééducation des lésions tendineuses et musculaires par le stretching. *In : V^e congrès national scientifique de médecine du sport.* Limoges : 1985.

95 Esnault M, Viel E, Harichaux P : La pratique du « stretching », ou étirements raisonnés myo-tendineux et aponévrotiques, neurophysiologie, anatomie et méthodologie. *Cinésiologie* 1986 ; XXV : 137-46.

96 Esnault M : Deux notions distinctes dans l'étirement musculaire de type « stretching » : la tension passive et la tension active. *Ann Kinésithér* 1988 ; 1-2 : 69-70.

97 Esnault M : *Étirements analytiques en kinésithérapie active.* Paris : Masson, 1992.

98 Estlander AM, Vanharanta H, Moneta G, Kaivanto K : Anthropometric variables, self-efficacy beliefs, and pain and disability ratings on the isokinetic performance of low back pain patients. *Spine* 1994 ; 19 : 941-7.

99 Fahrer H : Analgesic low-frequency electrotherapy. *Rheumatology* 1991 ; 14 : 150-62.

100 Fender P, Paita M, Benech JM : Les chiffres de l'Assurance Maladie sur les lombalgies en 1991. *Caisse Nationale de l'Assurance Maladie des Travailleurs salariés*, 1991.

101 Ferret JM, Bruge C, Mathieu R : *Les lésions musculaires récentes.* Paris : Laboratoires Médicia, 1987.

102 Fisher GN : *Concepts fondamentaux de la psychologie sociale.* Paris : Dunod, 1987

103 Fitch S, MC Comas A : Influence of human muscle length on fatigue. *J Physiol* 1985 ; 362 : 205-13.

104 Fitzgerald GK, Wynveen KJ, Rheault W, Rothschild B : Objective assessment with establishment of normal values for lumbar spinal range of motion. *Phys Ther* 1983 ; 11 : 1776-81.

105 Fitzmaurice R, Cooper RG, Freemont AJ : A histomorphometric study of erector spinae muscles biopsies in patients with chronic low back pain and ankylosing spondylitis. *J Pathol* 1983 ; 163 : 83A.

106 Flicker PL, Fleckenstein JL, Ferry K, Payne J, Ward C, Mayer T, Parkey RW, Peshock RM : Lumbar muscle usage in chronic low back pain. Magnetic Resonance Image Evaluation. *Spine* 1993 ; 18 : 582-6.

107 Flor H, Birbaumer N : Comparison of the efficacy of electromyographic biofeedback, cognitive-behavioral therapy, and conservative medical interventions in the treatment of chronic musculoskeletal pain. *Journal of consulting and clinical psychology* 1993 ; 4 : 653-8.

108 Fontan M, Lasselin M, Raevel D, Varin M, Weiss D : *Le corps en jeu au cours d'une consultation dans un service d'alcoologie.* Lille : Médical, n° 1, 3e série, Tome III, 1978.

109 Forissier C, Gonard A : Apport de la sophrologie chez les douloureux chroniques. *Kinésithérapie scientifique* 1996 ; 360 : 27-44.

110 Foucault : *Naissance de la clinique.* Paris : PUF, 1972.

111 Fraioli FC, Moretti C, Paolucci D, Alicicco E, Crescenzi F, Fortunio G : Physical exercise stimulates marked concomitant release of b-endorphin and adreno-corticotropic hormone in peripheral blood in man. *Experentia* 1980 ; 36 : 987-9.

112 Frank C, Akeson WH, Woo SL, AMIEL D, COUTTS RD : Physiology and therapeutic value of passive joint motion. *Clin Orthop* 1984 ; 185 : 113-25.

113 Freud S : *La vie sexuelle.* Paris : PUF, 1969.

114 Freud S : *La technique psychanalytique.* Paris : PUF, 1992.

115 Frost M, Stuckley S, Smalley LE, Dorman G : Reliability of measuring trunk motions in centimeters. *Physical Therapy* 1992 ; 10 : 1431-7.

116 Frymoyer JW, Cats-Baril W : Predictors of low back pain disability. *Clin Orthop* 1987 ; 221 : 89-98.

117 Frymoyer JW : Can low back pain disability be prevented ? *Baillières Clin Rheumatol* 1992 ; 6 : 595-606.

118 Gadjosik RL, Lusin G : Hamstring tightness : Reability of an active-knee-extension-test. *Phys Ther* 1983 ; 63 : 1085-8.

119 Gajdosik RL, Albert CR, Mitman JJ : Influence of hamstring length on the standing position and flexion range of motion of the pelvic angle, lumbar angle and thoracic angle. *J Orthop Phys Ther* 1994 ; 4 : 213-9.

120 Galle N, Lempereur JJ, Veselle B, Blanchard F, Jolly D : L'économie rachidienne, *Kinésithér Scientifique* 1989 ; 10 : 33-5.

121 Gambert SR, Garth-Waite TL, Hagen TC : Running increases plasma b-endorphin in man. *Clin Res* 1980 ; 28 : 720.

122 Gambert SR, Hagen TC, Garth-Waite TL, Duthie GH, Mac Carthy DJ : Exercise and the endogenous opioids. *N Engl J Med* 1981 ; 305 : 1590-1.

123 Gatchel RJ : Psychosocial assessment and disability management in the rehabilitation of painful spinal disorders. In : Mayer TG, Mooney V, Gatchel RJ : *Contemporary conservative care for painful spinal disorders.* Philadelphia : Lea & Febiger, 1991 : 415-454.

124 Gatchel RJ : Early development of physical and mental deconditioning in painful spinal disorders. In : Mayer TG, Mooney V, Gatchel RJ : *Contemporary conservative care for painful spinal disorders.* Philadelphia : Lea & Febiger, 1991 : 278-89.

125 Gauvin MG, Riddle DL, Rotstein JM : Reliability of clinical measurements of forward bending using the modified finger-to-floor method. *Phys Ther* 1990 ; 7 : 443-7.

126 Godges JJ, Mac Rae H, Longdon C, Tinberg C : The effects of two stretching procedures on hip range of motion and gait economy. *J Orthop Phys Ther* 1989 ; 10 : 350-7.

127 Gogia P, Schneider VS, Leblanc A, Krebs JM, Kasson C, Pientok C : Bed rest effect on extremity muscle torque in healthy men. *Arch Phys Med Rehab* 1988 ; 69 : 1030-2.

128 Grabiner MD, Jeziorowski JJ : Isokinetic trunk extension discriminates uninjured subjects from subjects with low back pain. *Clin Biomech* 1992 ; 7 : 195-200.

129 Grabiner MD, Koh TJ, Ghazawi AE : Decoupling of bilateral paraspinal excitation in subjects with low back pain. *Spine* 1992 ; 17 : 1219-23.

130 Grardel G, Sutter B, Plais PY, Samaille V, Cappelaere A, David T, Chopin D, Hardouin P : L'école pour lombalgiques chroniques. Étude rétrospective de 93 lombalgiques lourdement invalidés et leur devenir socioprofessionnel. *Rev Rhum Mal Ostéoartic* 1985 ; 58 : 513-8.

131 Grave E, Harichaux P, Bach V : Étude de la variation de la fréquence cardiaque lors d'une séance de stretching. *Ann Kinésithér* 1993 ; 20 : 11-8.

132 Greenleaf JE, Van Beaumont W, Convertino V, Starr JC : Handgrip and general muscular strength and endurance during prolonged bedrest with isometric and isotonic leg exercise training. *Aviat Space Environ Med* 1983 ; 54 : 696-700.

133 Gremion G, Mahler F, Chantraine A : Mesures isocinétiques de la force musculaire du rachis : influence de l'âge, de l'activité physique et des lombalgies. *Ann. Réad Méd Phys* 1996 ; 39 : 43-9.

134 Grigor'yeva LS, Kozlovskaya IB : Effect of weightlessness and hypokinesia on velocity and strength properties of human muscles. *Kosm Biol Aviakosm Med* 1987 ; 21 : 27-30.

135 Gyntelberg F : One year incidence of low back pain among male residents of Copenhagen aged 40-59. *Danish Med Bull* 1979 ; 21 : 30-6.

136 Haggmark T, Eriksson E : Cylinder or mobil cast brace after knee ligament surgery. *Am J Sports Med* 1979 ; 7 : 48-56.

137 Halbertsma JP, Goeken LN : Stretching exercises : effect on passive extensibility and stiffness in short hamstrings of healthy subjects. *Arch Phys Med Rehabil* 1994 ; 75 : 976-81.

138 Hall H, Mac Intosh G, Melles T, Holowachuk B, Wai E : Effect of discharge recommandations on outcome. *Spine* 1994 ; 19 : 2033-7.

139 Hamilton M : A rating scale for depression. *J Neurol Neurosurg Psychiat* 1990 ; 23 : 56-62.

140 Hansson TH, Roos Bo, Nachemson A : Development of osteopenia in the fourth lumbar vertrebra during prolonged bed rest after operation for scoliosis. *Acta Orthop Scand* 1975 ; 46 : 621-30.

141 Hansson T, Sandstrom J, Roos B, Jonson R, Andersson GB : The bone mineral content of the lumbar spine in patients with chronic low back pain. *Spine* 1985 ; 10 : 158-60.

142 Hazard RG, Reid S, Fenwick JW, Reeves V : Isokinetic trunk and lifting strength. Measurements : variability as an indicator of effort. *Spine* 1988 ; 1 : 54-7.

143 Hazard RG, Reeves V, Fenwick JW : Lifting capacity indices of subject effort. *Spine* 1992 ; 9 : 1065-70.

144 Hazard RG, Reeves V, Fenwick JW, Flemings BC, Pope MH : Test-retest variation in lifting capacity and indices of subject effort. *Clin Biomech* 1993 ; 8 : 20-4.

145 Hazard RG : Spine update functional restoration. *Spine* 1995 ; 20 : 2345-8.

146 Herlant M, Vanvelcenaher J, Delahaye H : Évaluation isocinétique de la force musculaire du rachis dans les lombalgies chroniques. *Rev Méd Orthop* 1989 ; 1 : 97-115.

147 Herlant M, Voisin P, Vanvelcenaher J, Boileau G, Delahaye H, Adele MF, Bibre P, Goethals M : Bilans musculaires. *Encycl Med Chir Kinésithérapie Rééducation Fonctionnelle* 1993 ; 26-010-A-10 : 48.

148 Heuleu JN, Breton G, Courtillon A, Carzon J, Darnault A, Nahon E, Jusserand J : Rééducation proprioceptive du rachis lombaire. In : Pelissier J, Brun V, Simon L : *La Rééducation Proprioceptive.* Paris : Masson, 1986 : 64-75.

149 Hildebrandt J, Franz CE, Choroba-Mehnen B, Temme M : The use of pain drawings in screening for psychological involvement in complaints of low back pain. *Spine* 1988 ; 13 : 681-5.

150 Hildebrandt J, Pfingsten M, Saur P, Jansen J J : Prediction of success from a multidisciplinary treatment program for chronic low back pain. *Spine* 1997 ; 9 : 990-1001.

151 Hill AV : The heat of shortening and the dynamic constants of muscle. *Proc R Soc B* 1938 ; 126 : 136-95.

152 Hirsch C, Ingelmark B, Miller M : The anatomical basis for low back pain. *Acta Orthop Scand* 1963 ; 33 : 2.

153 Hislop H, Perrine I : The isokinetic concept of exercise. *Phys Ther* 1967 ; 47 : 114-7.

154 Holm S, Nachemson A : Nutritional changes in the canine intervertebral disc after spinal fusion. *Clin Orthop* 1982 ; 169 : 243-58.

155 Holm S, Nachemson A : Variations in the nutrition of the canine intervertebral disc induced by motion. *Spine* 1983 ; 8 : 866-74.

156 Holm S : Pathophysiology of disc degeneration *Acta Orthop Scand* 1993 ; 64 : 13-5.

157 Holmstrom E, Moritz U, Andertsson M : Trunk muscle strength and back muscle endurance in construction workers with and without low back disorders. *Scand J Rehabil Med* 1992 ; 24 : 3-10.

158 Hortobagyi T, Houmard JA, Stevenson JR, Fraser DD, Johns RA, Israel RG : The effects of detraining on power athletes. *Med Sci Sports Exerc* 1993 ; 8 : 929-35.

159 Howlett TA, Tomlin S, Ngahfoong S, Rees LH, Bullen BA, Skrinar GS, Mac Arthur JW : Release of b-endorphin

and met-enkephalin during exercise in normal women : response to training. *Br Med J* 1984 ; 288 : 1950-2.

160 HULTMAN G, NORDIN M, SRASTE H, OHLSEN H : Body composition, Endurance, Strength, Cross-sectional area, and density of MM Erector Spinae in men with and without Low Back Pain. *J Spinal Disord* 1993 ; 2 : 114-23.

161 HUPLI M, HURRI H, LUOTO S, RISTELI L, VANHARANTA H, RISTELI J : Low synthesis rate of type I collagen is normalized during active back rehabilitation. *Spine* 1997 ; 8 : 850-4.

162 HURRI H : The swedish back school in chronic low back pain. Part I. Benefits. *Scand J Rehab Med* 1989 ; 21 : 33-40.

163 HURRI H, MELLING, KORHONEN O, HARJULA R, HARKAPAA K, LUOMA J : Aerobic capacity among chronic low-back-pain patients. *J Spinal Disord* 1991 ; 1 : 34-8.

164 HUXLEY AF, SIMMONS RH : Mechanical properties of the cross-bridges of frog striated muscle. *JPhysiol* 1971 ; 218 : 59-60.

165 HYYTAIAINEN K, SALMINEN JJ, SUVITIE T, WICKSTROM G, PENTTI J : Reproducibility of nine tests to measure spinal mobility and trunk muscle strength. *Scand J Rehab Med* 1991 ; 23 : 3-10.

166 INRS : *Ergonomie et prévention.* Paris : INRS, 1993.

167 INSERM : *Rachialgies en milieu professionnel. Quelles voies de prévention* ? Paris : INSERM, 1995.

168 ISNER-HOROBETI ME, DUBAA J, LECOCQ J, VAUTRAVERS PH : Techniques d'auto-étirements dans la prise en charge des lombalgies chroniques in Simon L, Pelissier J, Herisson Ch : *Progrès en médecine physique et de réadaptation.* Paris, Masson, 1999, 269-276.

169 ITO T, SHIRADO O, SUZUKI H, TAKAHASHI M, KANEDA K, STRAX TE : Lumbar trunk muscle endurance testing : an inexpensive alternative to a machine for evaluation. *Arch Phys Med Rehabil* 1996 ; 77 : 75-9.

170 JACKSON AW, BAKER AA : The relationship of the sit and reach tests to criterion measures of hamstring and back flexibility in young females. *Res Quater* 1986 ; 3 : 183-6.

171 JACKSON CP : Historic perspectives on patient education and its place in acute spinal disorders. In : Mayer TG, Mooney V, Gatchel RJ : *Contemporary conservative care for painful spinal disorders.* Philadelphia : Lea and Febiger, 1991 : 221-34.

172 JACKSON HC, WINKELMANN RK, BICKEL WH : Nerve endings in the human lumbar spinal column and related structures. *J Bone Joint Surg* 1966 ; 48A : 1271.

173 JACOBSON E : *Progressive relaxation.* Chicago : University of Chicago Press, 1938.

174 JAYASINGHE WJ, HARDING RH, ANDERSON JAD, SWEETMAN BJ : An Electromyographic investigation of postural fatigue in low back pain. A preliminary study. *Electromyogr Clin Neurophysiol* 1978 ; 18 : 191-8.

175 JOWETT RL, FIDLER MW, TROUP JDG : Histochemical changes in the multifidus in mechanical derangements of the spine. *Orthop Clin North Am* 1975 ; 6 : 145-61.

176 KAIGLE AM, WESSBERG P, HANSSON TH : Muscular and kinematic behavior of the lumbar spine during flexion-extension. *J Spinal Disord* 1998 ; 2 : 163-74.

177 KEEFE FJ, BLOCK AR, WILLIAMS RB, SURWIT RS : Behavioral treatment of chronic low back pain : clinical outcome and individual differences in pain relief. *Pain* 1981 ; 11 : 221.

178 KEELEY J, MAYER TG, COX R, GATCHEL RJ, SMITH J, MOONEY V : Quantification of lumbar function. Part 5 : reliability of range of motion measures in the sagittal plane and in an in vivo torso rotation measurement technique. *Spine* 1986 ; 01 : 29-35.

179 KEIJERS JFEM, STEENBAKKERS MWHL, MEERTEENS RM, BOUTER LM, KOK G : The efficacy of the back school. A randomized trial. *Arthritis care and research* 1990 ; 3 : 204-9.

180 KERKOUR K, MEIER JL : Mesure de la force des fléchisseurs et extenseurs du tronc chez le sujet sain et lombalgique. *Rev Méd Orthop* 1992 ; 28 : 4-7.

181 KHALIL TM, ASFOUR SS, MARTINEZ LM, WALY SM, ROSOMOFF RS, ROSOMOFF HL : Stretching in the rehabilita tion of low-back pain patients. *Spine* 1992 ; 3 : 311-7.

182 KHODADEH S, EISENSTEIN SM : Gait analysis of patients with low back pain before and after surgery. *Spine* 1993 ; 11 : 1451-5.

183 KIPPERS V, PARKER AW : Toe-Touch Test. A measure of its validity. *Phys Ther* 1987 ; 11 : 1680-4.

184 KISHINO ND, MAYER TG, GATCHEL RJ, MC CRATE PARRISH M, ANDERSON C, GUSTIN L, MOONEY V : Quantification of lumbar function. Part 4 : Isometric and isokinetic lifting simulation in normal subjects and low-back dysfunction patients. *Spine* 1985 ; 10 : 921-27.

185 KLEIN RG, EEK BC : Low-energy laser treatment and exercise for chronic low back pain. Double blind controlled trial. *Arch Phys Med Rehabil* 1990 ; 71 : 34-7.

186 KOES BW, BOUTER LM, VAN MAMEREN H, ESSERS AH, VERSTEGEN GM, HOFHUISEN DM, HOUBEN JP, KNIPSCHILD P G : A blinded randomized clinical trial of manual therapy and physiotherapy for chronic back and neck complaints : physical outcome measures. *J Manipulative Physiol Ther* 1992 ; 15 : 16-23.

187 KOES BW, VAN TULDER MW, VAN DER WINDT DAWM, BOUTER LM : The efficacy of Back schools : a review of randomized clinical trials. *J Clin Epidemiol* 1994 ; 47 : 851-62.

188 KONNO S, KIKUCHI S, NAGAOSA Y : The relationship between intramuscular pressure of the paraspinal muscles and low-back pain. *Spine* 1994 ; 19 : 2186-9.

189 KRISTEVA J : *Les nouvelles maladies de l'âme.* Paris : Fayard, 1993.

190 KROLNER B, TOFT B : Vertebral bone loss : an unheeded side effect of therapeutic bed rest. *Clinical Science* 1983 ; 64 : 537-40.

191 KUMAR S, DUFRESNE RM, VAN SHOOR T : Human trunk strength profile in flexion and extension. *Spine* 1995 ; 2 : 160-8.

192 KUMAR S, DUFRESNE RM, VAN SHOOR T : Human trunk strength profile in lateral flexion and axial rotation. *Spine* 1995 ; 2 : 169-77.

193 LAASONEN EM : Atrophy of sacrospinal muscle groups in patients with chronic, diffusely radiating lumbar back pain. *Ann Neurol* 1989 ; 25 : 468-72.

194 LACHRONIQUE JF : Le coût du mal de dos. *Les Assises Internationales du Dos.* Grenoble ; 11-12 Oct 1991: 7-12.

195 LAHAD A, MALTER AD, BERG AO, DEYO RA : The effectiveness of four interventions for the prevention of low back pain. *J Am Med Ass* 1994 ; 16 : 1286-91.

196 LANGRANA NA, LEE CK : Isokinetic evaluation of trunk muscles. *Spine* 1984 ; 9 : 171-5.

197 LANGRANA NA, LEE CK, ALEXANDER H, MAYOTT CW: Quantitative assessment of back strength using isokinetic testing. *Spine* 1984 ; 3 : 287-90.

198 LANKHORST GJ, VAN DE STADT RJ, VOGELAAR TW, VAN DER KORST JK, PREVO AJH : The effect of the swedish Back School in chronic idiopathic low back pain. *Scand J Rehab Med* 1983 ; 15 : 141-5.

199 LAPORTE Y, LLYOD DPC : Nature and significance of the reflex connections established by large afferent fibres of muscular origine. *Am J Physiol* 1952 ; 169 : 609-21.

200 LARSSON, CHOLER U, LIDSTROM : Autotraction for treatment of lumbago-sciatica. *Acta Orthop Scand* 1980 ; 51 : 791-8.

201 LAZORTHES G : Les branches postérieures des nerfs rachidiens et le plan articulaire vertébral postérieur. Rapport au 3e congrès international de médecine manuelle. *Ann Méd Phys* 1972 ; 2 :

202 LE DINAHET T : Étude de la corrélation entre deux propriétés mécaniques de la peau de la région lombaire et la mesure de l'indice de Schober. *Ann Kinésithér* 1989 ; 5 : 203-8.

203 LECOMTE J, DUPUY A : Prévention des rachialgies - Apprentissage du comportement gestuel. *Kinésithér Scientifique* 1991 ; 297 : 19-24.

204 LEE JH, NAKAMURA K, YAMAGUCHI O, OOI Y : Consideration about the trunk muscle cross sectional area using the MRI : comparison between the subjects with and without the low back pain episode. *J Phys Med* 1993 ; 4 : 3-7.

205 LEE JH, OOI Y, NAKAMURA K: Measurement of muscle strength of the trunk and the lower extremities in subjects with history of low back pain. *Spine* 1995 ; 18 : 1994-6.

206 LEHMAN JF, WARREN CG, SCHAM SM : Therapeutic heat and cold. *Clin Orthop* 1974 ; 99 : 207-45.

207 LEHMAN TR, RUSSEL DW, SPRATT KF, COLBY H, LIU YK, FAIRCHILD ML, CHRISTENSEN S : Efficacy of electro-acupuncture and TENS in the rehabilitation of chronic low back pain patients. *Pain* 1986 ; 26 : 277-90.

208 LEHMAN TR, SPRATT KF, LEHMAN KK : Predicting long-term disability in low back injured workers presenting to a spine consultant. *Spine* 1993 ; 8 : 1103-12.

209 LEINO PI, ARO S, HASAN J : Trunk muscle function and low back disorders. *J Chronic Dis* 1987 ; 40 : 289-96.

210 LEINO PI : Does leisure time physical activity prevent low back disorders ? A prospective study of metal industry employees. *Spine* 1993 ; 18 : 863-71.

211 LEMPEREUR JJ : Évaluation statistique des mesures cliniques de la mobilité du rachis. *Ann Kinésithér* 1981 ; 8 : 11-34.

212 LEROUX JL Actualités sur la physiopathologie de la hernie discale. *Lettre Rhumatol* 1998 ; 224 : 23-26.

213 LINTON SJ, BRADLEY LA, JENSEN I, SPANGFORT E, SUNDELL L : The secondary prevention of low back pain : a controlled study with follow-up. *Pain* 1989 ; 36 : 197-207.

214 LINTON SJ, BRADLEY LA : On 18 month follow up of secondary prevention program for back pains : help and hindrance factors related to outcome maintenance. *Clin J Pain* 1992 ; 8 : 227-36.

215 LISAI P, DORIA C, RINONAPOLI G, MARCEDDU S : Modifications ultrastructurales des disques lombaires. Étude en microscopie électronique. *Rev Med Orthop* 1995 ; 40 : 31-3.

216 LOEBL WY : Measurement of spinal posture and range in spinal movements. *Ann Phys Med* 1967 ; 9 : 103-10.

217 MAC CAULEY JD, THELEN MH, FRANK RG, WILLARD RR, CALLEN KE : Hypnosis compared to relaxation in the outpatient management of chronic low back pain. *Arch Phys Med Rehab* 1983 ; 11 : 548-52.

218 MAC CLURE PW, ESOLA M, SCHREIER R, SIEGLER S : Kinematic analysis of lumbar and hip motion while rising from a forward, flexed position in patients with and without a history of low back pain. *Spine* 1997 ; 5 : 552-8.

219 MAC DOUGALL JD, WARD GR, SALE DG, SUTTON JR : Biochemical adaptation of human skeletal muscle to heavy resistance training and immobilization. *J Appl Physiol* 1977 ; 43 : 700-3.

220 MAC INTOSH JE, BOGDUK N, PEARCY MJ : The effects of flexion on the geometry and actions of the lumbar erector spinae. *Spine* 1993 ; 18 : 884-93.

221 MAC KENZIE RA : Prophylaxis in recurrent low back pain. *N Z Med J* 1979 ; 89 : 22-3.

222 MAC NEIL T, WARWICK D, ANDERSSON G, SCHULTZ A : Trunk strengths in attempted flexion, extension, and lateral bending in healthy subjects and patients with low-back disorders. *Spine* 1980 ; 6 : 529-38.

223 MAC QUADE KJ, TURNER JA, BUCHNER DM : Physical fitness and chronic low back pain. An analysis of the relationships among fitness, functional limitations and depression. *Clin Orthop* 1988 ; 233 : 198-204.

224 MACRAE IF, WRIGHT V : Measurement of back movement. *Ann Rheum Dis* 1969 ; 28 : 584-9.

225 MADSEN OR : Trunk extensor and flexor performance. *Spine* 1991 ; 16 : 800-3.

226 MAHLER DA, CUNNINGHAM LN, SKRINAR GS, KRAEMER WJ, COLICE GL : Beta-endorphin activity and hypercapnic ventilatory responsiveness after marathon running. *J Appl Physiol* 1989 ; 5 : 2431-6.

227 MAIGNE R : *Douleurs d'origine vertébrale et traitement par manipulation.* Paris : Expansion Scientifique, 1977.

228 MAIGNE JY, RIME B, ROYER P, MAIGNE R : Étude tomodensitométrique du devenir des hernies discales lombaires après traitement médical conservateur. *Rev Méd Orthop* 1991 ; 25 : 25-8.

229 MAIN CJ : *Psychological factors in chronic low back pain.* Glasgow : University of Glasgow, 1984.

230 MAITLAND GD : *Vertebral Manipulation.* London : Butterworths, 1980.

231 MALINSKY J : The ontogenic development of nerve terminations in the intervertebral discs of man. *Acta Anat* 1959 ; 38 : 96.

232 MAMO H : *La douleur.* Paris : Masson, 1992.

233 MANDEL PJ, WEITZ E, BERNSTEIN JI, LIPTON MH, MORRIS J, BRADSHAW D, BODKIN KP, MATTMILLER B : Isokinetic trunk strength and lifting strength measures. *Spine* 1993 ; 16 : 2491-501.

234 MANNICHE C, LUNDBERG E, CHRISTENSEN I, BENTZEN L, HESSELSOE G : Intensive dynamic back exercises for chronic low back pain : a clinical trial. *Pain* 1991 ; 47 : 53-63.

235 MANNION AF, WEBER BR, DVORAK J, GROB D, MUNTENER M. Fibre type characteristics of the lumbar paraspinal muscles in normal healthy subjects and in patients with low back pain. J. *Orthop Res* 1997 ; 6 : 881-7.

236 MARCHAND S, CHAREST J, LI J, CHENARD JR, LAVIGNOLLE B, LAURENCELLE L : Is Tens purely a placebo effect ? A controlled study on chronic low back pain. *Pain* 1993 ; 54 : 99-106.

237 MARGOLIS RB, TAIT RC, KRAUSE SJ : A rating system for use with patient pain drawings. *Pain* 1986 ; 1 : 57-65.

238 MARIEN Y, VOISIN P, VANHÉE JL : Évaluation de la fatigue musculaire lors de la contraction isométrique de la chaîne postérieure dorso-lombo-pelvienne. *Ann Kinésithér* 1995 ; 22 : 211-5.

239 MARION PJ : Common treatments for low back pain : have they been proven effective ? *J Back Muscul Rehabil* 1995 ; 5 : 121-33.

240 MARRAS WS, LAVENDER SA, LEURGANS SE, RAJULU SL, ALLREAD WG, FATHALLAH FA, FERGUSON SA : The role of dynamic three-dimensional trunk motion in occupationally-related low back disorders. *Spine* 1993 ; 5 : 617-28.

241 MARRAS WS, MIRKA GA : A comprehensive evaluation of trunk response to assymetric trunk motion. *Spine* 1992 ; 3 : 318-26.

242 MARTY J : L'impact socioéconomique des lombalgies. *Rhumatologie* 1991 ; 98 : 24.

243 MASSE P, VOISIN P, HERLANT M. : Mesure par inclinométrie électronique de la mobilité du rachis lombaire dans le plan sagittal. In : *De Sèze S, Debeyre J, Held JP : La rééducation et le spondylolisthésis lombaire.* Paris : Expansion Scientifique Française, 1991 ; 253-60.

244 MASSET D, MALCHAIRE J, LEMOINE M : Static and dynamic characteristics of the trunk and history of low back pain. *Inter J Indust Erg.* 1993 ; 11 : 279-90.

245 MATTILA M, HURME M, ALARANTA H : The multifidus muscle in patients with lumbar disc herniation. A histochemical and morphometric analysis of intraoperative biopsies. *Spine* 1986 ; 11 : 732-8.

246 MATTMILLER AW : The California Back School. *Physiother* 1980 ; 66 : 118-22.

247 MAYER RF, BUEKW RE, TOOP J, HODGSON JA, KANDA K, HANSON AA : The effects of long-term immobilization on the motor unit population of the cat medial gastrocnemius muscle. *Neuroscience* 1981 ; 6 : 725-39.

248 MAYER TG, TENCER AF, KRISTOFERSON S, MOONEY V : Use of noninvasive technique for quantification of spinal range of motion in normal subjects and chronic low back dysfunction patients. *Spine* 1984 ; 16 : 588-95.

249 MAYER TG, GATCHEL RJ, KISHINO N, KELLEY J, CAPRA P, MAYER H, BARNETT J, MOONEY V : Objective assessment of spine function following industrial injury. A prospective study with comparison group and one-year follow-up. *Spine* 1985 ; 10 : 482-93.

250 MAYER TG : Using physical measurements to access low back pain. *J Musculoskelet Med* 1985 ; 2 : 44-59.

251 MAYER TG, SMITH SS, KEELEY J, MOONEY V : Quantification of lumbar function. Part 2 : Sagittal plane trunk strength in

chronic low-back pain patients. *Spine* 1985 ; 10 : 765-72.

252 MAYER TG, SMITH SS, KONDRASKE G, GATCHEL RJ, CARMICHEL TW, MOONEY V : Quantification of lumbar function. Part 3 : Preliminary data on isokinetic torso rotation testing with myoelectric spectral analysis in normal and low-back pain subjects. *Spine* 1985 ; 10 : 912-20.

253 MAYER TG, GATCHEL RJ, MAYER H, KISHIMO ND, KEELEY J, MOONEY V : A prospective two-year study of functional restoration in industrial low back pain. *J Am Med Ass* 1987 ; 258 : 1763-7.

254 MAYER TG, GATCHEL RJ : *Functional Restoration for Spinal Disorders : The Sports Medicine Approach.* Philadelphia : Lea and Febiger, 1988.

255 MAYER TG, BARNES D, NICHOLS G, KISHINO ND, COVAL K, PIEL B, HOSHINO D, GATCHEL RJ : Progressive Isoinertial Lifting Evaluation. II. A comparison with isokinetic lifting in a disabled chronic low-back pain industrial population. *Spine* 1988 ; 9 : 998-1002.

256 MAYER TG, VANHARANTA H, GATCHEL RJ, MOONEY V, BARNES D, JUDGE L, SMITH S, TERRY A : Comparison of CT Scan muscle measurements and isokinetic trunk strength in postoperative patients. *Spine* 1989 ; 1 : 33-6.

257 MAYER TG, MOONEY V, GATCHEL RJ : *Contemporary conservative care for painful spinal disorders.* Philadelphia : Lea and Febiger, 1991.

258 MAYER TG, GATCHEL RJ, KEELEY J, MAYER H, RICHLING D : A male incumbent worker industrial database. Part I : lumbar spinal physical capacity. *Spine* 1994 ; 19 : 755-61.

259 MAYER TG, GATCHEL RJ, BETANCUR J, BOVASSO E : Trunk muscle endurance measurement. Isometric contrasted to isokinetic testing in normal subjects. *Spine* 1995 ; 20 : 920-7.

260 MAYER TG, KONDRASKE G, BEALS SB, GATCHEL RJ : Spinal range of motion. Accuracy and sources of error with inclinometric measurement. *Spine* 1997, 22 : 1976-84.

261 MELLIN DJ, KIISKI R, WECKSTROM A : Effects of subject position on measurements of flexion, extension and lateral flexion of the spine. *Spine* 1991 ; 9 : 1108-10.

262 MELLIN G : Physical therapy for chronic low back pain : correlations between spinal mobility and treatment outcome. *Scand J Rehab Med* 1985 ; 17 : 163-6.

263 MELLIN G : Accuracy of measuring lateral flexion of the spine with a tape. *Clin Biomech* 1986 ; 1 : 85-9.

264 MELLIN G : Measurement of thoraco-lumbar posture and mobility with a Myrin inclinometer. *Clin Biomech* 1989 ; 4 : 121-3.

265 MELZACK R, VERTERE P, FINCH L : Transcutaneous electrical nerve stimulation for low back pain : A comparison of TENS and massage for pain and range of motion. *Phys Ther* 1983 ; 63 : 489-93.

266 MELZACK R, WALL PD : Pain mechanisms : a new theory. *Science* 1965 ; 150 : 971-9.

267 MENDELSON G, SELWOOD TS, KRANZ H, LOH TS, KIDSON MA, SCOTT DS : Acupuncture treatment of chronic back pain. A double-blind placebo-controlled trial. *Am J of Chinese Med* 74 : 49-55.

268 MENNELL JB : The Science and art of joint manipulation. In : *Spinal Column.* London : Churchill, 1949.

269 MERSKEY H : Pain terms : a list with definitions and notes on usage. Recommended by the IASP Subcommittee on Taxonomy. *Pain* 1979 ; 6 : 249.

270 MICHAEL E, EVERT J, JEFFERS K : Physiological changes of teenage girls during five month of detraining. *Med Sci Sports* 1972 ; 4 : 214-8.

271 MILLER DJ : Comparison of EMG activity in the lumbar paraspinal muscles of subjects with and without chronic low back pain. *Phys Ther* 1985 ; 65 : 1347-54.

272 MILLER SA, MAYER T G, COX R, GATCHEL RJ : Reliability problems associated with the modified schober technique for true lumbar flexion measurement. *Spine* 1992 ; 3 : 345-8,

273 MILLION R, NILSEN KH, JAYSON MI, BAKER RD : Evaluation of low back pain and assessment of lumbar corsets with and without back supports. *Ann Rheum Dis* 1981 ; 4 : 449-54.

274 MISSISTRANO JP : De la conscience de soi aux méthodes de relaxation et à la sophrologie appliquées en kinésithérapie. *Encycl Méd Chir* (Paris, Elsevier) *Kinésithérapie-Rééducation fonctionnelle,* 26-137-A-10, 1996, 1-10.

275 MONDENARD JP : Les vertus du sport. 30 bonnes raisons de bouger son corps. *Ann Kinésithér* 1992 ; 4 : 239-50.

276 MOONEY V, CAIRNS D, ROBERTSON J : A system for evaluating and treating chronic back disability. *West J Med* 1976 ; 124 : 370-6.

277 MOONEY V, GULICK J, PERLMAN M, LEVY D, POZOS R, LEGGETT S, RESNICK D : Relationships between myoelectric activity, strength, and MRI of lumbar extensor muscles in back pain patients and normal subjects. *J Spinal Disord* 1997 ; 4 : 348-56.

278 MOSTARDI RA, NOE DA, KOVACIK MW, PORTERFIELD JA : Isokinetic lifting strength and occu-pational injury. A prospective study. *Spine* 1992 ; 2 : 189-93.

279 MULLER EA : Influence of training and activity on muscle strength. *Arch Phys Med Rehabil* 1970 ; 51 : 449-62.

280 MURDRY M. : La flexion de cheville et la distance doigt-sol dans la flexion antérieure du tronc. *Ann Kinésithér* 1990 ; 1-2 : 15-8.

281 NACHEMSON A : Low back pain. Are Orthopaedic surgeons missing the boat ? *Acta Orthop Scand* 1993 ; 64 : 1-2.

282 NACHEMSON A, LINDH M : Measurement of abdominal and back muscle strength with and without low back pain. *Scand J Rehabil Med* 1969 ; 1 : 60-3.

283 NEWTON M, SOMERVILLE D, HENDERSON I, WADDELL G : Trunk strength testing with iso-machines. Part 2 : Experimental evaluation of the Cybex II back testing system in normal subjects and patients with chronic low back pain. *Spine* 1993 ; 7 : 812-24.

284 NICOLAISEN T, JORGENSEN K : Trunk strength back muscle endurance. *Scand J Rehab Med* 1985 ; 17 : 121-7.

285 NORDIN M : Physical Rehabilitation. In : *Workshop on low back pain.* University of Virginia Medical Center, Sept. 20-22, 1987 : 63-8.

286 NORDIN M, KAHANOVITZ N, VERDERAME R, PARNIANPOUR M, YABUTS S, VIOLA K, GREENIDGE N, MULVIHILL M : Normal trunk muscle strength and endurance in women and the effect of exercises and electrical stimulation. Part1. Normal endurance and trunk muscle strength in 101 women. *Spine* 1987 ; 12 : 105-11.

287 NORDIN M, FRANKEL VH : *Basic Biomechanics of the musculoskeletal system.* Philadelphia : Lea and Febiger, 1989.

288 NOUWEN A, VAN AKKERVEEKEN PF, VERSLOOT JM : Patterns of muscular activity during : movement in patients with chronic low back pain. *Spine* 1987 ; 12 : 777-82.

289 NWUGA VC : Relative therapeutic efficacy of vertebral manipulation and conventional treatment in back pain management. *Am J Phys Med Rehabil* 1982 ; 61 : 273-8.

290 O'MIEL G, LASSELIN M, FONTAN M : *Moi et réalité, à partir du stade du miroir.* Lille : Bulletin CREAI, 1973.

291 ODDSON L, MORITANI T, ANDERSSON E, THORSTENSSON A : Differences between males and females in EMG and fatigability of lumbar back muscles. In : Anderson P, Hobart DJ, Danoff JV. *Proceedings of the 8th Congress of the International Society of Electrophysiological Kinesiology.* Amsterdam : Elsevier science ; 1991; 295-8.

292 OLAND G, TUEITEN G : A trial of modern rehabilitation for chronic low back pain and disability, Vocational outcome and effect of pain modulation. *Spine* 1991 : 437-59.

293 OLMARKER K : Aspects nouveaux de la physiopathologie de la sciatique. *Rev Méd Orthop* 1995 ; 40 : 3-36.

294 PAOLAGGI JB, COSTE J : Les facteurs psychologiques et sociaux des lombalgies. *La presse médicale* 1990 : 1541-5.

295 PAQUET N, MALOUIN F, RICHARDS CL : Hip-spine movement interaction and muscle activation patterns during sagittal trunk movements in low back patients. *Spine* 1994 ; 5 : 596-603.

296 PARKKOLA R, RYTOKOSKI U, KORMANO M : Magnetic resonance imaging of the discs and trunk muscles in patients with chronic low back pain and healthy control subjects. *Spine* 1993 ; 7 : 830-6.

297 PARNIANPOUR M, LI F, NORDIN M, KAHANOVITZ N : Database of isoinertial trunk strength tests against three resistance levels in sagittal, frontal and transverse planes in normal male subjects. *Spine* 1989 ; 14 : 409-11.

298 PATEL M, GUTZWILLER F, PACCAUD F, MARAZZI A : A meta-analysis of acupuncture for chronic pain. *Int J Epidemiol* 1989 ; 18 : 900-6.

299 PEDINIELLI JL : *Introduction à la psychologie clinique.* Paris : Nathan, 1994.

300 PERRY J : The use of external support in the treatment of low-back pain : report of the subcommittee on prosthetic orthotic education, National Academy of Science, National Research Council. *JBone Joint Surg* 1970 ; 52A : 1440.

301 PERT CB, BOWIE DL : Behavioral manipulation of rats causes alterations in opiate receptor occupancy. In : *Endorphins in mental health.* Usdin E, Bunney W, Kline N. New York : Oxford Press, 1979 : 93-105.

302 PEYRONNET R : Évaluation de la protection active lombo-pelvienne d'une population de lombalgiques chroniques. *Ann Kinésithér* 1996 ; 1 : 38-41.

303 PHELIP X, DREVET JG : Le dos du quotidien. *Rev Rhum Mal Ostéoartic* 1985 ; 22 : 661-4.

304 PIERRON G : Réflexions sur les prises en charge du rachis. *Kiné Actualité* 1994 ; 497 : 20-2.

305 PIVASSET G, GORIR R, FEDIDA et coll : *Cliniques méditerranéennes : cliniques du corps en souffrance.* Toulouse : Erès, 1993.

306 POIREAUDEAU S, REVEL M, MAYOUX-BENHAMOU MA : Reprogrammation et lombalgies. In : Pelissier J. : *La Reprogrammation neuro-motrice.* Paris : Masson, 1994 : 128-32.

307 PORTERFIELD JA, MOSTARDI RA, KING S, ARIKI P, MOATS E, NOE DA : Simulated lift testing using computerized Isokinetics. *Spine* 1987 ; 1 : 683-7.

308 POSTACCHINI F, FACCHINI M, PALIERI P : Efficacy of various forms of conservative treatment in low back pain. A comparative study. *Neuro-orthopaedics* 1988 ; 6 : 28-35.

309 PUIG MM, LAORDEN ML, MIRALLES FS, OLASO MJ : Endorphin levels in cerebrospinal fluid of patients with postoperative and chronic pain. *Anesthesiol* 1982 ; 1 : 1-4.

310 RANSFORD AO, CAIRNS D, MOONEY V : The pain drawing as an aid to the psychologic evaluation of patients with low back pain. *Spine* 1976 ; 1 : 127-34.

311 RANTANEN J, HURME M, FALCK B, ALARANTA H, NYKVIST F, LEHTO M, EINOLA S, KALIMO H : The lumbar multifidus muscle five years after surgery for a lumbar intervertebral disc herniation. *Spine* 1993 ; 5 : 568-74.

312 Rantanen P, Penttinen E, Rinta-Kauppila S, Ruusila T : Cardiovascular stress isokinetic trunk strength test. *Spine* 1995 ; 4 : 485-8.

313 Reid S, Hazard RG, Fenwick JW : Isokinetic trunk-strength in people with and without low-back pain : a comparative study with consideration of effort. *J Spinal Disord.* 1991 ; 1 : 68-72.

314 Reinhardt B : *L'école du dos*. Paris : Vigot, 1995.

315 Rennie MJ, Millward DJ : Methylhistidine excretion and the urinary 3-methylhistidine/creatine ratio are poor indicators of skeletal muscle protein breakdown. *Clin Sci* 1983 ; 65 : 217-25.

316 Revel M, Nys A : Massokinésithérapie dans les lombalgies communes *Ann Réadapt Méd Phys* 1997 ; 40 : 1-19.

317 Rippstein J : Le Plurimètre V64, un nouvel instrument de mensuration. *Ann Kinésithér* 1983 ; 10 : 37-45.

318 Rissanen A, Alaranta H, Sainio P, Härkönen H : Isokinetic and non-dynamometric tests in low back pain patients related to pain and disability index. *Spine* 1994 ; 19 : 1963-7.

319 Rissanen A, Kalimo H, Alaranta H : Effect of intensive training on the isokinetic strength and structure of lumbar muscles in patients with chronic low back pain. *Spine* 1995 ; 3 : 333-40.

320 Robinson GA, Enoka RM, Stuart DG : Immobilization inducted changes in motor unit force and fatigability in the cat. *Muscle Nerve* 1991 ; 14 : 563-73.

321 Rolsted-Hansen F, Bendix T, Skov P, Jensen CV, Kristensen JH, Krohn LL, Schioeler H : Intensive, dynamic back-muscle exercises, conventional physiotherapy, or placebo-control treatment of low back-pain : A randomized, observer-blind trial. *Spine* 1993 ; 18 : 98-107.

322 Roofe PG : Innervation of the annulus fibrosus and posterior longitudinal ligament. *Arch Neurol Psych* 1940 ; 44 : 100.

323 Rorschach H : *Psychodiagnostic*. Paris : PUF, 1975.

324 Roy SH, De Luca CJ, Emley M, Buijs RJC : Spectral electromyographic assessment of back muscles in patients with low back pain undergoing rehabilitation. *Spine* 1995 ; 1 : 38-48.

325 Rudy TE, Boston J-R, Lieber SJ, Kubinski JA, Delitto A : Body motion patterns during a novel repetitive wheel-rotation task. A comparative study of healthy subjects and patients with low back pain. *Spine* 1995 ; 23 : 2547-54.

326 Ruffier JE : L'indice de résistance du cœur. *Méd Éd Phys et Sport* 1955 ; 29 : 38-41.

327 Rydevik B, Olmarker K : Physiopathologie de la douleur radiculaire. In : *Cahiers d'enseignement de la SOFCOT.* Paris : Expansion Scientifique Française, 1997 ; 63 : 3-11.

328 Saal JA, Saal JS : Nonoperative treatment of herniated lumbar intervertebral disc with radiculopathy. An outcome study. *Spine* 1989 ; 14 : 431-7.

329 Salisbury PJ, Porter RW : Measurement of lumbar sagittal mobility. A comparison of methods. *Spine* 1987 ; 2 : 190-3.

330 Salminen J J, Maki P, Oksanen A, Pentii J : Spinal mobility and trunk muscle strength in 15 year old schoolchildren with and without low-back pain. *Spine* 1992 ; 17 : 405-11.

331 Salter RB : The biologic concept of continuous passive motion of synovial joints. *Clin Orthop* 1989 ; 242 : 12-25.

332 Saltin B, Blomquist G, Mitchell JH, Jonnson RL, Wildenthal K, Chapman CB : Response to exercise after bed rest after training. *Circulation* 1968 ; (5 sup) VII1-38.

333 Sandler H : Effect of inactivity on muscle. In : Sandler H & Vernikos J : *Inactivity : Physiological Effects*. Orlando : Academic Press, 1986.

334 Santerre B : *Mais... Qu'est-ce que la sophrologie ?* Brasparts : Beltan, 1993.

335 Santiesteban AJ : The role of physical agents in the treatment of spine pain. *Clin Orthop* 1983 ; 179 : 24-30.

336 Saur PM, Ensink FB, Frese K, Seeger D, Hildebrandt J : Lumbar range of motion : reliability and validity of the inclinometer technique in the clinical measurement of trunk flexibility. *Spine* 1996, 21, 1332-8.

337 Schlapbach P : Back school. *Rheumatology* 1991 ; 14 : 25-33.

338 Schlapbach P : Ultrasound. *Rheumatology* 1991 ; 14 : 163-70.

339 Seichert N : Controlled trials of laser treatment. *Rheumatology* 1991 ; 14 : 205-17.

340 Sforzo GA, Seeger TF, Pert CB, Pert A, Dotson CO : In vivo opioid receptor occupation in the rat brain following exercise. *Med Sci Sports* 1986 ; 18 : 380-4.

341 Sforzo GA : Opioids and exercise. An update. *Sports Med* 1989 ; 2 : 109-24.

342 Shekelle PG, Adams AH, Chassin MR, Hurwitz EL, Brook RH : Spinal Manipulation for Low-Back Pain. *Annals of Internal Medicine* 1992 ; 7 : 590-8.

343 Sherman RA : Relationships between strength of low back muscle contraction and reported intensity of chronic low back pain. *Am J Phys Med* 1985 ; 64 : 190-200.

344 Shinohara H : Lumbar disc lesion with special reference to the histological significance of nerve endings of the lumbar discs. *J Jpn Orthop Assoc* 1970 ; 44 : 553-70.

345 Shirado O, Kaneda K, Ito T : Trunk muscle strength during concentric and eccentric contraction : a comparison between healthy subjects and patients with chronic low back pain. *J Spinal Disord* 1992 ; 2 : 175-82.

346 SHIRADO O, ITO T, KANEDA K, STRAX TE : Concentric and eccentric strength of trunk muscles : influence of test postures on strength and characteristics of patients with chronic low back pain. *Arch Phys Med Rehab* 1995 ; 7 : 604-11.

347 SHIRLEY FR, O'CONNOR P, ROBINSON ME, MACMILLAN M : Comparison of lumbar range of motion using three measurement devices in patients with chronic low back pain. *Spine* 1994 ; 7 : 779-83.

348 SHYU BC, ANDERSSON SA, THOREN P : Endorphin mediated increase in pain threshold induced by long-lasting exercise in rats. *Life Sci* 1982 ; 30 : 833-40.

349 SIHVONEN T, HERNO A, PALJÄRVI L, AIRAKSINEN O, PARTANEN J, TAPANINAHO A : Local denervation atrophy of paraspinal muscles in postoperative failed back syndrome. *Spine* 1993 ; 5 : 575-81.

350 SMIDT G, HERRING T, AMUNDSEN L, ROGERS M, RUSSELL A, LEHMANN T : Assessment of abdominal and back extensor function. A quantitative approach and results for chronic low-back patients. *Spine* 1983 ; 8 : 211-9.

351 SODERBERG GL, BARR JO : Muscular function in chronic low back dysfunction. *Spine* 1983 ; 8 : 79-85.

352 SOHIER R : *Kinésithérapie Analytique de la Colonne Vertébrale.* La Louvière : Kiné-Sciences, 1970.

353 SOLVERBORN SA : *Le stretching du sportif. Entraînement à la mobilité musculaire.* Paris : Chiron sports, 1992.

354 SULLIVAN MK, DEJULIA JJ, WORREL TW : Effect of pelvic position and stretching method on hamstring muscle flexibility. *Med Sci Sports Exerc* 1992 ; 24 : 1383-9.

355 SUZUKI N, ENDO S : A quantitative study of trunk muscle strength and fatigability in the low-back pain syndrome. *Spine* 1983 ; 1 : 69-74.

356 SUZUKI Y, MURUAKAMI T, HARUNA Y, KAWAKUBO K, GOTO S, MAKITA Y, IKAWA S, GUNJI A : Effect of 10 and 20 days bed rest on leg muscle mass and strength in young subjects. *Acta Physiol Scand* 1994 ; 150 supp. 616 : 5-18.

357 SVENSSON HO, VEDIN A, WILHELMSSON C, ANDERSSON GB : Low back pain in relation to others diseases and cardiovascular risk factors. *Spine* 1983 ; 3 : 277-85.

358 SYRJALA KL : Relaxation techniques. In : Bonica JJ : *The management of pain* Volume II. Philadelphia : Lea & Febiger, 1990 ; 1742-50.

359 TAIT RC, CHIBNALL JT, MARGOLIS RB : Pain extent : relations with psychological state, pain severity, pain history, and disability. *Pain* 1990 ; 3 : 295-301.

360 TAKEMASA R, YAMAMOTO H, TANI T : Trunk muscle strength and effect of trunk muscles exercises for patients with chronic low back pain. The differences in patients with and without organic lumbar lesions. *Spine* 1995 ; 23 : 2522-30.

361 TANAKA R : Reciprocal Ia inhibition and voluntary movements in man. In : *Understanding the stretch reflex.* Tokyo : Pergamon Press, 1976 : 529-40.

362 TANIGAWA MC : Comparison of the hold relaxe procedure and passive mobilisation on increasing muscles length. *Phys Ther* 1972 ; 52 : 725-35.

363 TAYLOR HL, HENSCHEL A, BROZEK J, KEYS A : Effects of bed rest on cardiovascular function and work performance. *J Appl Physiol* 1949 ; 2 : 223-9.

364 TENDZEGOLSKIS Z, VIRU A, ORLOVA E : Exercise induced changes of endorphin contents in hypothalamus, hypophis, adrenals and blood plasma. *Int J Sports Med* 1991 ; 5 : 495-7.

365 TER RIET G, KLEIJNEN J, KNIPSCHILD P : Acupuncture and chronic pain : a criteria-based meta-analysis. *J Clin Epidemiol* 1990 ; 43 : 1191-9.

366 THERON M, GOETHALS M, VOISIN PH, DELAHAYE H, HERLANT M. : Grand dorsal et fonction rotatoire du tronc. In : De Seze S, Debeyre J, Held JP *La rééducation et le spondylolysthésis lombaire.* Paris : Expansion Scientifique Française, 1991 : 246-52.

367 THOMPSON NN, GOULD JA, DAVIES GJ, ROSS DE, PRICE SP : Descriptive measures of isokinetic trunk testing. *J Orthop Sports Phys Ther* 1985 ; 7 : 43-49.

368 THORSTENSSON A, CARLSON H : Fibre types in human lumbar back muscles. *Acta Physiol* 1987 ; 131 : 195-202.

369 TILLOTSON KM, BURTON AK : Noninvasive measurement of lumbar sagittal mobility : assessment of the flexicurve technique. *Spine* 1991 ; 16 : 29-33.

370 TIMM KE : Isokinetic lifting simulation : a normative data study. *J Orthop Sports Phys Ther* 1988 ; 5 : 156-66.

371 TIMM KE : Lumbar spine testing and rehabilitation ; In : Davies G J. (Ed.), *A compendium of isokinetics in clinical usage and rehabilitation technics.* Onalaska : S and S Publishers, 1992 ; 499-531.

372 TIPTON CM, VAILAS AC, MATTHES RD : Experimental studies on the influence of physical activity on ligaments, tendons, and joints : a brief review. *Acta Med Scand Suppl* 1986 ; 711 : 157-68.

373 TOROPTSOVA NV, BENEVOLENSKAYA LI : Epidemiology of low back pain at one of the industrial enterprises of Russia. *Atelier de travail sur l'épidémiologie et le traitement des lombalgies.* Paris, 1-2 oct 1993.

374 TOURAINE A : *Pour la sociologie : Identité sociale et mouvements sociaux.* Paris, 1974.

375 TRAPPE TA, TRAPPE SW, COSTILL DL, FITTS RH : Time course of cardiorespiratory deconditioning with 17 days of 6° head down tilt bedrest. *Med Sci Sports Exerc* 1996 ; 28 : 5.

376 Triano JJ, Schultz AB : Correlation of objective measure of trunk motion and muscle function with low back disability ratings. *Spine* 1987 ; 12 : 561-5.

377 Troisier O : Verrouillage segmentaire. In : *Sémiologie et traitement des algies discales et ligamentaires du rachis.* Paris : Masson, 1973 : 447-534.

378 Troisier O : Bilan articulaire du rachis. *Encycl Med Chir Kinésithérapie* 1990 : 26008-G-10 : 12.

379 Troup JD, Hood C, Chapman AE : Measurement of sagittal mobility of the lumbar spine and hips. *Ann Phys Med* 1968 ; 9 : 308-21.

380 Turner JA : Comparison of group progressive-relaxation training and cognitive-behavioral group therapy for chronic low back pain. *J Consult Clin Psychol* 1982 ; 50 : 757.

381 Valabreg A : *Le mythe, le fantasme et le corps.* Paris : Topiques 9, 1972.

382 Van Adrichelen JAM, Van Der Korst JK : Assessment of the flexibility of the lumbar spine : a pilot study in children and adolescents. *Scand Rheumatol* 1973 ; 2 : 87-91.

383 Van Coppenolle M, Heyters C : Étude de l'importance et de la rémanence à court terme des gains obtenus par 4 techniques d'étirations musculaires. *Kiné Scientifique* 1986 ; 242 : 18-27.

384 Van Tulder MW, Koes BW, Bouter LM : Conservative treatment of acute and chronic non specific low-back pain. A systematic review of randomized controlled trials of the most common interventions. *Spine* 1997 ; 18 : 2128-56.

385 Vanhee JL, Voisin P, Vezirian T, Vanvelcenaher J : Isokinetic trunk flexors and extensors performance with and without gravity correction. *Iso Exer Science* 1996 ; 6 : 89-94.

386 Vanvelcenaher J, Boileau G, Chelihi De, Delahaye H, Previnaire JG, Voisin P *et al.* : Moyens d'évaluation du rachis lombaire dans la lombalgie chronique. Apport de l'isocinétisme. In : Blondel P, Domenach M. : *Lombalgies chroniques et médecine de rééducation.* Paris. Frison-Roche, 1993 : 27-37.

387 Vanvelcenaher J, Voisin PH, Struk P, Aernoudts E, Heloir L, Divay E, Goethals M, Raevel D, Vanhée JL : La lombalgie chronique : modèle français d'intervention active. In : Blondel P, Domenach M : *Lombalgies chroniques et Médecine de Rééducation.* Paris : Frison-Roche 1993 ; 117-134.

388 Vanvelcenaher J, Voisin P, Struk P, Divay E, Goethals M, Aernoudts E, Heloir L, Raevel D, O'miel G, Vanhée JL : Programme de Restauration Fonctionnelle du Rachis® (RFR®) dans le cadre des lombalgies chroniques. Nouvelle approche thérapeutique. 1re partie : Données du problème - Évaluation. *Ann de Réadap et de Méd Phys* 1994 ; 37 : 317-21.

389 Vanvelcenaher J, Voisin P, Struk P, Divay E, Goethals M, Aernoudts E, Heloir L, Raevel D, O'miel G, Vanhee JL : Programme de Restauration Fonctionnelle du Rachis (RFR®) dans le cadre des lombalgies chroniques. Nouvelle approche thérapeutique. 2e partie : traitement, résultats, discussion. *Ann de Réadap et de Méd Phys.* 1994 ; 37 : 323-33.

390 Vanvelcenaher J, Raevel D, O'miel G, Voisin Ph, Struk P, Weissland T, Aernoudts E, Bibre PH, Goethals M, Masse P : Programme de Restauration Fonctionnelle du Rachis®. Encycl Méd Chir (Elsevier, Paris) Kinésithérapie-Médecine Physique-Réadaptation, 26-294-B-10, 1999, 13p

391 Videman T : Connective tissue and immobilization. Key factors in musculoskeletal degeneration ? *Clin Orthop* 1987 ; 221 : 26-32.

392 Viel E, Neiger H, Esnault M : *Musculation et entretien musculaire du sportif.* Paris : Chiron, 1985 ; 89-135.

393 Vignon E, bochu m, bazin t, Mathieu P, Conrozier T, Balblanc JC : Le traitement des lombalgies sévères par voie intradiscale. *Rev Méd Orthop* 1992 ; 29 : 19-22.

394 Vleeming A, Pool-Goudzwaard AL, Stoeckart R, Van Wingerden JP : The posterior layer of the thoracolumbar fascia. Its function in load transfer from spine to legs. *Spine* 1995 ; 7 : 753-8.

395 Voisin P, Vanvelcenaher J, Vanhée JL, Bibré P, Divay E, Struk P : Programme de Restauration Fonctionnelle du Rachis® (RFR®) : pour une prise en charge active des lombalgiques chroniques. *Ann Kinésithér* 1994 ; 21 : 337-50.

396 Voisin P, Prévinaire JG, Bibre P, Goethals M, Vanhée JL : Gain d'amplitude articulaire sur appareil isocinétique. In : *La raideur articulaire* Paris : Masson 1995 ; 210-8.

397 Voisin P : Réparation musculo-tendineuse et isocinétisme. *Kinésithér Scientifique* 1995 ; 345 : 39-45.

398 Voisin P, Schumaker P, Maillet M, Delahaye H, Vanvelcenaher J : Entraînement isocinétique excentrique des muscles extenseurs lombo-pelviens dans la lombalgie chronique. *Ann Réadapt Méd Phys* 1997 ; 6 : 471.

399 Voisin P, Vanvelcenaher J : Pourquoi faut-il envisager autrement la rééducation des lombalgiques chroniques ? *Kinésithér Scientifique* 1998 ; 372 : 17-22.

400 Voisin P, Weissland T, Vanvelcenaher J : Les tests du rachis. In Pocholle M, Codine P : *Isocinétisme et médecine du sport.* Paris : Masson 1998 ; 77-91

401 Voisin P : La Restauration Fonctionnelle du Rachis (RFR®) : Une solution rééducative au problème du traitement des patients lombalgiques chroniques. *Kinésithér Scientif* 1999 ; (Hors série) : 227-46.

402 Voisin P, Weissland T, Vanvelcenaher J : Évaluation clinique chez le lombalgique de la flexion lombo-pelvienne en position debout. *Kinésithér Scientifique* 2000 ; 397 : 31-35.

403 VON BAEYER CL, BERGSTROM KJ, BRODWIN MG, BRODWIN SK : Invalid use of pain drawings in psychological screening of back pain patients. *Pain* 1983 ; 1 : 103-7.

404 WADDELL G : *The back pain revolution.* London : Churchill Livingstone, 1998.

405 WALSH NE, SCHARTZ RK : The influence of prophylactic orthoses on abdominal strength and low back injury in the workplace. *Am J Phys Med Rehabil* 1990 ; 69 : 245-50.

406 WEBRIGHT WG, RANDOLPH BJ, PERRIN DH : Comparison of nonballistic active knee extension in neural slump position and static stretch techniques on hamstrings flexibility. *J Orthop Sports Phys Ther.*1997, 26 : 7-13.

407 WEISSLAND T, BILLAT A, DEPREZ M, LUYSCH F, HENNEQUIN D, TAILLIAR JJ, VANVELCENAHER J : La gymnastique fonctionnelle du rachis. In : Hérisson C, Revel M : *Réactivation physique et lombalgie.* Paris : Masson, 1999 ; 82-6

408 WEISSLAND T, BILLAT A, DEPREZ M, TAILLIAR JJ, HENNEQUIN D, VOISIN P, VANVELCENAHER J : Bilans musculaires réalisés sur machines à charges. *Kinésithér Scientifique* 1999 ; 391 : 6-12.

409 WIDLOCHER D : *Les logiques de la dépression.* Paris : Fayard, 1983.

410 WILLIAMS PC : Lesions of the lumbosacral spine. Part I. Acute traumatic destruction of the lumbosacral intervertebral disc. *J Bone Joint Surg* 1937 ; 19 : 343-63.

411 WILLIAMS PC : Lesions of the lumbosacral spine. Part II. Chronic traumatic (postural) destruction of the lumbosacral intervertebral disc. *J Bone Joint Surg* 1937 ; 19 : 690-703.

412 WILLIAMS PC : Examination and conservative treatment for disc lesions of the lower spine. *Clin Orthop* 1955 ; 5 : 28-40.

413 WILLIAMS PE : Use of intermittent stretch in the prevention of serial sarcomere loss in immobilised muscle. *Annals of the Rheumatic Diseases* 1990 ; 49 : 316-7.

414 WILLIAMS R, BINKLEY J, BLOCH R, GOLDSMITH CH, MINUK T : Reliability of modified Schober and double inclinometer methods for measuring lumbar flexion and extension. *Phys Ther* 1993 ; 1 : 26-37.

415 WINNICOTT DW : *Jeu et réalité.* Paris : Gallimard, 1975.

416 WOODHOUSE ML, HEINEN JRK, SHALL L, BRAGG K : Selected isokinetic lifting parameters of adult male athletes utilizing lumbar/sacral supports. *J Orthop Phys Ther* 1990 ; 11 : 467-73.

417 WYKE BD : The neurology of low back pain. In : *The lumbar spine and back pain.* Kent : Pitman medical publishing, 1980.

418 YEREMIN AV, BAZHANOV V, MARISCHCHUK L, STEPANTSOV VI, DZHAMGAROV T : Physical conditioning for man uder conditions of prolonged hypodynamia. In : *Problems of space biology.* Moscow : Genin & Sorodin, 1969 ; 192-9.

419 YOUDAS JW, SUMAN VJ, GARRETT TR : Reliability of measurements of lumbar spine sagittal mobility obtained with the flexible curve. *J Orthop Sports Phys Ther* 1995 ; 1 : 13-20.

420 ZACHRISSON-FORSELL M : The Back School. *Spine* 1981 ; 6 : 104-6.

421 ZHU XZ, PARNIANPOUR M, NORDIN M, KAHANOVITZ N : Histochemistry and morphology of erector spinae muscle in lumbar disc herniation. *Spine* 1989 ; 14 : 1-397.

422 ZYLBERGOLD RS, PIPER MC : Lumbar disc disease : comparative analysis of physical therapy treatments. *Arch Phys Med Rehab* 1981 ; 62 : 176-9.

Achevé d'imprimer sur les presses de l'Imprimerie BARNÉOUD
B.P. 44 - 53960 BONCHAMP-LÈS-LAVAL
Dépôt légal : Octobre 2003 - N° d'imprimeur : 14369
Imprimé en France